现代
影像诊断基础

周福庆　朱　皖　张　庆　主编

化学工业出版社

·北京·

内容简介

本书包括三个部分：现代放射影像诊断基础、现代超声影像诊断基础、现代核医学诊断基础，既包括放射影像、超声影像、核医学发展现状的概述，也包括放射诊断的X线、CT和MRI技术进展和临床应用，超声诊断的技术进展及其在腹部、浅表器官、心脏等的应用现状及进展，核医学技术进展、药物和仪器以及在各系统疾病诊断中的应用现状及进展等内容。本书可供医学影像相关专业研究生使用，也可为临床影像科医务工作者处理相关问题提供参考使用。

图书在版编目（CIP）数据

现代影像诊断基础/周福庆，朱皖，张庆主编.—北京：化学工业出版社，2023.4
ISBN 978-7-122-42783-0

Ⅰ.①现…　Ⅱ.①周…②朱…③张…　Ⅲ.①影像诊断　Ⅳ.①R445

中国国家版本馆CIP数据核字（2023）第024137号

责任编辑：邱飞婵　　　　　　文字编辑：李　平
责任校对：王鹏飞　　　　　　装帧设计：关　飞

出版发行：化学工业出版社
　　　　　（北京市东城区青年湖南街13号　邮政编码100011）
印　　装：三河市延风印装有限公司
787mm×1092mm　1/16　印张13¾　彩插6　字数342千字
2023年8月北京第1版第1次印刷

购书咨询：010-64518888　　　售后服务：010-64518899
网　　址：http://www.cip.com.cn
凡购买本书，如有缺损质量问题，本社销售中心负责调换。

定　　价：49.00元　　　　　　　　　　　版权所有　违者必究

编写人员名单

—— 主编 ——

周福庆　朱　皖　张　庆

—— 编者 ——

周福庆　朱　皖　张　庆　吴　麟　谌芳群　刘少正

前言

医学影像诊断是指应用医学影像技术对人体疾病进行诊断和在医学成像设备引导下，应用经皮穿刺技术和导管导丝等介入器材对人体疾病进行微创性诊断的学科分支。其最早起源于19世纪，由伦琴发现X线后顺利应用于临床为标志。经过120余年的发展历程，特别是近些年来随着医学、机械材料、计算机、电子工程技术的飞速发展，医学影像诊断（包括放射影像、超声影像和核医学等）步入了现代医学影像学的新时代，完成了数字化、标准化、信息化、功能化、分子化和智能化的转变和跨越。现代医学影像诊断不仅延展了传统医学影像诊断的广度和深度，而且拓展了可诊断疾病病种和类型，其变化可谓翻天覆地。

与此同时，我国研究生教育也处于新时代教育改革的重点区。坚持立德树人为导向，着力培养"有品德、有品质、有品位"的卓越医学生，坚持内涵发展，让研究生站到创新最前沿已经成为当代研究生教育面临的重要命题。为培养临床技能和基础知识"两手都硬"的医学研究生，《现代影像诊断基础》编写组以近10～20年的影像诊断技术进展为教材重点，突出"现代"，将实践中的影像诊断技术、身边的素材和案例嵌入教材，采用基于问题学习（PBL）组织课程素材，"二维码"延伸教材的广度，教材设计更适合现代教学手段，提供沉浸式环境进行学习；剖析最现代的影像诊断技术背后的技术原理，突出"基础"，让研究生不仅知道这些现代的影像诊断技术怎么用，而且知道是怎么来的，达到掌握和运用的目的。

本书的参编者皆为一线教师，通过整合优化课程体系、更新教学内容，打破传统教材以疾病为中心的学习模式，在课程设计上引入"教、学、做"一体化的理念，力争将该课程打造成研究生教育的精品课程。书中难免存在不足之处，敬请各位读者不吝赐教，以便我们在再版时更趋完善。

本书获"南昌大学研究生教材资助项目"资助。

周福庆 朱 皖 张 庆

目录

第三部分　现代核医学诊断基础 / 129

第一部分

现代放射影像诊断基础

第一章
放射影像诊断概论

【学习要求】

1. 掌握　X线、CT和MRI成像的原理。
2. 熟悉　X线、CT和MRI成像检查方法，图像特点。
3. 了解　X线发展简史，CT和MRI成像的发展简史。

第一节　X线成像

一、X线成像的基本原理

X线发现简史

　　加速后的电子束轰击阳极金属靶（常为钨、铑等），外层电子往内递补被打出的内层电子由高能阶转变成低能阶状态，释放的能量正处于X线的波长范围（特征辐射），同时原加速电子因突然减速损失的动能（约1%）以光子形式放出形成X线的连续部分（减速辐射或韧致辐射）（图1-1）。X线的本质是一种波长极短、能量很大的电磁波，X线的波长（约0.001 ～ 100nm）比可见光的波长（380 ～ 780nm）更短，它的光子能量比可见光的光子能量大几万至几十万倍。

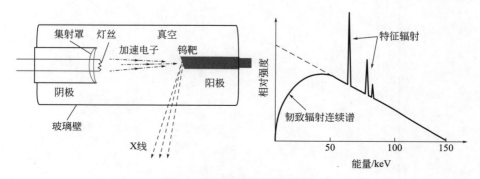

图1-1　X线阴极管和X线频谱

X线具有电磁波的一般共性：波动性和粒子性。X线的波动性表现在以一定波长和频率在空间传播，具有衍射、偏振、反射、折射等现象。X线的粒子性体现在其光电效应、荧光作用、电离作用。X线的基本特性包括：物理特性、化学特性和生物效应特性。

X线的基本特性

X线能够使人体组织成像依赖于两个因素：①X线的穿透性、可吸收性、荧光效应和感光效应；②人体组织结构的固有密度和差异。

二、传统X线设备与成像性能

传统X线设备包括胃肠X线机、心血管造影X线机、床旁X线机、乳腺X线机、牙科X线机和通用型X线摄片机。

传统X线设备是以胶片为载体进行信息的显示和存储。其优点在于：①高图像分辨率；②X线辐射剂量相对较低；③检查费用较为低廉；④能够显示较大范围的组织结构。其缺点有：①摄片条件要求较为严格；②组织结构与器官影像重叠；③图像灰度无法调节；④图像密度分辨率较低；⑤胶片保管和管理不方便。

三、现代数字化X线设备与成像性能

主要包括两大类（表1-1）：①计算机X线成像（computed radiography，CR）设备；②数字X线成像（digital radiography，DR）设备。

CR技术是以影像板为记录载体，代替X线胶片，经过激光扫描转换成数字信号，再经D-A（数字-模拟）转换等图像处理，即可再度记录于X线片上，亦可作为数字化图像加以储存和传输等。CR设备可以和传统X线设备进行组合。CR具有X线剂量小、宽容度大、影像一致性好、稳定性好等优点。CR目前主要的不足是时间分辨率较差，不能满足动态器官的结构显示（不能透视）；CR的影像板（image plate，IP）的老化、划伤以及异物和斑点会造成图像质量下降。

到了20世纪90年代，DR得到蓬勃发展，并逐渐取代CR。不同于CR的是，DR的X线数字平板探测器（flat panel detectors，FPD）可将X线信息影像直接转化为数字图像（电信号），减少了CR的中间环节，成像效率更高。另外，CR成像中间环节较多，成像速度也较慢，需要3min左右，而DR仅需5s就能直接成像。DR还有多种局部后处理功能，如图像自动拼接技术等。随着工业技术的发展，DR成本的不断降低，目前DR已基本取代CR。DR不能和原有的X线设备兼容。DR设备包括DR胃肠机、DR乳腺机、DR床旁机和通用型DR机。

表1-1　两种现代X线成像对比

项目	CR	DR
成像原理	X线间接转换，IP作为检测器，摄影时存在较多的中间环节	采用数字格式进行X线信号转换，中间环节少
成像分辨率	光学散射可降低成像的分辨率，时间分辨率差	更高的空间分辨率和对比度，时间分辨率较高
使用寿命	IP寿命约2年，需频繁更换	FPD可以使用10年
工作效率	成像慢（3min），摄片间隔1min，相对效率低	成像速度快，摄片间隔5s，相对效率高
不足之处	相对DR射线剂量要更高，成像清晰度差，速度慢	生产成本较高

四、X线数字减影血管造影设备及性能

X线数字减影血管造影（digital subtractive angiography，DSA）是计算机技术与传统X线血管造影设备结合的产物。DSA是利用计算机系统将造影部位或注射部位注射造影剂前的透视影像转换成数字形式贮存于记忆盘中，称作蒙片。然后将注入造影剂后的造影区的透视影像也转换成数字，并减去蒙片的数字，将剩余数字再转换成图像，除去了注射造影剂前透视图像上所见的骨骼和软组织影像，剩下的只是清晰的纯血管造影图像。DSA分为时间减影法、能量减影法（或称K-缘减影法）和混合减影法。

DSA设备机架呈"C"形，故称为"C臂"，可以是单C或双C臂。按照安装方式又分为悬吊式和落地式，也可以是移动式，或者与其他的影像设备一同安装在复合手术室。

五、X线图像特点

X线图像主要特点包括：①黑白灰度图像，反映的是组织结构的密度差异。此处"密度"表示图像的黑白程度，描述为低密度、中等密度和高密度。这不同于物理学中的"密度"（组织结构单位体积的质量）。②X线图像是组织结构的叠加图像，现代数字化X线成像可以通过减影技术和多层容积成像技术一定程度上减少图像重叠的影响。

第二节　X线计算机体层成像

一、CT检查方法

既往计算机体层成像（computed tomography，CT）扫描方法包括厚层扫描、重叠扫描、靶扫描、高分辨扫描，而多层螺旋CT以扫描速度快、容积扫描、任意平面重建、血管造影、CT灌注成像和CT仿真内镜成像等拓展和丰富了CT的应用范围，提高了疾病诊断的准确性。

1. CT平扫

CT平扫（plain scan，non-contrast scan），是指不用对比剂增强或造影的扫描方法。多采用横断面进行扫描［图1-2（a）］。

2. CT增强扫描

增强扫描（enhancement scan）是指血管内注射一定量的对比剂后再进行扫描的方法。其目的是提供病变组织与正常结构的密度差，通过强化的形式来判断病变的性质。增强扫描又分为常规增强扫描、动态增强扫描、延迟增强扫描、双期或多期增强扫描。特殊的CT增强还包括灌注增强扫描和双能量增强扫描［图1-2（b）、（c）］。

3. CT造影

CT造影包括常见的CT动脉造影在内的血管造影和非血管造影（如CT脊髓造影）。

CT血管造影（CT angiography，CTA）主要采用静脉团注的方式注入到血管内一定量的

对比剂，计算对比剂流经目标血管的时间，然后进行快速扫描，再行多平面或三维重建获得血管成像。可以快速、无创、多平面、多方位、多角度显示动脉系统、静脉系统，观察血管的管腔、管壁、病变与血管的关系。可在一定程度上取代有创的DSA血管造影，作为筛查动脉狭窄、动脉闭塞、动脉瘤、血管畸形等血管病变的首选方法［图1-2（d）］。

CT脊髓造影是指在椎管脊髓下腔内注射非离子型水溶性碘对比剂5～10mL，变换体位让对比剂混匀后再行CT扫描，以显示椎管内病变。CT关节造影指在关节腔内注入气体（如空气或CO_2）或不透X线的对比剂后进行CT扫描，用于观察关节的解剖结构的方法。

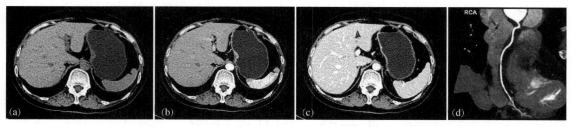

图1-2　CT的平扫（a）、增强动脉期（b）和静脉期（c）以及血管造影成像（d）

二、CT技术发展新方向

CT技术发明简史

（1）**功能成像**　影像中同时可以反映组织器官甚至是细胞分子水平的生理功能和代谢信息。

（2）**能量CT**　是将扫描的X线分解成从低到高的连续单能量射线，由于不同组织对X线的吸收各异，分析不同能量下X线的衰减情况，可以判断组织的有效成分，从而发现异常。

（3）**定量CT成像**　即QCT骨密度仪系统。

CT设备发展简史

三、CT图像特点

1. CT图像具有较高的密度分辨力

CT图像的密度分辨力是常规X线图像的10～20倍，CT能够显示人体软组织对X线吸收的细微差异，提供良好的组织对比度。CT图像的空间分辨力取决于像素的大小，而像素的大小又受制于扫描的矩阵。矩阵越大者空间分辨力越高。但总体而言，目前的CT图像分辨力不及常规X线图像，即便如此，CT图像的密度分辨力所产生的诊断价值也远大于空间分辨力不足带来的不利影响。

2. CT图像的密度是定量值

CT量化标准不是X线吸收系数，而是CT值，单位为亨氏单位（Hounsfield unit，HU）。CT值的定义如下：将吸收系数为1的水的CT值定义为0HU；吸收系数为2的人体内密度最高的骨皮质CT值定义为+1000HU，而吸收系数为0的气体CT值定义为−1000HU。在此范围内，采用窗宽和窗位技术来达到显示和观察组织的目的。窗位指的是观察图像的中心值，而窗宽指观察的CT值范围。窗宽增大则需要观察的范围也就较大，组织间对比度下降；缩小窗宽，图像上的层次减少，组织间对比度增加。

四、CT检查的安全性

作为临床最常用的影像设备，CT也存在一定的风险。如：①少数受检者在注射对比剂后存在局部发热、皮肤潮红的现象，甚至出现数十秒短暂的口内"金属味"。肾功能正常情况下，对比剂通常在24h内就完全排出体外，对人体不构成伤害。②尽管CT扫描具有一定的辐射，如一次腹部CT扫描的辐射剂量约为8mSv（mSv是放射性照射当量剂量和有效剂量的单位），一次头部CT扫描的辐射剂量约为2mSv，相对较小的辐射不会威胁到人体健康。理论上，10mSv的辐射剂量可导致终身患癌率增长0.05%。总体而言，CT是一种安全、无创的影像学检查技术，其对病变的检出、诊断和鉴别诊断的价值远超过这些不利因素。

第三节　磁共振成像

一、磁共振现象与成像基本原理

含单数质子的原子核，如^1H的质子有自旋运动，所带正电可产生磁矩，就如小磁体（图1-3）。通常，在人体中的这些"小磁体"排列并无规律，但如果外加一个强磁场，这些"小磁体"将按磁力线方向重新有序排列，产生纵向的磁矢量。此时的^1H除了围绕自身轴旋转外，还围绕外磁场方向进行锥形运动，犹如旋转中的陀螺，称为进动，进动频率和外磁场的场强成正比。

对位于强外场内的^1H发射特定频率的射频（radio frequency，RF）脉冲进行激发，作为"小磁体"的^1H吸收一定能量后，如停止射频脉冲，此时被激发的^1H把所吸收的能量逐步释放出来，其相位和能级都恢复到激发前状态的过程称为弛豫过程，所需时间称为弛

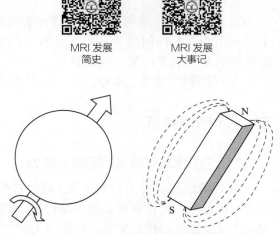

MRI 发展　　　　MRI 发展
简史　　　　　　大事记

图1-3　带正电荷的质子形成"小磁体"

豫时间。其中自旋-晶格弛豫时间又称纵向弛豫时间，称T_1弛豫时间，为纵向磁矢量恢复的时间；另一种是自旋-自旋弛豫时间，又称横向弛豫时间，称T_2弛豫时间，是横向磁矢量的衰减和消失时间。

人体正常组织与病理组织的T_1是相对固定的，且具有一定的差别，T_2也是如此。这种组织间弛豫时间上的差别，是磁共振成像（magnetic resonance imaging，MRI）的成像基础。因此，MRI检查有两种基本的成像：分别反映组织间T_1值和T_2值差别的T_1加权成像（T_1WI）和T_2加权成像（T_2WI）。

二、MRI设备

MRI设备包括：①负责产生成像环境的主磁体；②负责使每个MR信号附加空间坐标信息的梯度磁场；③发射射频脉冲并且采集MR信号的射频系统；④负责控制、接收和发出相关指令，同时对采集到的MR信号进行K空间的填充，然后经过傅里叶变换输出为磁共振图像的计算机系统；⑤对设备正常运作提供支持的其他辅助设备。

磁体有常导型、超导型和永磁型三种，直接关系到磁场强度、均匀度和稳定性，并影响MRI的图像质量。常导型的线圈用铜、铝线绕成，磁场强度最高可达0.15～0.3T（T是磁通量密度或磁感应强度的单位）；超导型的线圈用铌-钛合金线绕成，磁场强度一般为0.35～2.0T，用液氦及液氮冷却；永磁型的磁体由用磁性物质制成的磁砖所组成，较重，磁场强度偏低，最高达0.3T。

梯度线圈，修改主磁场，产生梯度磁场。梯度磁场的磁场强度虽只有主磁场的几百分之一，但其为人体MR信号提供了空间定位的三维编码的可能。梯度磁场由X、Y、Z三个梯度磁场线圈组成，并有驱动器以便在扫描过程中快速改变磁场的方向与强度，迅速完成三维编码。

射频发射器与MR信号接收器为射频系统，射频发射器是为了产生临床检查目的不同的脉冲序列，以激发人体内氢原子核产生MR信号。射频发射器及射频线圈很像一个短波发射台及发射天线，向人体发射脉冲，人体内氢原子核相当于一台收音机接收脉冲。脉冲停止发射后，人体氢原子核变成一个短波发射台，而MR信号接收器则成为一台收音机接收MR信号。脉冲序列发射完全在计算机控制之下。

MRI设备中的数据采集、处理和图像显示，除图像重建由傅里叶（Fourier）变换代替了反投影以外，与CT设备非常相似。

三、MRI检查方法

1. 平扫检查

平扫检查包括常规横断位T_1WI、T_2WI平扫检查和特殊平扫检查（如脂肪抑制T_1WI和T_2WI，水抑制T_2WI，磁敏感加权成像，梯度回波同/反相位T_1WI等特殊平扫方法）。

2. 对比增强检查

对比增强检查是经静脉注入顺磁性或超顺磁性对比剂后，行T_1WI或T_2WI检查的方法。普遍采用的是缩短T_1值的二乙烯三胺五乙酸钆（Gd-DTPA）对比剂；其他对比剂还包括内皮系统Küpffer细胞特异性对比剂超顺磁性氧化铁（SPIO）和肝细胞特异性对比剂钆塞酸二钠（Gd-EOB-DTPA）。

3. 磁共振血管成像（MRA）检查

MRA检查主要用于诊断血管疾病，分为：①普通MRA检查，无需注入对比剂，但对于小血管显示欠佳；②增强MRA，对于血管细节尤其是小血管的显示效果要优于普通MRI。

4. MR水成像检查

磁共振胆胰管成像（MRCP）主要用于胆胰管异常，尤其是梗阻性病变的诊断；磁共振尿路成像（MRU）则用于检查尿路梗阻性病变；内耳迷路水成像可以用于诊断内耳先天性发育畸形。

5. ^{1}H 磁共振波谱（^{1}H-MRS）检查

^{1}H-MRS 检查对脑肿瘤、前列腺癌、乳腺癌等肿瘤的诊断与鉴别诊断有很大帮助，也用于其他部位肿瘤与非肿瘤性病变的鉴别。

6. 功能磁共振成像（fMRI）检查

fMRI 检查分为弥散加权成像（DWI）检查、弥散张量成像（DTI）检查、灌注加权成像检查和脑功能成像检查。

四、不同组织成分的 MRI 图像特点

MRI 的信号强度是多种组织特征参数的可变函数，它所反映的病理、生理基础较 CT 更广泛。MRI 图像的主要特点包括：①反映组织结构弛豫时间的信号强度是图像灰白度的基础；②图像的信号强度与成像序列、技术有关，是一个相对值；③图像的对比度与窗的设置有关；④对比剂增强可以改变图像上组织结构的信号强度；⑤多序列、多参数成像能够更好地显示组织结构、功能和/或代谢信息。

不同组织成分的 MRI 表现特点分述如下：

1. 水

在正常人体中，水（55%）占比最大，其次是蛋白质（20%）、脂肪（20%）和无机质（5%）。其中占比 2/3 的细胞内液提供了 80% 的 MR 信号来源，而这些信号主要来源于水和脂肪中的氢原子。局部组织的含水量稍有增加，不论是自由水，还是结合水都会使 MR 信号发生变化。但蛋白质水化层的结合水，自由运动受到限制，且结合水中的氢质子进动频率范围很宽，多不能被激励，T_2 值很短，并不直接产生可采集的 T_2 信号，而在 T_1WI 上，结合水越多，组织信号往往越高。

液体抑制反转恢复序列（FLAIR）主要利用的是水样液体长 T_1 值的特点，选用较长 T_1（反转时间）值抑制长 T_1 的水样液体信号，使得 T_1 不太长的组织中的自由水信号得以保留，结合水可以通过影响组织中自由水的 T_1 值改变组织信号。当组织信号呈短 T_1 同时 T_2 不太短时，呈长 T_2 同时 T_1 不是很长时 FLAIR 呈高信号；组织呈明显长 T_1（接近脑脊液）、质子密度很低、T_2 很短时 FLAIR 呈低信号；组织的 T_1 和 T_2 效应恰好抵消时 FLAIR 呈等信号。不同性质的水在 FLAIR 上的信号特点见图 1-4。

2. 脂肪和骨髓

脂肪和骨髓组织具有较高的质子密度和非常短的 T_1 值，T_1WI 呈高信号，T_2WI 也表现为较高信号，脂肪抑制序列（STIR）上呈低信号。

3. 肌肉

肌肉组织所含质子密度明显低于脂肪组织，它具有较长 T_1 值和较短 T_2 值。因此，根据信号强度公式，T_1 增加和 T_2 减少，均使 MR 信号减弱。所以，T_1WI 呈较低信号，T_2WI 呈中等灰黑信号。韧带和肌腱的质子密度低于肌肉组织，也具有长 T_1 短 T_2 弛豫特点，其 T_1WI 和 T_2WI 均呈中低信号。

多数长T_1、T_2的成分在FLAIR上呈高信号（除了接近纯水的液体）

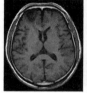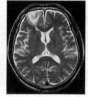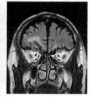

脑梗死软化灶及白质脱髓鞘

接近脑脊液的液体成分在FLAIR上呈低信号

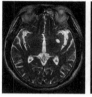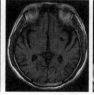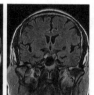

扩大的血管周围间隙

短T_1、长T_2的成分在FLAIR上一定呈高信号

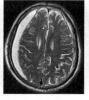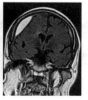

亚急性硬膜下血肿

长T_2、较长T_1的成分可能在FLAIR上呈等信号

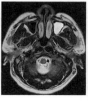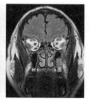

上颌窦黏膜下囊肿

图1-4　不同性质的水在FLAIR上的信号特点

4. 骨骼

骨皮质所含质子密度很低，MR信号强度非常低，无论短重复时间（TR）的T_1WI，还是长TR的T_2WI，均表现为低信号（黑色），钙化软骨的质子密度特点与骨骼相同。松质骨为中等信号，例如椎体，T_1WI和T_2WI均呈中等偏高信号。致密骨呈长T_1短T_2低信号。纤维软骨组织内的质子密度明显高于骨皮质，T_1、T_2加权像呈中低信号。透明软骨内所含水分较多，具有较高质子密度，并且有较长T_1和长T_2弛豫特征，T_1加权像呈低信号，T_2WI信号强度明显增加。

5. 淋巴

淋巴组织质子密度高，且具有较长的T_1值和较短的T_2值，根据长T_1弛豫特点，组织T_1WI呈中等信号，而T_2WI因T_2不长也呈中等信号。

6. 气体

因气体质子密度趋于零，任何脉冲序列，改变TR、回波时间（TE）都不会改变其黑色无信号的特点。

五、MRI成像安全性

事实上，MRI的环境中存在着诸多潜在风险，可能会对受检者、陪同家属、医护人员及其他出现在MRI场地中的工作人员造成伤害。因此，MRI安全管理问题值得关注。

1. MRI安全筛查

所有计划带入区域Ⅳ的金属或含金属的物品都必须进行测试，并粘贴相应的安全性指示标识。MRI工作人员进入区域Ⅳ前必须自查；非MRI人员进入区域Ⅳ必须经过MRI安全检查（图1-5）。所有参与MRI检查的人员都必须去除所有金属物品，如磁卡、手表、钥匙、硬币、发夹、眼镜、手机及类似电子设备及金属饰品和含金属颗粒的化妆品。如需搬运，需使用MR安全担架或MR安全轮椅搬运。可采用铁磁物体探测系统、问卷等形式进行金属筛查。昏迷患者建议待清醒后或经工作人员查体后尽可能在较低场强控制时间内进行扫描。突发紧急事件如火灾时，应先失超才能携带铁磁性金属设备进入区域Ⅳ，医护救援人员所用的手推车及配备的急救器械应该是无磁性的安全装置。

虽然没有充足证据证明MRI检查对于早孕期（12周前）的影响，但基于伦理学要求，我国尚未批准早孕期MRI检查。谨慎的观点为早孕期应尽可能避免MRI检查，非早孕期如确需MRI检查，可在1.5T或以下设备上进行。儿童MRI检查使用镇静措施时，需在注意观察、保证急救等安全措施条件下进行。

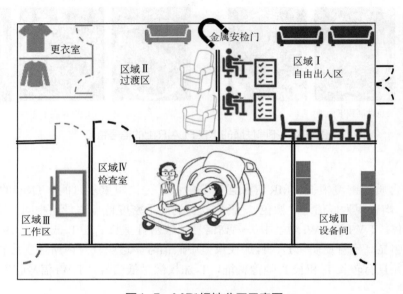

图1-5　MRI场地分区示意图

区域Ⅰ是自由出入区；区域Ⅱ是过渡区，进入前需要除去金属物质，受试者在区域Ⅱ进行衣物更换和等候休息；区域Ⅲ是只有MRI工作人员才有权限自由进出的区域；区域Ⅳ是MRI扫描仪所在的物理空间

2. 时变场效应

梯度磁场是一种时变场，人体在其中可产生感应电流引起外周神经刺激。通常认为，使用快速序列如平面回波序列时，解剖或功能敏感区植入或残留有金属导线的患者行MRI检查时风险很高。在对高风险受检者成像时，应设置尽可能低的梯度磁场切换率和梯度场强等参数。

声压平均值超过99dB或峰值超过140dB时，要对MRI受检者及陪同者进行听力保护。科研序列扫描时，必须为受检者提供听力保护装备。

射频脉冲产生致热的生物效应，可用特异吸收率（specific absorption rate，SAR）表示。温度升高程度与射频脉冲的持续时间、能量沉积速率、环境温度和湿度及受检者的体温调节系统状态有关。全身平均SAR推荐值应该在0.4W/kg以下。去除体表导电材料，隔热，文身或含金属的药物贴片需冷敷，减少患者射频导致的热效应。

3. 植入物

强铁磁性材料的动脉瘤夹禁止用于MRI检查；非铁磁性或弱铁磁性材料的动脉瘤夹可

用于1.5T及以下的MRI检查。对于有动脉瘤夹但属性不明者，应告知受检者所有潜在风险，并签署知情同意书。

目前并不存在心脏植入式电子设备"通用"的安全性判别标准，需基于此问题建立完善的评估制度和规范化流程。目前，几乎所有市面上的冠状动脉支架产品、人工心脏瓣膜和瓣膜成形环在行MRI时都是安全的。

MRI扫描可能会使人工耳蜗磁极发生翻转和产热的风险，应充分评估MRI检查的风险-获益比后再在1.5T或以下的设备进行扫描。

骨科植入物多呈非铁磁性或少量弱磁性，且术中已固定，但可产生伪影且有热灼伤的风险。胰岛素泵的患者在进入MRI检查室时应移除胰岛素泵，因为强磁场可能会破坏胰岛素泵功能。固定的牙科植入物一般不会发生移动和变形，但在牙科植入物所在的部位可能会出现一些伪影。

4. 对比剂

哮喘、过敏体质的患者也是发生钆对比剂过敏的高危人群，与无过敏反应的受检者相比，风险增加。有严重肾功能不全的患者使用含钆对比剂有发生肾源性系统性纤维化的风险。此外，钆对比剂使用可造成脑内、骨骼、皮肤中钆沉积，且与总剂量有关，虽然目前尚无证据表明钆沉积有任何的有害风险。

（周福庆）

【本章小结】

本章主要回顾和概述了X线、CT和MRI的发展简史、成像原理、成像特点和检查方法等内容。

【问题思考】

1. X线的产生原理是什么？
2. CT的发展方向是什么？
3. MRI的成像优势和不足有哪些？

参考文献

[1] 曹厚德，陈星荣，范焱.我国放射学发展简史.中国医疗器械杂志，1995, 19 (5): 255-257.

[2] 高家红，雷皓，陈群，等.磁共振成像发展综述.中国科学：生命科学，2020, 50 (11): 1285-1295.

[3] 中华医学会放射学分会质量管理与安全管理学组，中华医学会放射学分会磁共振成像学组.磁共振成像安全管理中国专家共识.中华放射学杂志，2017, 51 (10): 725-731.

[4] Villarraga-Gómez H, Herazo EL, Smith ST. X-ray computed tomography: from medical imaging to dimensional metrology. Precision Engineering, 2019, 60: 544-569.

第二章

现代 X 线与 CT 诊断基础

【学习要求】

1. 掌握　现代X线、CT技术的临床应用。
2. 熟悉　现代X线、CT技术的成像原理。
3. 了解　DSA未来成像方向。

第一节　现代X线诊断

随着医学影像设备、软件的不断发展，X线技术的发展可谓是迎来了一场又一场的革命。

一、X线乳腺断层技术

"乳腺钼靶"是全数字化乳腺X线摄影（full field digital mammography，FFDM）的俗称，目前在医院及体检中心已基本普及。其优点为：低剂量，可以作为筛查手段；缺点：组织重叠、易误诊漏诊。现代X线乳腺检查技术包括：①数字化乳腺断层摄影技术（digital breast tomosynthesis，DBT）；②对比增强能谱摄影技术（contrast-enhanced spectral mammography，CESM）。

DBT是一种以乳腺X线摄影技术为基础的三维成像技术，可减少组织重叠对诊断准确性的干扰。DBT通过围绕乳腺弧形旋转的X线球管多角度曝光，获得乳腺在不同角度下的影像，然后根据组织体积将其重建成一系列高分辨率的体层影像（图2-1）。每层约1mm厚的组织位于焦点上，其上面或下面的组织显示于焦点外，以减少重叠组织的成像。DBT在乳腺疾病中的优势：①克服传统二维图像组织重叠的影响；②对病灶边缘显示更清楚；③对一些细小钙化显示更清楚；④提高乳腺疾病诊断的准确率（图2-2）。

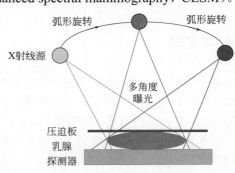

图2-1　数字化乳腺断层摄影技术成像结构示意图

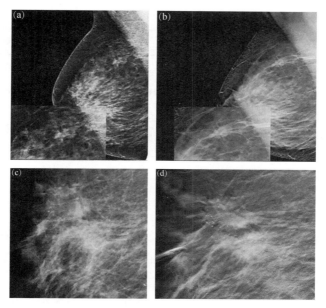

图2-2　全数字化乳腺X线摄影[（a）、（c）]和数字化乳腺断层摄影技术[（b）、（d）],
后者可更好地显示病灶的形态、毛刺及细小钙化

CESM是在"乳腺钼靶"基础上衍生的一项新技术。CESM是通过静脉注射对比剂后进行高能量和低能量曝光，观察病灶是否增强（黑白图像中"变亮"的影像），经过后处理获得低能图和减影图，可在一定程度上反映乳腺病灶摄取碘对比剂的能力，间接反映其血供情况，而且减影图像可去除周围正常重叠腺体，使病灶清晰显示。CESM生成两套"钼靶图像"：一套低能图，与常规钼靶图像类似；另一套剪影图，为剔除乳腺正常腺体组织背景直接显示强化"变亮"的病灶图像。CESM能够做到"去伪存真"，显著降低假阳性率和假阴性率，也大大提高影像医师的工作效率和诊断能力（图2-3）。FFDM、DBT、CESM这三种乳腺X线检查技术的对比见表2-1。

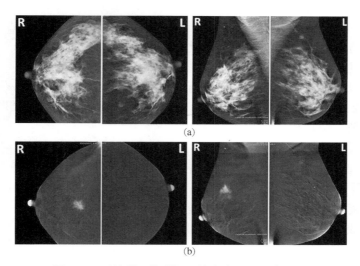

图2-3　对比增强能谱摄影技术（CESM）图像

（a）为CESM低能图；（b）为CESM剪影高能图，对病灶显示更清楚

表2-1　乳腺X线检查FFDM、DBT及CESM对比

项目	优势	劣势
FFDM	辐射剂量低，操作简易，乳腺癌筛查常用手段	乳腺组织易重叠，易误诊漏诊
DBT	减少组织重叠影像，易显示病灶细微结构，提高乳腺疾病诊断的准确率	X线剂量相对增加，图像数量增加，加大后期的工作量及工作强度
CESM	降低疾病诊断假阳性率和假阴性率，尤其是致密型乳腺	对乏血供病灶可能存在漏诊，摄片压迫时间稍长可能出现运动伪影，造影剂过敏

二、动态DR

动态DR是一款能够数字拍片、数字透视、数字造影的多功能X线检查设备，已经广泛应用于临床影像诊断，包括高清拍片、大幅面透视、高清点片、视频保存回放、可视化造影、自动曝光控制、全身拼接功能等七大功能。

动态 DR 与常规 DR、数字胃肠机对比

（1）**高清拍片功能**　骨骼肌肉系统的炎症、肿瘤、结核、畸形、异物、外伤等DR，需要拍片清晰，成像质量好，能够显示骨密质、骨小梁等，便于精确诊断。

（2）**大幅面透视功能**　胸部疾病的筛查，观察肺的呼吸运动、心脏和大血管的搏动，需要透视幅面大（17英寸×17英寸），透视一次整个胸部一览无余。

（3）**高清点片功能**　腹部病变DR透视检查，观察膈下是否有游离气体，需要在透视下进行必要的点片，保留证据，需点片像素高（900万像素），才能达到诊断的目的。

（4）**视频保存回放功能**　胃肠道钡餐检查和钡剂灌肠时观察胃肠道形态和器官活动，手术室术中定位、骨折和脱位患者的复位等情况，透视需要视频保存功能，防止对比剂流速过快没来得及观察。

（5）**可视化造影功能**　主要指注射对比剂的泌尿系统和输卵管造影，使用钡剂对消化道进行造影，以及对一些窦道、瘘管进行造影，察看其与周围组织之间的关系。

（6）**自动曝光控制功能**　该功能只需摆完体位后，按预设值曝光即可完成；无论拍片技师的水平如何、对设备是否熟悉，都能轻松实现一次拍摄90%以上的甲片率。

（7）**全身拼接功能**　对有较大尺寸的全脊柱或全下肢分成几次拍摄，再经过软件拼接图像，以便于长度、角度、力线等测量和全景观察（图2-4）。全身拼接功能是高等级医院特别看重的动态DR功能之一。

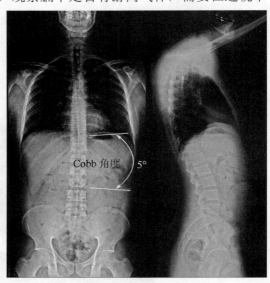

图2-4　全脊柱拼接图

在骨科开展的全脊柱畸形矫治工作中，虽然CT、MRI也能获取全脊柱影像，但不能进行立位检查，无法观察脊柱在重力情况下的功能状态图像，因此采用动态DR摄取患者立位全脊柱正侧位图像是首选的检查方法
注：图中Cobb角度的大小是反映侧弯严重程度的一个标准

第二节　现代CT诊断

CT后处理重建技术为临床发现病灶、全方位观察特征提供帮助。主要有4种基本后处理方法：多平面重建、最大密度投影、容积重建技术、曲面重建。多平面重建是最基本的"三维"重建成像方法，实际是二维的图像呈现横断位、冠状位及矢状位。随着CT薄层技术的应用，单次CT扫描获得的图像越来越多，例如一个正常胸部CT扫描5mm层厚一般有40多幅图像，1.5mm有200多幅图。利用1.5mm数据三维重建，易于发现问题、观察病灶影像特征。根据临床需求应用不同的重建技术，为精准诊疗服务（图2-5）。

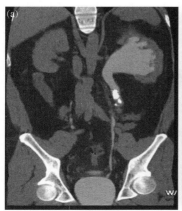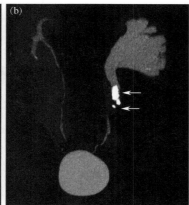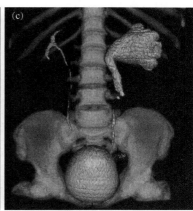

图2-5　泌尿系统延时检查

（a）为冠状位重建图像；（b）为最大密度投影图像；（c）为容积重建图像

CT技术的快速发展将医学影像学科不仅仅局限于形态学成像。当前CT新技术大致分为三方面：CT功能成像、能量成像、定量成像。①CT功能成像是影像中同时可以反映组织器官，甚至是细胞分子水平的生理功能和代谢信息的技术。②CT能量成像是将扫描的X线分解成从低到高的连续单能量射线，由于不同组织对X线的吸收各异，分析不同能量下X线的衰减情况，可以判断组织的有效成分。③CT定量成像是利用CT扫描仪来测定某一感兴趣区内特殊组织的某一化学成分含量的方法。如计算扫描野内感兴趣区脂肪含量。

一、CT功能成像

（一）头颅CT灌注成像

头颅CT灌注成像已广泛用于临床缺血性脑卒中检查及肿瘤血流供应观察。CT灌注成像是在静脉快速注射碘对比剂，对感兴趣区层面进行连续CT扫描，从而获得感兴趣区时间-密度曲线，并利用数学模型算法，计算出各种灌注参数值及彩色函数图，反映单位时间内每像素或体素内对比剂浓度的变化。灌注参数和图像质量受扫描条件、对比剂量、注射速度、原始图像重建条件、计算法则、运动伪影、部分容积效应、患者心输出量等多种因素影响。

以缺血性脑卒中为例阐述CT灌注成像的临床应用。当患者大脑中动脉次全或全部闭塞，相应供血区的脑灌注压迅速下降，灌注压力不足会促使大脑调动脑循环储备力，梗死远端小动脉扩张及侧支循环形成。这时期患者一般没有临床症状。但脑血流速度变慢，到达脑组织最大对比剂强度的时间延长，即灌注参数达峰时间（time to peak，TTP）增加；脑小动脉流入与静脉流出的时间差也增加，即平均通过时间（mean transit time，MTT）增加。脑血流量（cerebral blood flow，CBF）可正常 $[60 \sim 80mL/(100g \cdot min)]$。左侧大脑中动脉远端分支小动脉完全扩张时，脑循环储备进入无法代偿阶段，脑细胞开始出现电活动功能障碍，患者出现肢体无力、语言欠流畅等症状，此阶段灌注参数CBF下降 $[10 \sim 20mL/(100g \cdot min)]$。当这种细胞水平的代偿调节达到极限时，缺血区域的脑细胞开始出现严重的代谢障碍，钠钾泵失活引起细胞毒性水肿，造成不可逆性神经元死亡。局部CBF $[<10mL/(100g \cdot min)]$、脑血容量（cerebral blood volume，CBV）均下降。

临床就诊患者往往已出现症状，此时灌注表现为CBF、CBV减低，MTT、TTP延长，但卒中医师更为关注的是是否可以溶栓。CBF与CBV区域不匹配被视为缺血半暗带，及时治疗可得到好转。如图2-6病例（彩图见插页）。

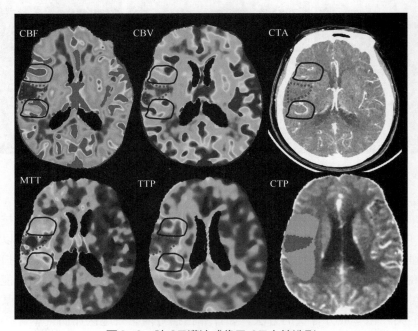

图2-6　脑CT灌注成像及CT血管造影

CBF—脑血流量，指每分钟内每单位脑组织血流体积；CBV—脑血容量，指每单位体积脑组织的血流体积；
MTT—平均通过时间；TTP—达峰时间；红色虚线区域指核心梗死区，蓝色实线区域指良性灌注不良区。
CTA—CT血管造影，红色虚线区域指无侧支循环血管显影，蓝色实线区域指有侧支循环血管显影。
CTP—CT灌注，红色区域指核心梗死区，绿色区域指缺血半暗带

（二）心肌CT灌注成像

心肌CT灌注成像能对心肌灌注程度进行评估，尤其在血管狭窄具有血流动力学意义时，定性评估的ROC曲线下面积可达0.82，定量评估的准确度可达92.5%，深受广大医务工作者和患者的认同与信赖。但需要注意的是，在临床诊断过程中同样存在诸多不足之处，这就需要综合考

察患者的身体状况，比如患者是否存在严重心律失常、高血压，是否存在碘过敏等问题。

心肌CT灌注成像的原理是在连续CT成像的基础上，测量造影剂进入心肌的时间密度曲线，计算心肌灌注的绝对值。其与头颅灌注相似，但对CT扫描仪有一定要求，因为心肌一直处于搏动状态。CT探测器应在1次或2次采集覆盖整个左心室。通过将心肌时间衰减曲线的卷积最大斜率除以最大动脉输入函数来计算心肌血流量。心肌血流量以及心肌灌注的其他参数如灌注毛细血管血容量和首过分布体积被重建为颜色编码的体积图（图2-7，彩图见插页）。同时，可以手动采样感兴趣区域以获得平均心肌血流量。或者，创建极坐标图或牛眼图，呈现单个图像中的心肌灌注参数。CT灌注测量的心肌血流量与直接测量的冠状动脉血流量、血流储备分数和微球测定的心肌血流量均具有良好的相关性。

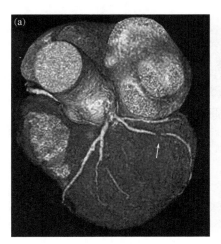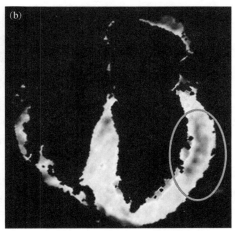

图2-7 （a）CT血管造影显示左回旋支的边缘支处局部重度狭窄（蓝色箭头指向）;
（b）通过心肌CT灌注成像获得的心肌血流量图显示外侧前壁存在灌注减低（红色圈区域）

（三）肺功能CT成像

以往对于肺功能的评价主要依靠肺功能检查，但肺功能检查无法明确病变累及位置、支气管分级。而肺功能CT成像技术通过形态、密度的变化，定量分析反映肺容积、肺密度、像素指数和CT灌注等指标，已广泛应用于肺气肿评估、肺切除后肺功能预测以及慢性阻塞性肺疾病功能定量分析等。该技术首先利用影像对肺叶进行分段，而后利用呼吸间肺叶密度与体积变化评估肺功能，可行性高且成本较低。该功能主要借助CT扫描仪自带肺功能定量分析软件分析，通过肺部空气容积再现技术，将阈值限定在-1024 ～ -600HU（图2-8，彩图见插页）。

二、CT能量成像

常规CT扫描图像获得的只是组织密度的差异图像，对于物质密度相近的物体则无法进行区别，因此诊断、鉴别诊断困难。这也就导致利用常规CT非常难于发现微小病灶和隐匿性病灶。CT能量成像就是利用物质在不同X线能量下产生的不同的吸收来提供比常规CT更多的影像信息。

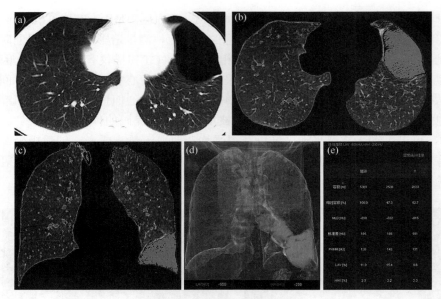

图2-8　CT肺部通气功能图

（a）为CT基础图，左肺巨大肺大疱；（b）～（d）为CT后处理肺功能成像图，蓝色区域显示通气功能受损；
（e）为CT肺功能定量参数

1. 主要原理

CT能量成像技术是指CT在两种能量的X线条件下（最主要是高kV与低kV的变化）分别对被照射物质进行成像，利用被照射物质在不同kV条件下产生的X线衰减值的差异性在二维能量空间内对被照射物质进行定位和成像显示。这里的kV是管电压的单位。在一定管电压下（如140kV），可释放最大能量为140keV的X线谱，物质的吸收系数（对应X线衰减值）实际上是对各种能量X线吸收的总效应。能谱曲线是物质或结构的衰减随X线能量变化的曲线，反映了物质的能量衰减特性。每一种物质都有其特有的能谱曲线。以图2-9为例，使用高、低两种管电压扫描，物质A、B在140keV的光子能量级处获得的X线衰减值（对应于CT值）相似，即这两种物质此时单靠CT值是没有办法区分开的；而在80keV光子能量级

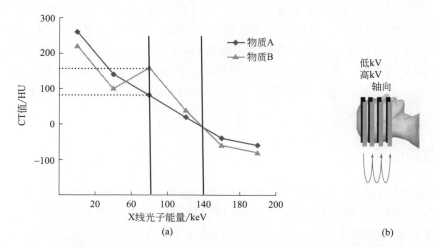

图2-9　两种物质X线光子衰减曲线（a）和X线管电压的快速转换扫描模式（b）

处，两者有不同的衰减值，通过两者的衰减率曲线是可以将两者区分开来的。这便是双能量CT成像的理论基础。

接下来是解决不同X线能级的扫描方案。最初进行两次时间顺序扫描，以获取两个管电位的数据。由于数据不是同时采集的，两次扫描之间发生的患者运动导致合成图像和材料成分信息严重不匹配。为了最大限度地减少低能量图像和高能量图像之间的扫描延迟，在每个解剖节段水平的轴向扫描之间切换管电位，可获得一个解剖节段的连续扫描，并减少扫描间延迟（图2-9）。目前在CT能量成像技术的扫描环节有很多种技术，如西门子的双源双能量技术和滤片分离技术、GE单源kVp瞬时切换技术、飞利浦单源双层探测器技术、佳能单源kVp旋转切换技术等。

2. 主要应用

（1）去除金属伪影。CT金属伪影是指金属物体在CT检查时引起的在金属周围产生大量的明暗相间的放射条纹状或片状区域，这是因为常规的CT球管发出的是不同能量的X线光子，X线光子衰减值高的金属物质会吸收更多的低能X线光子，而高能量的光子能穿透，这种不成比例的吸收特性会形成金属伪影及线束硬化伪影。利用能谱CT能量纯化技术对采集到的高、低能量级数据进行优化，获得虚拟单能量图像，可有效减少X线束硬化伪影。另一种处理方法是西门子金属去伪影迭代算法，通过射线束硬化矫正、线性内插值以及自适应正弦图修复和分频去金属伪影等多种迭代计算，形成无金属伪影高质量CT图像（图2-10）。

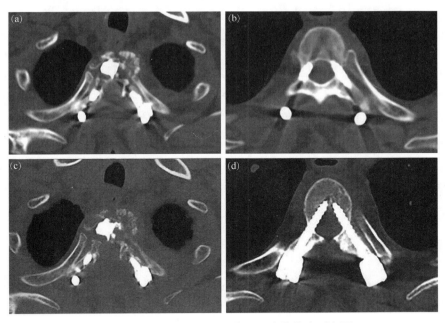

图2-10　西门子CT金属去伪影迭代算法对比图

（a）、（b）为未去金属伪影图，可见内固定周围硬化伪影；（c）、（d）为去金属伪影图

（2）利用K边缘成像降低辐射或造影剂剂量。通过对K边缘特性的高原子序数造影剂的识别，满足高危患者使用更少造影剂的要求。

（3）利用多能谱特性提高软组织对比度，改进组织中质量衰减系数相近的软组织对比度，增加在较低能量区的软组织对比度，如利用能谱CT虚拟单能40～70keV成像时，肿瘤-肝脏对比及对比度噪声比最高，对小于1cm的乏血供性肝细胞癌的检测效果佳。

（4）依据有效原子序数对物质成分进行分析，通过对物质X线衰减理论发现，物质的X线衰减曲线很大程度上取决于物质的有效原子序数，依据这一特性，可利用已确定的有效原子序数进行检测物的匹配，如肾结石成分分析。这是一个重要的临床应用，因为如果体内测定结石是由尿酸构成的，将可以立即开始尿液碱化，从而可以避免有创的手术治疗（图2-11）。

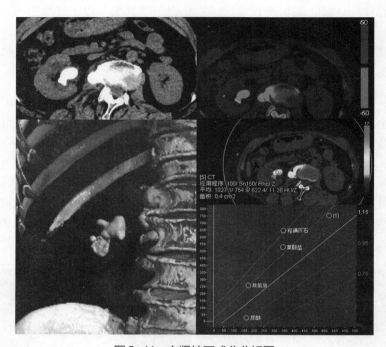

图2-11　右肾结石成分分析图

提示结石成分为非尿酸，以胱氨酸为主

双能和多能CT能够区分不同有效原子序数的物质，这使得一些CT能量成像更广泛应用于临床成为可能。另外还包括CT血管增强中的自动去骨和斑块去除、对比增强扫描中去碘密度、灌注血容量的单相成像以及具有特定元素组织的识别。双能或多能CT正在成为CT成像的主流之一。

三、CT定量成像

定量CT（quantitative computed tomography，QCT）是利用临床CT检查的数据，联合QCT技术进行骨密度和脂肪测量、分析的方法。

1. 骨质疏松应用

QCT骨密度仪组件：测量体模。聚乙烯和少量MgO及CaCO$_3$试剂，通过塑料机械加工，制成与人软组织辐射等效塑料。再用此等效塑料和羟磷酸钙通过塑料机械加工，制成与人骨组织辐射等效的骨等效材料。用此骨等效材料做成含羟磷酸钙50mg/cm^3、100mg/cm^{3}和200mg/cm^{3}三种不同密度的等效骨标样，等效塑料件可看成是含羟磷酸钙密度为0mg/cm^{3}的骨标样。

QCT可选择性地测量椎体骨松质骨密度且不受腹主动脉钙化、脊柱退变、体型、脊柱侧弯的影响，能够更早期、更精确地反映骨密度的变化。腰椎QCT骨质疏松诊断标准：（L$_1$和L$_2$平均）骨密度绝对值＞120mg/cm^{3}为骨密度正常，骨密度绝对值80～100mg/cm^{3}为低骨量，骨密度绝对值＜80mg/cm^{3}为骨质疏松。腰椎QCT检查中，采用单层扫描3个椎体方案的有效剂量小于0.2mSv，采用三维扫描2个椎体（扫描长度约10cm）的有效剂量约为1.5mSv；三维扫描股骨近端（扫描长度约15cm）的有效剂量为2.5～3mSv。QCT检查辐射剂量少，准确性高（图2-12）。

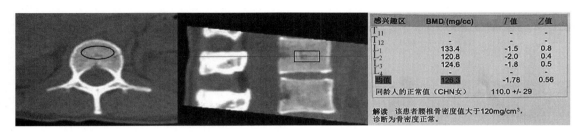

感兴趣区	BMD/(mg/cc)	T值	Z值
T$_{11}$	-	-	-
T$_{12}$	-	-	-
L$_1$	133.4	-1.5	0.8
L$_2$	120.8	-2.0	0.4
L$_3$	124.6	-1.8	0.5
L$_4$	-	-	-
均值	126.3	-1.78	0.56
同龄人的正常值（CHN女）		110.0 +/- 29	

解读　该患者腰椎骨密度值大于120mg/cm^3，诊断为骨密度正常。

图2-12　QCT测量L$_1$骨密度

腰椎横断位、矢状位取感兴趣区，即椭圆形、方框标出区域

2. 脂肪定量的应用

由于皮下脂肪及内脏组织生理意义不同，准确评估不同位置脂肪面积对临床具有重要意义。目前，QCT被认为是测量内脏脂肪组织的金标准，由于在CT图像上脂肪组织的CT值是负值，与肌肉骨骼的CT值有明显差异，可以采用阈值分割的方法对图像内脂肪面积进行评估。后处理软件可准确无误地分割皮下脂肪组织和非内脏内部脂肪组织。这种半自动过程，避免了人工描绘兴趣区产生的测量误差。检查时一般将脐平面的脂肪面积作为评估腹部脂肪的指标。

此外，QCT亦可对脂肪肝进行评价与监测。普通CT扫描的CT值不能准确反映肝脏脂肪含量，MRI肝脏脂肪分数测量是活体测量肝脏脂肪含量的公认标准。QCT技术也可以进行肝脏脂肪含量测量，作为无法进行MRI检查的替代影像学方法。基于临床常规胸腹部CT平扫就可进行肝脏脂肪含量测量，无须特定重复扫描。检查成本较低。这也为大范围开展QCT脂肪肝研究提供了可能性。

第三节　现代X线数字减影血管造影技术及发展方向

一、DSA设备辐射剂量

介入手术中介入医生与患者共处导管室，DSA的剂量问题是所有X线影像设备中最为敏感的。以往多聚焦于脉冲式曝光，应用动态平板探测器来降低辐射剂量。未来降低辐射的技术主要将着眼于下述的两个方面：①通过减少散射线，去除物理滤线栅，提高有效射线的接受率；②使用新型半导体材料，大幅提升量子检出效率，实现更高的X线转化率，最终提升系统X线利用率。

尽管使用介入机器人可以大幅缓解介入医生的过量辐射问题，但术中DSA影像现实感

缺失是当前传统介入手术面临的最直接问题，这会直接影响手术疗效，增加并发症、二次手术甚至死亡的风险。因此，介入设备辐射剂量减低仍是未来DSA发展的方向之一。

二、DSA的开放性与智能化

DSA发展的另一方向是设备开放性、灵活性，易于手术中医生的各项操作。传统落地式DSA受制于机架架构，C臂的运动范围受到很大的限制，因此临床应用有限。智能DSA的C臂机架体积更小，自由度更高，操控也更加简单，可以做到无死角覆盖；工作流程设计更加智能便捷，高度可定制化，最终可实现多设备流程复合使用的目的。

三、多模态图像融合等先进的拓展技术

传统DSA已经不能完全满足临床的需求，需要进一步拓展和/或升级，如虚拟现实与增强现实等导航技术。智能DSA高端应用拓展方面包括但不限于：①类似CT图像的断层功能成像及类CTA成像技术，着重提升细节分辨能力，达到低排CT分辨能力，基于断层图像穿刺引导等相关延伸功能；②三维成像功能，支持多种高密度物体显示，同时实现3D与2D图像的相互融合。

（吴麟）

【本章小结】

本章主要概述了X线、CT新技术成像原理与临床应用，DSA未来发展方向等内容。

【问题思考】

1. 数字化乳腺断层摄影技术成像的特点是什么？
2. X线全身拼接的临床应用有哪些？
3. 简述头颅CT灌注成像在缺血性脑卒中患者中的参数变化。
4. 简述腰椎QCT骨质疏松诊断标准。
5. DSA设备辐射剂量减少的方法有哪些？

参考文献

[1] 张弘毅，李运祥，曹斌，等.X射线成像技术的研究进展.中国科学：生命科学，2020, 50 (11): 1202-1212.
[2] 中华医学会放射学分会骨关节学组，中国医师协会放射医师分会肌骨学组，中华医学会骨科学分会骨质疏松学组，等.骨质疏松的影像学与骨密度诊断专家共识.中华放射学杂志，2020, 54 (8): 745-752.
[3] 程晓光，王亮，曾强，等.中国定量CT（QCT）骨质疏松症诊断指南（2018）.中国骨质疏松杂志，2019, 25 (6): 733-737.

第三章
现代磁共振成像诊断基础

【学习要求】

1. 掌握　弥散加权成像的原理；弥散加权成像的临床应用；动脉自旋标记的原理及应用；磁敏感加权成像的临床应用；任务态fMRI的临床应用。
2. 熟悉　弥散张量成像的原理及临床应用；动态磁敏感对比增强（DSC）灌注成像原理及应用；磁敏感加权成像的原理。
3. 了解　其他高阶弥散成像原理；动态对比增强磁共振成像及应用；定量磁敏感图的成像原理；常见分子成像的原理及应用；静息态fMRI的原理及常见指标；定量成像的原理及临床应用。

现代磁共振成像（MRI）正朝着快速化、高分辨化、分子化和功能化方向发展，为疾病的诊断和可视化提供了无限可能。应用的需求和技术的革新是推动现代MRI进步的动力和保障。弥散成像及高阶模型、灌注成像、磁敏感成像、分子成像、功能成像和定量成像已成为现代MRI诊断技术大家庭中的重要的一员。

第一节　弥散成像

一、弥散加权成像

（一）成像原理

弥散成像是目前唯一能够对活体组织内水分子弥散运动进行微观结构检测的无创性成像技术。影响水分子弥散的因素包括：①组织微观结构包括膜结构阻挡，用弥散系数D表示；②组织大分子，吸附作用使弥散减慢；③微血管内流动血液的影响。

弥散加权成像（diffusion weighted imaging，DWI）是在T_2WI基础上施加弥散梯度对氢

质子磁化标记来检测组织中水分子流动弥散现象的行为。以SE-EPI序列为例，先以射频脉冲使体素内质子相位一致，关闭射频脉冲后质子失相位导致宏观横向磁化矢量衰减，然后再施加弥散梯度场（人为磁场不均匀）造成质子群失相位后再施加一次反向梯度场，其结果是射频脉冲后无位移的质子不受正反两次梯度场强影响，而移动的质子在正反两次梯度场产生的相位并不能互相抵消，而失相位信号衰减。

DWI序列并非单纯反映水分子的弥散信息，影响DWI弥散信号的因素包括：①弥散敏感因子（b值），b值增加时通过梯度脉冲持续时间（δ）和梯度脉冲间隔时间（Δ）完成，可导致长TE并使信号衰减，高b值偏重弥散但低信噪比；②表现弥散系数（ADC）值，受细胞内外水的黏滞度、比例、膜通透性、温度的影响；③各向同性/异性，只有弥散位移通过梯度编码的方向才能被采集到信号；④T_2透射效应，组织T_2时间不同所形成的图像对比。

DWI常见指标：①$ADC = \ln(SI_{低}/SI_{高})/(b_{高}-b_{低})$，反映水分子活动的自由度，单位$mm^2/s$；②指数化表观弥散系数（eADC）$= S_{b1000}/S_{b0}$，反映弥散本身所导致的对比改变。

DWI常见的伪影多是平面回波（EPI）造成的，主要包括：①运动伪影；②N/2鬼影，奇偶数回波相位编码错误所致；③磁敏感性伪影，磁场不均匀性所致，常出现在相位编码方向如颅底近鼻旁窦处；④化学位移伪影，编码频带较窄所致。

DWI的缺陷（图3-1）包括：①T_2透射效应，表现为ADC低信号时T_2透过使DWI高信号更高，或ADC高信号时T_2透过使DWI呈高信号；采用幂图像（eADC）可以消除。②T_2廓清效应（washout），表现为ADC信号增高和T_2WI高信号综合导致DWI等信号，常见于血管源性水肿。③T_2暗化效应，T_2低信号造成DWI低信号，多见于出血性病变。

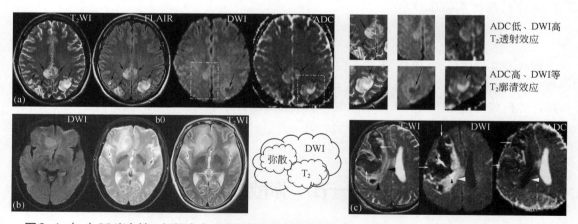

图3-1 （a）23岁女性，妊娠高血压导致的可逆性后部脑病综合征，可见T_2透射效应和T_2廓清效应（常见于血管源性水肿）；（b）脑膜瘤患者血管源性水肿导致的T_2廓清效应；（c）T_2暗化效应（出血）

Resolve（高清）弥散加权成像采用的是多次激发分段读出的采集方式进行K空间填充，K空间填充于多个TR中，回波时间和回波间隙更短，并采用实时运动矫正，减少磁敏感伪影和模糊效应，得到可媲美常规序列的高分辨率。其特点是：可以实现各部位的高分辨DWI，显著减少或消除传统DWI图像变形，评估微小病变增加诊断可信度（图3-2）。

ZOOMit DWI通过梯度和射频系统的精确配合，小视野读出以及局部磁场均匀性，获得更高质量的小视野、高分辨DWI图像，减少图像变形和模糊效应（图3-3）。

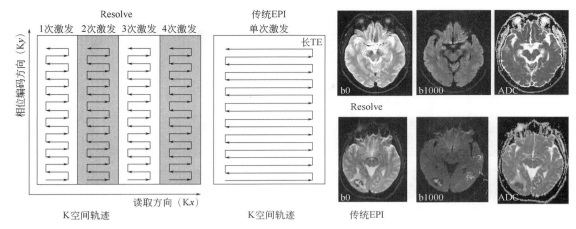

图3-2 Resolve-DWI的K空间填充方式，显著改善伪影和变形

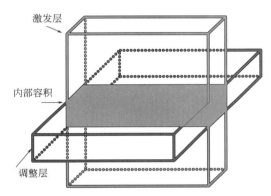

图3-3 ZOOMit在并行发射技术（TimTX TrueShape）的基础上，
通过对射频发射和梯度系统的精准控制，实现目标区域的选择性成像

（二）临床应用

通常，正常脑组织基底节区DWI呈低信号的原因与铁沉积和T_2对比度有关；灰质DWI信号较白质通常要高，内囊后肢、皮质脊髓束、内侧丘系和大脑后脚DWI呈稍高信号，主要由T_2对比引起；脉络丛的结节状DWI高信号、ADC稍高信号通常为脉络丛黄色肉芽肿（上皮细胞脱屑退变在脉络丛间质释放脂质导致炎症细胞聚集）。

● **应用1：** *细胞毒性水肿*

典型代表为早期的脑梗死［图3-4（a）～（c）］。引起弥散受限的三个因素分别是：①毒性水肿时进入细胞内的水分子运动受限；②细胞外间隙压缩限制水分子运动；③部分细胞破裂致膜、器裂解，限制胞外间隙水分子运动。

多形性胶质母细胞瘤弥散受限的原因主要是各种原因（肿瘤复制活跃、血供不足）引起的组织缺氧，出现细胞毒性水肿［图3-4（d）～（f）］。

弥漫性轴索损伤（DAI）脑组织受到剪切力后引起脑内轴索广泛水肿、回缩轴突肿胀，导致弥散受限。感染性脑炎患者的弥散受限则可能与坏死性血管炎或静脉血栓形成所致的细胞毒性水肿相关。

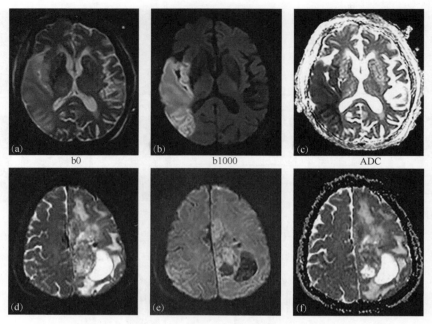

图3-4　急性脑梗死 [（a）～（c）] 和胶质母细胞瘤 [（d）～（f）]

● **应用2：** *液体黏稠*

典型代表是脑脓肿的脓腔 [图3-5（a）～（c）]、表皮样囊肿 [图3-5（d）～（f）]。细胞碎片、细菌、炎症细胞和黏膜蛋白等物质是造成水分子弥散受限的原因。如肿瘤坏死合并出血导致坏死腔内黏稠亦可引起弥散受限，需注意。

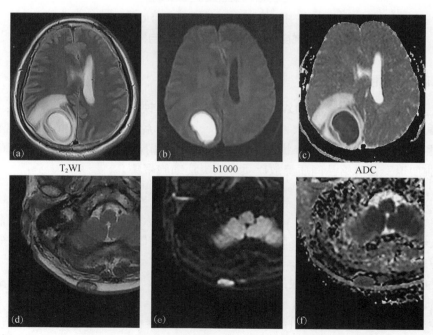

图3-5　脓腔 [（a）～（c）] 内弥散受限，DWI高信号和ADC低信号。表皮样囊肿 [（d）～（f）] 内含
鳞状上皮、脱落的角蛋白和胆固醇，DWI高信号和ADC低信号

胶样囊肿内富含黏蛋白、血红蛋白衍生物、泡沫细胞及胆固醇结晶导致弥散受限。Rathke裂囊肿黄色清亮液主要含蛋白质及糖胺聚糖，也可见陈旧性出血、胆固醇结晶或脱落皮屑等致弥散受限。肠源性囊肿其内主要含有黏蛋白，弥散不受限或轻度受限与其内蛋白质含量有关。

- **应用3**：肿瘤细胞致密

典型代表是淋巴瘤［图3-6（a）～（f）］、髓母细胞瘤［图3-6（g）～（l）］、小细胞肺癌等小圆细胞类肿瘤。两个原因：①肿瘤细胞排列紧密，胞外间隙空间受限；②细胞核比较大，胞内水分子运动也不自由。

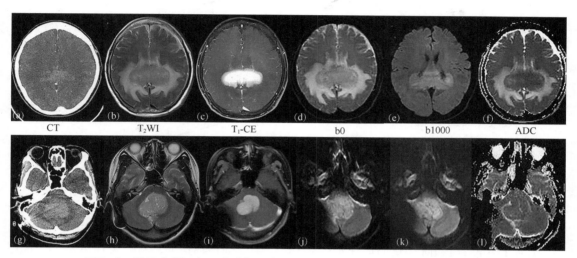

图3-6　淋巴瘤［（a）～（f）］和髓母细胞瘤［（g）～（l）］表现出弥散受限

- **应用4**：中毒、代谢、感染、脱髓鞘

如低血糖、渗透性脱髓鞘、一些中毒性疾病。机制：释放氨基酸神经递质、Na^+、Ca^{2+}进入胞内，引起细胞肿胀，启动细胞凋亡机制，髓鞘内液体积聚水肿。

多发性硬化急性期病灶弥散受限形成机制：①水肿；②小静脉周围炎症反应，单核细胞和巨噬细胞浸润。亚急性期和慢性期ADC升高的原因分别是脱髓鞘和胶质增生形成的硬化斑。

单纯疱疹病毒性脑炎易累及边缘叶系统，早期阶段可出现弥散受限，其原因是谷氨酸毒性途径。

- **应用5**：其他

Wernicke脑病早期，可见到由细胞源性水肿导致的弥散受限。甲氨蝶呤所致亚急性脑病发生弥散受限的机制可能与其兴奋性毒性损伤相关。海洛因白质脑病急性期的弥散受限与髓鞘薄层内开始发展的小液泡相关；在亚急性和慢性阶段，空泡变大、融合导致水分子弥散性增加。脂肪栓塞患者弥散受限的原因主要是脂肪酸释放导致的内皮损伤。

二、体素内不相干运动

体素内不相干运动（intravoxel incoherent motion，IVIM）1986年由Le Bihan等提出。水分子弥散运动分两部分：①细胞内外的真实弥散，相对较慢；②毛细血管网血液微循环或灌注模拟水分子弥散，相对较快。四个重要参数（图3-7）：体素内水分子弥散系数（true diffusion coefficient，D）、毛细血管内灌注弥散系数（perfusion related diffusion coefficient，$D*$）、灌注分数（perfusion fraction，f）以及$fD*$（f与$D*$的乘积）。计算公式：$S_b/S_0=f\times\exp(-b\times D*)+(1-f)\times\exp(-b\times D)$。考虑到$b$值的大小直接影响组织信号的衰减，当$b>200s/mm^2$时，由于灌注对信号的衰减影响变小，故检测到的信号衰减主要反映水分子弥散运动；当$b<200s/mm^2$时，信号的衰减主要反映毛细血管灌注信息。

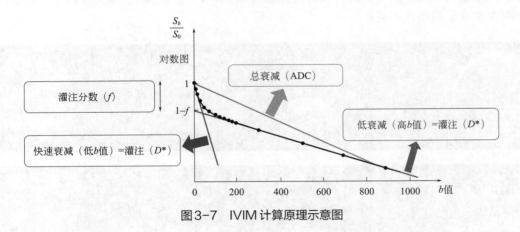

图3-7　IVIM计算原理示意图

- 应用1：脑卒中

国际上并没有IVIM采集的最佳b值的共识，考虑到扫描速度，有专家提出b值0、50、200、1000的组合最符合Bland-Altman分析的参考标准。许多临床研究均表明梗死区较对侧正常脑组织的IVIM参数（ADC、D、$D*$、f和$fD*$）明显降低，其中f与CBV具有良好的相关性，由此推测IVIM-DWI在急性缺血性脑卒中是可行的。根据$T_{max}>6s$阈值的DWI和PWI，分别描绘缺血核心区、缺血半暗带（IP）、非缺血区和对侧半球，f、$D*$、$fD*$差异显著，但是单用f和$fD*$这两个参数不能高精度区分梗死核心和IP，但通过D和f或$fD*$联合定义，D与f的不匹配或$fD*$可用于识别PWI-DWI不匹配的患者，进而评估缺血核心和IP。

- 应用2：肿瘤

以胶质瘤为例，$D*$和f在高级别胶质瘤和低级别胶质瘤之间显示出明显差异，联合f_{max}和D_{min}有助于区分原发性中枢神经系统淋巴瘤和胶质母细胞瘤，曲线下面积（AUC）为0.936。

三、弥散张量成像

弥散张量成像（diffusion tensor imaging，DTI）是基于单指数高斯模型，利用各向异性弥散张量重建组织微观结构的一种弥散成像方式。矢量是一阶张量（有方向的标量）。张量是一个可用来表示在一些矢量、标量和其他张量之间的线性关系的多线性函数。对于张量椭球体（图3-8），本征值代表了沿弥散椭球最大（λ_1）和最小轴的弥散系数（λ_2和λ_3），三个本

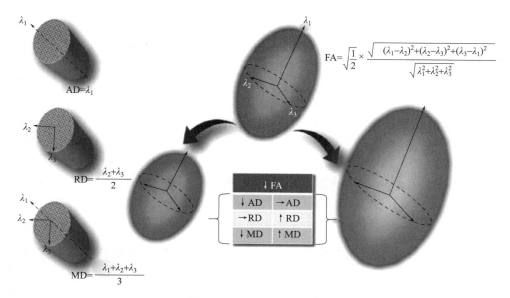

$$FA=\sqrt{\frac{1}{2}}\times\frac{\sqrt{(\lambda_1-\lambda_2)^2+(\lambda_2-\lambda_3)^2+(\lambda_3-\lambda_1)^2}}{\sqrt{\lambda_1^2+\lambda_2^2+\lambda_3^2}}$$

图3-8　张量模型及计算

征向量 v_1、v_2、v_3 描述椭球形在三个轴向的方向。

　　DTI常用参数（图3-9，彩图见插页）包括：①平均弥散率（mean diffusivity，MD），反映分子整体的弥散水平（平均椭球的大小）和弥散阻力的整体情况。MD越大，组织内所含自由水分子则越多。②各向异性分数（fractional anisotropy，FA），对应于各向异性弥散或方向性的程度。颜色编码可以赋予FA方向，如红色代表从左到右的方向，绿色代表从后到前，蓝色代表从下到上弥散。基于弥散的主要特征向量，以获得白质纤维束的三维表示，即所谓的白质纤维束追踪。追踪可分为三个主要步骤，即种子选择、穿过区域和终止追踪的规则（FA值0.1～0.3，转角阈值40°～70°）。纤维追踪的算法主要有两类：确定性算法和概率性算法。确定性纤维束成像可以认为是从每个种子中产生/重建一根纤维（FACT规则）。概率方法考虑了估计的不确定性，这导致概率图表示体素作为白质纤维一部分的可能性，并提供从每个种子发出的多个可能的纤维方向。

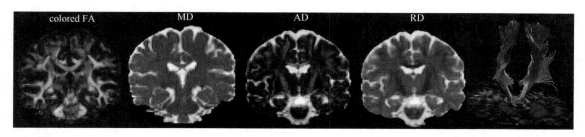

图3-9　DTI常见参数包括FA、MD、轴向弥散率（AD）、径向弥散率（RD）和示踪的皮质脊髓束

● **应用：中枢神经系统**

　　包括组织特性的确定、病灶定位及白质纤维束的观察。神经外科用于术前制订手术方案及术后评估脑功能。

用于各个部位的神经显示，比如臂丛、骶丛、视神经等。

四、弥散峰度成像

DKI 的临床
应用

弥散峰度成像（diffusion kurtosis imaging，DKI）是一种基于非高斯分布模型探查水分子弥散特性的技术，反映生物组织中水分子非高斯弥散特性。峰度，表征概率密度分布曲线在平均值处峰值高低的特征数。直观来看，峰度反映了峰部的尖度（图3-10，彩图见插页）。峰度被定义为四阶累积量除以二阶累积量的平方，它等于四阶中心矩除以概率分布方差的平方再减去3。当峰度值 K 值=0 的时候，表示满足高斯（正态）分布。如果 $K > 0$，代表尖峰态（leptokurtic）；如果 $K < 0$，代表低峰态（platykurtic）。

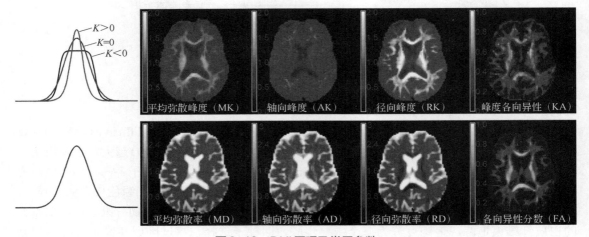

图3-10　DKI原理及常用参数

DKI弥散敏感梯度场施加的方向至少为15个，b 值至少为3个。平均弥散峰度（MK）是DKI应用最有价值的参数，代表多 b 值下弥散峰度在所有梯度方向的平均值。MK值是评价组织微结构复杂程度的指标，结构越复杂（如细胞密度大、细胞异型性及细胞核多形性明显等），MK值越大。KA与FA相似，表示水分子的各向异性弥散程度，KA越大则代表组织结构越紧密越规则（趋于各向异性弥散）。AK和RK值量化了水分子的弥散受限程度。

五、其他高阶弥散成像

神经突起方向
离散度与密度
成像

纤维走向型弥散成像模型主要包括利用更大的 b 值和更多的弥散梯度方向（典型的是64个方向）进行采样的高角度分辨率弥散成像（HARDI）和基于概率密度函数的多 b 值、多方向Q采样成像的弥散频谱成像（DSI），该类成像模型克服了DTI的局限性，能够显示纤维束交叉、分叉等更复杂的结构，获取更加真实、丰富的纤维束走向和连接信息。

不同弥散成像模型见图3-11。

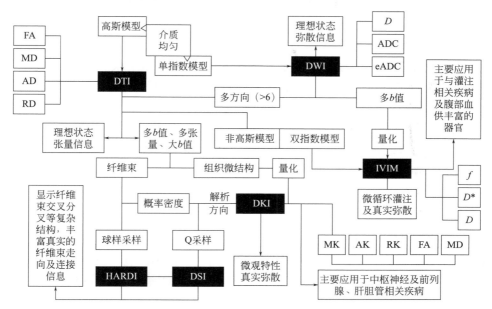

图3-11　图解不同弥散成像模型

第二节　灌注成像

灌注成像是用来反映组织的微血管分布及血流通过毛细血管网情况的检查技术，所提供的是血流动力学的信息。通常可以依据是否需要对比剂分为打药（使用对比剂）和不打药（不使用对比剂）灌注，前者包括动态对比增强磁共振成像（dynamic contrast enhanced MRI，DCE-MRI）和动态磁敏感对比增强（DSC）灌注成像，后者包括动脉自旋标记（arterial spin labeling，ASL）、体素内不相干运动（IVIM）成像和化学交换饱和转移（chemical exchange saturation transfer，CEST）技术。

一、动态对比增强磁共振成像

DCE-MRI是利用连续、重复、快速的T_1成像方法，通过获取注入对比剂前后的图像，经过一系列的计算分析，得到半定量或定量参数，用于评估病变、组织血管通透性及局部区域血流灌注变化的功能成像技术。

对于DCE-MRI的扫描尚无统一的标准，一般Gd-DTPA 0.1～0.3mmol/kg，不同厂家和不同组织器官采用的方案略有不同，例如肝脏可采用多平面梯度回波T_1WI序列、快速小角度激发梯度回波（FLASH）序列等快速成像序列进行横断面重复扫描。

DCE-MRI主要参数包括半定量参数和定量参数两类。半定量参数通过主要描述感兴趣区内组织信号强度-时间曲线的形状和结构来获得，不需要选择与组织相匹配的药代动力学模型。常用的半定量参数包括强化开始时间（onset time）、达峰时间（time to peak，TTP）、最大信号强度（maximum signal intensity）等。其优点包括：①便于获得，扫描时间相对较短，不需要测量动脉输入函数（AIF）；②参数直接来源于对信号强度-时间曲线的描述，简单易行。不足之处在于对比剂剂量、扫描技术等因素可对参数造成影响。定量参数需要选择与组织血供状态相匹配的药代动力学模型（Tofts模型），获得可以反映血流灌注和血管通透性的参数：容量转移常数（K^{trans}）、速率常数（K_{ep}）、血管外细胞外间隙容积分数（V_e）等。结合AIF后可使定量参数更为稳定。K^{trans}指对比剂从血管内渗透到血管外细胞外间隙的速率，值越高表示血流量和渗透性越高，提示肿瘤的恶性程度越高；K_{ep}指对比剂从血管外细胞外间隙回渗到血管内的速率，即对比剂的廓清；V_e是指对比剂在血管外细胞外间隙的容积分数。K_{ep}、K^{trans}、V_e三者间满足以下关系：$K_{ep} = K^{trans}/V_e$。

- 应用1：肿瘤性疾病

除了各系统肿瘤如前列腺癌、脑胶质瘤等多种实体瘤的良恶性鉴别及肿瘤分级外，DCE-MRI的定量分析还广泛应用于肿瘤的疗效预测及评估中，包括放疗、化疗、抗血管治疗、内分泌治疗等。例如，胰腺原发性恶性肿瘤的K^{trans}值明显低于良性病变，原发性恶性肿瘤的V_e显著高于非肿瘤性胰腺远端组织。

- 应用2：肝脏弥漫性疾病

在肝纤维化、肝硬化病变中，由于肝内血窦周围胶质沉积，肝内血流改建，从而引起对比剂在肝内分布及扩布速度的改变，在早期肝硬化中，肝脏尚无明显的形态学改变，但微循环的改变可能已经出现，因此DCE-MRI对早期肝纤维化、肝硬化的诊断较常规MRI应该更具有优势。

- 应用3：缺血性疾病

DCE-MRI被证实可作为缺血性心脏病患者心肌情况的可靠检查方式。例如动态增强时间-信号强度曲线的上升斜率可以用于检测及测量心肌的灌注情况。DCE-MRI对于血脑屏障的微小病变的评估成为新的热点。

- 应用4：其他疾病

在中枢神经系统，DCE-MRI还被应用于多发性硬化、创伤性脑损伤等疾病。体部器官组织如四肢关节等的应用也逐渐增多。

二、动态磁敏感对比增强（DSC）灌注成像

又称T_2^*灌注成像，是通过静脉快速团注顺磁性对比剂采用快速成像序列，检测带有对比剂的血液首次流入受检组织时，引起组织的信号强度随时间的变化，反映组织血流动力学的信息（图3-12，彩图见插页）。

DSC灌注一般用在头颅，所以又叫神经灌注。利用顺磁性对比剂影响局部磁场造成周围组织的T_2或T_2^*缩短。如果血脑屏障破坏，就会导致灌注曲线改变，这些破坏的原因包括高血压、创伤、缺血、炎症和压力、肿瘤、感染、高渗性、微波、电离辐射等。

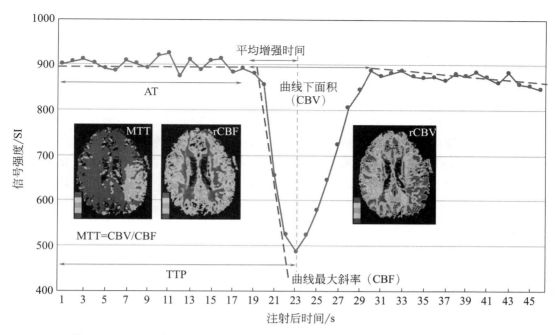

图3-12　DSC时间-信号强度曲线示意图及脑卒中患者的血流灌注DSC参数

rCBV（相对脑血容量）—组织中的血容量，由毛细血管床的静脉和动脉的大小控制；
rCBF（相对脑血流量）—在特定时间段内输送到脑组织的动脉血量；
MTT（平均通过时间）—对比剂随着血流通过灌注区域的时间；
AT（团注到达时间）—对比剂团注开始至到达下坡的这段时间；
TTP（达峰时间）—从对比剂注射到引起信号强度最低点的时间。其中MTT=rCBV/rCBF

● 应用1：急性缺血性脑卒中

大脑从血流下降到梗死大致分为3个阶段：①灌注压下降致血流动力学变化；②循环储备失代偿性低灌注致神经元功能改变；③不可逆的神经元形态学改变。三者分别体现为脑血流下降、细胞功能异常和组织结构破坏。在出现梗死前的异常灌注区，主要存在血流速度减慢和侧支循环供血的TTP延长；脑灌注压下降、脑灌注储备受损导致的MTT延长。若此时CBV和CBF均明显减少则提示组织灌注不足，若CBV增加或接近正常则提示侧支循环形成。

● 应用2：脑肿瘤

DSC灌注成像还可以用于脑胶质瘤的分级，以及与脑淋巴瘤的鉴别等。

三、动脉自旋标记

生理情况下神经系统血脑屏障只允许水分子通过弥散的方式通过。从这一特点出发，利用并区分不同空间内的水分子（即血管内的弥散速度更快，而组织内的弥散速度受限于血脑屏障则较慢）计算慢弥散时血管内标记水分子和组织内水分子的交换率，即可反映微血管的通透性。

ASL基本原理：采用饱和（saturation）或翻转（inversion）脉冲来标记动脉血液中的自旋，标记过的血液自旋可看作是自由弥散的内源性的示踪剂，能够与脑组织进行水交换并达到一个稳态，此时采集的MR信号受到多种因素的影响，如脑血流量（CBF）、血液T_1、脑组织T_1、脑-血部分系数等。然后将标记像与参照像相减，差值图像中包含了成像区域内组织的灌注信息。标记脉冲持续时间的长短可以分为3种类型：①连续式标记（CASL）；②脉冲式标记（PASL）；③伪连续式标记（PCASL）。

标记延迟时间（post label delay，PLD）是从标记脉冲结束到ASL灌注图像采集开始所等待的时间。PLD选择需考虑以下几个因素：①动脉血中水分子的半衰期，即水分子的T_1弛豫时间的长短：场强影响血液的T_1值，场强高T_1大则PLD可以长；②年龄因素，年龄可影响血管的弹性以及血流速度；③临床问题，如脑血管病变常需要两个不同的PLD：短PLD（1.5s）发现狭窄所导致的灌注问题，长PLD（2.5s）更准确评价实际灌注水平。

- 应用1：*脑缺血性疾病*

对于急性或亚急性脑梗死，ASL可定量反映缺血程度，结合DWI可显示缺血半暗带。在短暂性脑缺血发作方面，相关研究表明，ASL可在早期发现血流灌注减低状态，提高对短暂性脑缺血发作的早期检出率。ASL与MRA联合应用可对相应低灌注区的动脉血管进行评估，提高因血管狭窄造成供血不足的病因检出，以及检查的敏感性及特异性。同时，ASL MRI为脑血管疾病治疗后再灌注的评估、疗效观察及预后评价提供了一种新的无创检查方法。

- 应用2：*脑肿瘤*

ASL技术可以用于评估肿瘤的良恶性并分级，目前主要用于胶质瘤的术前分级。在对不同肿瘤病变的鉴别诊断中，如脑膜瘤和颅内脑外的海绵状血管瘤，前者常表现为高灌注，后者常为低灌注；淋巴瘤和胶质瘤，前者通常为低灌注，后者通常为高灌注。而对于非肿瘤病变，如瘤样脱髓鞘和肿瘤性病变，ASL可以对其进行鉴别。ASL MRI还可以判断脑肿瘤放化疗后有无复发，放疗后改变通常为低灌注，而肿瘤复发为高灌注。

- 应用3：*新生儿缺血缺氧性脑病*

测量丘脑及豆状核区rCBF值有助于该病的早期诊断。

四、体素内不相干运动

IVIM是一种本身具有弥散和灌注加权两种优势且无需使用对比剂的MRI技术。血脑屏障独特的水分子穿透方式表明IVIM在胶质瘤微血管评估中具有巨大潜力（原理见本章第一节）。

五、化学交换饱和转移

CEST通过氢质子饱和转移间接影响水分子的磁化矢量，不同于ASL和IVIM直接改变水分子的磁化矢量。CEST对比剂可分为内源性对比剂和外源性对比剂两种，但目前用于微血管通透性评估的主要是内源性对比剂。其中，利用葡萄糖进行CEST成像又称为动态葡萄糖增强MR成像（dynamic glucose enhanced MRI，DGE-MRI）。

第三节　磁敏感成像

一、磁敏感加权成像

磁敏感加权成像（susceptibility weighted imaging，SWI）是一种利用组织间的磁敏感性差异进行成像的技术，最早于1997年由Haacke EM教授提出。SWI通过对相位信息进行一定的预处理来获取与组织磁化率信息密切相关的局部场图信息，并将该场图信息与T_2^*加权幅值图相结合，提高T_2^*加权图的对比度。

根据磁化率不同，可分为以下几种：

顺磁性：χ＞0但是非常小。顺磁性物质在外加磁场中感生一个磁场方向和外磁场方向相同的磁场。

逆磁性：又叫作反磁性或者抗磁性，其χ＜0但也非常小。逆磁性物质在外加磁场中感生一个磁场方向和外磁场方向相反的磁场。人体中大部分组织是逆磁性的，如水、脂肪及钙化。

铁磁性：χ＞0但是非常大。铁磁性物质在外加磁场中感生一个强大的磁场，其方向和外磁场方向相同，并且外磁场环境撤销以后该物质仍然能保持磁性，类似于被永久"磁化"，其代表性的物质就是铁，所以把这种现象称为铁磁性。

超顺磁性：χ＞0，但是χ＜χFe，其磁化率介于顺磁性物质小于铁磁性物质。

SWI对于血红蛋白的代谢物、铁质沉积、小静脉的显示十分敏感，因此，目前随着临床应用的不断拓展，SWI已经开始被逐渐用于神经系统肿瘤、脑外伤、脑血管畸形以及脑变性类疾病的诊断，并已逐渐被人们接受。

- ● 应用1：脑血管畸形

传统的MRA成像对于大血管成像比较好，对于小静脉无能为力，同时对于一些血管畸形，例如静脉畸形、毛细血管扩张症以及海绵状血管瘤都属于低流速异常血管，在MRA的显示上就很难，而SWI就具有这一优势。SWI由于对去氧血红蛋白敏感，因此可清楚显示静脉结构。在鉴别诊断上，有时小血管的形态及信号与较小的钙化类似，难以鉴别。在SWI相位图上，钙化、出血为低信号区别于静脉的高信号，而且敏感率高。另外，传统的MRI对脑内海绵状血管瘤的诊断也比较敏感，但SWI对海绵状血管瘤的显示效果更佳，能比平扫MR显示更多的病灶（图3-13）。

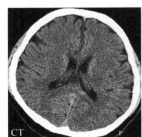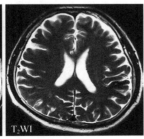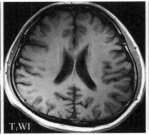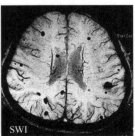

图3-13　多发性海绵状血管瘤

SWI较常规序列显示更多的病灶，并可见细小引流静脉

- 应用2：帕金森病

帕金森病（PD）是一种以黑质纹状体通路损害为主的老年性运动障碍疾病。黑质中过量铁与过氧化氢反应促进自由基的生成及神经元变性可能是帕金森病极为重要的病理机制，而SWI正是基于对于铁的敏感性定量PD脑铁变化情况，为临床诊断治疗提供线索及依据。

- 应用3：脑血管病

SWI可以作为检测脑梗死受累血管分布区、梗死区以及梗死后出血的辅助手段。另外，SWI还可以发现慢性高血压患者受损的小血管周围发生的陈旧性出血灶，即脑内微出血。

- 应用4：脑肿瘤

SWI基于其对小血管及出血敏感，对肿瘤病灶内部是否有出血较为敏感，肿瘤内低信号（ITSS）可以作为胶质瘤分级的一项重要参考。SWI在脑出血与肿瘤卒中的鉴别诊断方面能提供更多信息。

- 应用5：脑外伤

CT与常规MRI均对较小的出血灶极易漏诊，SWI由于对血红蛋白的代谢产物如脱氧血红蛋白、正铁血红蛋白、含铁血黄素等非常敏感，显示的出血性弥漫性轴索损失病灶的数目和出血量分别是常规MRI的6倍和2倍。此外，SWI对颅脑损伤的评价、临床治疗以及预后判断起到极其重要的作用。

二、定量磁敏感图

定量磁敏感图（quantitative susceptibility mapping，QSM）源于SWI技术，表征的是不同物质在主磁场中引起的局部磁场的偏移。QSM可用于铁定量，并且对髓磷脂高度敏感。

QSM的技术原理和主要临床应用

第四节　分子成像

在活体状态下对生物过程进行细胞和分子水平的定性和定量成像的方式称为分子成像。MRI因高分辨率、无放射性损伤及不受组织深度限制等特点，成为分子影像学的重要方法和技术。磁共振分子成像利用MRI技术对体内特定生物分子进行成像，以达到对病变早期发现、特异性诊断与疗效监测等目的。广义上的MR分子成像包含磁共振波谱成像、DWI、脑功能成像（BOLD-fMRI）等。

一、外源性探针分子成像

合适的外源性MR分子探针需满足以下要求：①与靶点结合的高特异性；②能够到达需要观察的组织部位；③良好的生物兼容性；④合适的半衰期。早期的MR分子探针主要有：钆（gadolinium，Gd）为基础的抗原-抗体或配体-受体特异性结合探针；磁性纳米探针为超顺磁性氧化铁（SPIO）及超小顺磁性氧化铁颗粒（USPIO）；可激活探针髓过氧化物酶（MPO）-Gd分子探针；超氟碳19F-MR分子纳米探针；铁蛋白报告基因纳米探针等。探针的发展是MR分子成像临床应用的前提和基础。

应用：肿瘤诊断

在临床上，常用的肝癌靶点有血管生长因子VEGF、甲胎蛋白及新型靶点CD147等，使用靶向纳米材料MSPIO螯合标记后，较传统MRI可以更早、更准确地检测肝癌细胞，尤其提高了对小肝癌的检出率。

目前乳腺癌患者最常用的是雌激素受体（ER）和孕酮受体的MR分子成像。在结直肠癌中，上皮源性受体和尿激酶型纤溶酶原激活物受体是最常见的MR分子靶点。目前应用于前列腺癌MR分子成像的靶点包括前列腺特异性膜抗原（PSMA）、前列腺干细胞抗原（PSCA）、纤维连接蛋白（FN）。

二、内源性探针分子成像

（一）酰胺质子转移成像

酰胺质子转移（amide proton transfer，APT）其实可以看作一种特殊的CEST技术。2003年，Jinyuan Zhou（周进元）教授和van Zijl在Nature Medicine杂志发表论文，首次实现了活体内自由蛋白质和氨基酸的探测，APT技术正式形成。

APT的临床应用

技术原理：在8.3ppm酰胺质子处，发射偏离水中心频率3.5ppm射频饱和脉冲，游离蛋白及多肽中的酰胺中的NH基团含有氢质子饱和后，和未饱和的自由水的氢质子完成交换。自由水中的质子经过和酰胺质子的交换，也产生了饱和效应（图3-14）。这个时候进行采集，自由水的信号会下降。衰减的程度和组织酰胺质子的浓度是呈正相关的。再经过计算获得需要的APT加权图像。

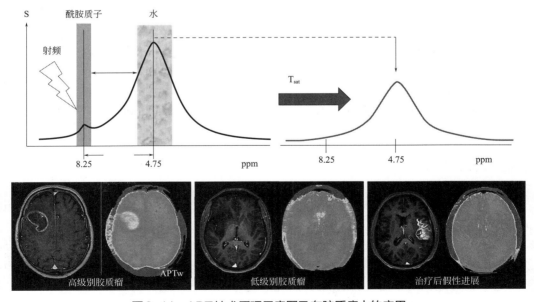

图3-14 APT技术原理示意图及在胶质瘤中的应用

（二）化学交换饱和转移

化学交换饱和转移（CEST）除组织酸碱度成像外，还能检测蛋白质、糖原、葡萄糖等代谢物，用于细胞标记、报告基因等。

CEST 的临床
应用

三、其他分子成像

广义上的MR分子成像中的磁共振波谱成像是利用磁共振化学位移现象来测定组成物质的分子成分的一种检测方法，也是较早应用于临床的一项成像技术。DWI和脑功能成像（BOLD-fMRI）等在相应的章节介绍。

第五节　功能成像

狭义的功能性MRI（fMRI）特指血氧水平依赖（BOLD）成像。其原理是利用血红蛋白作为一种方便的内源性造影剂，依靠含氧血红蛋白和脱氧血红蛋白之间的磁化矢量的差异来产生fMRI信号（图3-15）。最新观点认为BOLD是非神经元驱动的波动信息叠加到神经元的血流动力学波动共同产生信号。充分描述引起血流动力学反应的潜在神经活动的性质，以及神经生物学的这两个方面相互联系的方式，即神经血管耦合是理解BOLD信号的关键。

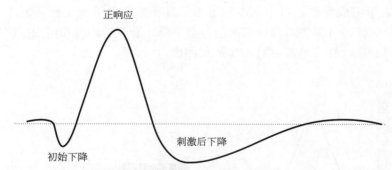

图3-15　血流动力学响应函数（hemodynamic response function，HRF）

一、任务态fMRI

在任务态fMRI研究中，刺激的呈现方式至关重要。最经典的实验设计为block设计、event设计和混合设计三种。

其中最简单的实验设计是block设计，其包含一系列的block，每个block里面呈现1种条件的刺激。block之间的间隔取决于刺激类型，通常为15～30s。每个条件呈现的顺序也很重要，通常要在被试间平衡。block设计的优点是方法简单、统计功效良好、信号鲁棒，缺点是被试会产生练习效应并且无法准确定义响应时间。

event设计旨在描述大脑功能与离散事件的相关性，刺激顺序随机，刺激间隔（inter-stimulus interval，ISI）通常在0.5～20s。这一任务增加了不可预测性，提供了有效手段检测局部血流动力学反应的瞬态变化，但同时也造成信噪比降低、分析过程变得复杂，最终导致检测能力下降。event设计还分为2种类型，其差异来自ISI的范围：一个是慢事件相关设计（slow event-related designs），其ISI通常在15s以上，这样可以防止刺激间HRF的重叠；另一个是快事件相关设计（rapid event-related designs），刺激间的间隔时间短（短于先前刺激的HRF），导致刺激间HRF的重叠。此外，刺激呈现顺序设置为随机或伪随机，也可有效减少练习效应。

混合设计结合了block设计和event设计的优点，能提供持续和瞬间功能激活情况。不过，它需要更多的假设，对HRF的估计较差，持续信号的统计效应变低，需要更多的被试量。

应用：术前计划

设计良好的任务态fMRI可用于外科术前定位评估，如脑肿瘤患者的感觉运动区、语言功能区定位。任务态fMRI用于对颞叶癫痫的术前定位、预后预测及认知功能评估等。

二、静息态fMRI

静息态是最简单直接的实验设计，被试不需要完成任何外在任务。这种情况下收集到的数据具有一致稳定的功能模式，被称为静息态网络（resting state networks，RSNs）。最经典的实验设计为闭眼静息（数据收集过程中，被试眼睛闭上，不要想任何事情也不要睡着）和睁眼静息（数据收集过程中，被试眼睛睁着视线固定，不要乱动不要想任何事情）。真实研究中选何种设计，由研究目的决定。扫描时长也会对结果产生影响，一般为6～8min，如果被试是儿童，可适当缩短，如5.5min。

静息态fMRI
的常见指标

静息态fMRI计算方法学包括：处理单元时间动力学的功能分化和处理单元之间相互关系的功能整合。功能分化主要观察区域静息态fMRI信号的特点，方法包括低频波动幅度（ALFF）和分数低频波动幅度（fALFF）、功能熵、频谱幂率拟合度、分数维或Hurst指数和Lyapunov指数等。常见的功能整合方法包括局部一致性（ReHo）、功能同伦和几种功能连接分析［如基于种子点的功能连接、独立成分分析（ICA）和复杂网络图论分析等］。

大脑的默认
网络

第六节 定量成像

狭义的MRI定量成像实际指与磁共振相关的弛豫测量技术。主要包括T_1mapping、T_2mapping、T_2^*mapping。广义定量技术包含技术上可以测量的成像技术，如脂肪定量、铁定量、蛋白定量（APT）、弥散定量（ADC值、峰度值等）、T_1 rho（$T_1\rho$）定量、流速测定、硬度定量（MRE弹力成像）等。

一、T₁mapping

原子核从激化的状态恢复到平衡状态的过程叫弛豫过程，其中纵向弛豫所需的时间称为T_1。T_1 mapping 是通过基于反转或饱和脉冲序列激发，在纵向磁化矢量恢复过程中采集信号，再经过数据计算和后处理后得到组织T_1值的一种定量技术。

根据信号强度与组织T_1值间的关系，大致有以下方法实现T_1 mapping：①基于部分饱和的SE序列，依据$S(TR) = M_0 [1-\exp(-TR/T_1)]$，固定TE，进行不同TR值扫描可以计算出组织的$T_1$值。缺点是多个TR扫描时间较长。②基于反转恢复的IR序列，依据$S(TI) = M_0 [1-2\exp(-TI/T_1)+\exp(-TR/T_1)]$，一个TR内采集多个TI信号进行计算获得组织的$T_1$值。③基于不同翻转角Flip Angle的序列。④基于IR和SE的混合序列MIX序列。⑤基于MRF（magnetic resonance fingerprint）的序列。目前流行的T_1 mapping扫描方案多为采用上述方法进行设计的。

- 应用：心脏

定量T_1值和细胞外容积（extracellular volume，ECV）的改变可以反映心肌损伤的程度，对于检测早期纤维化的心肌和弥漫性心肌纤维化（T_1下降）较延迟强化技术具有明显优势，可以无创地动态定量观察纤维化病变，减少了心内膜活检的风险。T_1 mapping技术对心肌铁沉积具有很高的检测率。

二、T₂mapping

T_2 mapping 是组织横向弛豫时间的一种定量测量技术。

T_2值定量的方法有多回波自旋回波（SE）序列法、驱动平衡单脉冲T_2观察法（DESPOT₂）及T_2快速采集松弛映射法（T_2 FARM）等，多回波SE序列法被认为是目前测量T_2的标准方法。T_2 mapping可在全身各个系统、部位中应用，但主要以骨关节系统、心脏及肝脏应用得比较多。

- 应用1：骨关节

损伤早期关节软骨内胶原和蛋白聚糖含量减少、水含量增加是T_2弛豫时间改变的主要病理基础。T_2 mapping对膝关节软骨损伤诊断敏感度高，可较好地对早期损伤作出诊断。

T_2 mapping对于早期椎间盘变性的诊断十分敏感，并且能够准确地反映病变的位置和范围，可用于椎间盘疾病的早期防治。

- 应用2：肿瘤

乳腺癌的T_2值高于正常的乳腺组织，其治疗后的T_2值下降，治疗前后的T_2比值在预测疗效方面的能力为89%，为治疗评估的敏感因子。对于前列腺癌，使用T_2阈值99ms区分正常外周带和外周带前列腺癌的，其敏感性和特异性可分别达到92%和97%。在移行带区，恶性及非恶性组织之间T_2值之间有较大的重叠，研究结果各异。

T_2 mapping在其他体部肿瘤（例如结直肠肿瘤、纵隔肿瘤及肾脏肿瘤等）中的应用亦有少数相关报道。

三、T₂* mapping

具有高顺磁性的铁蛋白和含铁血黄素等物质可导致邻近质子以浓度依赖性方式失去相位

相干性，缩短横向弛豫时间（T_2和T_2^*）。组织的T_2^*特性，实际上就是类似组织的信号自由感应衰减（FID）。T_2^*与T_2的关系为：$1/T_2^* = 1/T_2+1/T_2'$，其中T_2'（T_2素数）表示由磁场不均匀效应而引起的横向弛豫时间改变。T_2^*mapping技术对组织铁的量化依赖于从序列中测量的T_2^*弛豫时间，从而间接反映组织含铁浓度。

当机体中的铁元素超过铁蛋白的储存容量时，铁以微粒含铁血黄素的形式沉积在心肌和肝组织中，会破坏局部磁场均匀性，缩短T_2^*值。T_2^*值与心肌铁含量呈负相关，铁含量越多，T_2^*越低；相反，高T_2^*值表示心肌铁含量减低。

● 应用1：铁过载

输血依赖性贫血如地中海贫血、再生障碍性贫血等，长期反复的输血治疗可能导致机体铁无法排出，沉积在各组织器官，如肝脏、心脏、胰腺等，导致铁过载。文献总结显示心肌T_2^*值＜20ms可认为存在铁过载；15ms≤T_2^*＜20ms，则为轻度铁过载；10ms≤T_2^*＜15ms，则为中度铁沉积；而心肌T_2^*值＜10ms为重度过载。在地中海贫血患者中，心肌T_2^*值＜10ms时，其发生心力衰竭的危险性最高；而心肌T_2^*值在10～20ms时，为中等危险程度；心肌T_2^*值＞20ms时发生心力衰竭的危险性明显降低。血色素沉着症患者除了T_2^*mapping上心肌铁沉积表现为T_2^*信号值减低，同时可能发现由铁沉积引起的心肌肥厚、心功能降低。急性心肌梗死患者的梗死出血核心区域由于心肌内血红蛋白降解，可以导致铁元素超载。

● 应用2：铁缺乏

非缺血性心肌病患者存在心肌T_2^*增高情况，表示心肌处于铁缺乏状态，并且心肌T_2^*值是预测非缺血性心肌病不良心脏事件的生物因子之一。

四、脂肪定量

脂肪定量的金标准是"活检"，而临床常用的方法是超声，CT简单可重复但准确性差，磁共振波谱成像（MRS）可用但效率低且重复性也低。

DIXON技术即化学位移同反相位（IP-OP）技术，通过水和脂肪的磁化矢量相位差，视觉评估正反相位图或计算图像信号强度减低程度，初步判断组织或病灶内是否含脂肪及其大概比例，是目前较为流行的定量测量肝脂肪变的方法，已在临床上广泛应用。计算公式主要包括：①IP-OP信号值/2OP信号值；②IP-OP信号值/IP信号值；③IP-OP信号值等。如国内石喻等研究使用公式②计算显示脂肪含量和病理结果显著相关（相关系数0.80），诊断脂肪肝的敏感度及特异度分别为89.2%、100%。

三点法水脂分离技术（IDEAL）可克服磁场的不均匀性，从而使脂肪定量的测定结果更加准确。改良IDEAL-IQ是3D扫描序列，可以生成纯水像、纯脂肪像、同相位像、反相位像、脂肪比像、R_2^*弛豫率像六组图像，用于脂肪定量。

五、其他定量成像

其他广义的磁共振定量技术各有其应用场景。根据不同的检查目的，选择不同的定量技术，可以对辅助诊断、鉴别诊断、疗效评估、预后预测等有帮助。

（周福庆）

【本章小结】 ▬▬▬▬▬

　　本章主要介绍了弥散成像及高阶模型、灌注成像、磁敏感成像、分子成像、功能成像、定量成像等现代MRI诊断技术，其中弥散加权成像、动脉自旋标记成像、磁敏感成像等技术已经广泛应用于临床，这些技术正和传统的MRI技术一起成为影像诊断的重要基础，无限接近或真实地反映疾病的本质。

 【问题思考】 ▬▬▬▬▬

　　1. 弥散加权成像是如何早期诊断缺血性脑卒中的？
　　2. 弥散加权成像为何能鉴别脑脓肿和肿瘤坏死囊变？
　　3. 磁敏感成像的优势是什么？ MRI如何确定钙化灶？
　　4. 常见定量成像技术有哪些？ 成像机制分别是什么？
　　5. APT成像是分子成像技术吗？ 其成像机制是什么？
　　6. 哪种狭义的功能成像技术已经应用于临床？
　　7. 静息态fMRI的应用前景有哪些？

参考文献

［1］石喻，郭启勇，夏菲，等.同反相位图像减影技术及T_2校正^{1}H-MRS定量分析非酒精性脂肪肝的临床研究.中国临床医学影像杂志，2012, 23 (4): 248-252.

［2］Raichle ME, MacLeod AM, Snyder AZ, et al. A default mode of brain function. Proc Natl Acad Sci U S A, 2001, 98 (2): 676-682.

［3］Raichle ME.The brain's default mode network. Annu Rev Neurosci, 2015, 38: 433-447.

［4］Buckner RL, DiNicola LM. The brain's default network: updated anatomy, physiology and evolving insights. Nat Rev Neurosci, 2019, 20 (10): 593-608.

［5］Whitesell JD, Liska A, Coletta L, et al. Regional, layer, and cell-type-specific connectivity of the mouse default mode network. Neuron, 2020, 109 (3): 545-559.

［6］中华医学会放射学分会质量管理与安全管理学组，中华医学会放射学分会磁共振学组.动脉自旋标记脑灌注MRI技术规范化应用专家共识.中华放射学杂志，2016, 50 (11): 817-824.

［7］张志学，刘军，周顺科，等.定量磁敏感图在中枢神经系统疾病中的应用进展.中南大学学报：医学版，2015, 40 (7): 816-819.

［8］Deistung A, Schweser F, Reichenbach JR. Overview of quantitative susceptibility mapping. NMR Biomed, 2017, 30 (4): e4292.

第四章

人工智能在放射影像诊断中的应用基础

【学习要求】

1. 掌握　影像组学的分析流程；人工智能常用算法的优缺点。
2. 熟悉　人工智能在各个系统或脏器影像诊断中的应用现状。
3. 了解　人工智能的发展历程。

第一节　人工智能及其常用算法

一、人工智能的起源

20世纪50年代，著名的数学家、逻辑学家、计算机之父艾伦·麦席森·图灵（Alan Mathison Turing，1912—1954，图4-1）提出一个非常有趣的问题："Can a machine think?（机器能思考吗？）"。图灵认为，"如果第三者无法辨别人类与人工智能（artificial intelligence，AI）机器反应的差别，则可以论断该机器具备人工智能"。这一观点发表在*Computing Machinery and Intelligence*（《计算机器与智能》）。根据《大英百科全书》的定义，人工智能是计算机控制的智能体（如软件、机器人）执行认知任务的能力，广泛涵盖4种核心行为：学习、推理、感知和行动。

二、人工智能的常用算法

算法、数据和计算能力分别是人工智能（AI）的三大基石。作为三大基石之首的算法，其重要性毋庸置疑。按照模型训练方式不同，算法可分为监督学习、无监督学习、

人工智能
发展历程与现状

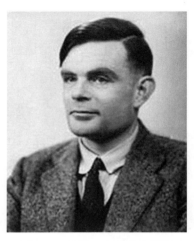

图4-1　艾伦·麦席森·图灵

深度学习等；按照解决任务的不同可粗略分为二分类算法、多分类算法、回归算法、聚类算法和异常检测五种。

（一）监督学习

所谓监督学习（supervised learning）就是利用一组已知类别的样本调整分类器的参数，使其达到所要求性能的过程，也称为监督训练（图4-2）。其过程主要包括四步：①选择合适的模型；②提供训练数据；③训练出新的方法；④在新的数据上验证或使用。监督学习的2个重要任务分别是：①回归（预测连续具体数值）；②分类。

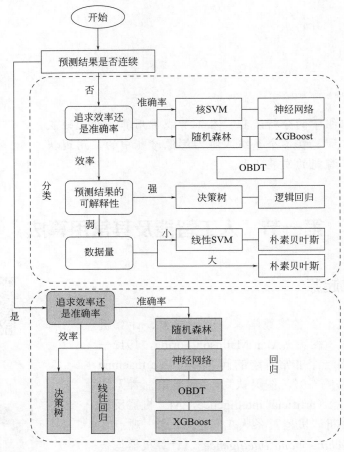

图4-2　监督学习模型选择表

1. 决策树

决策树（decision tree）是在已知各种情况发生概率的基础上，通过构成决策树来求取净现值的期望值大于等于零的概率，是直观运用概率分析的一种图解法（图4-3）。称为决策树是因为这种决策分支画成图形很像一棵树的枝干。在机器学习中，决策树是一个预测模型和分类方法。

一个决策树包含三种类型的节点：①决策节点：通常用矩形框来表示；②机会节点：通常用圆圈来表示；③终结点：通常用三角形来表示。特征选择（准则是信息增益）、决策树

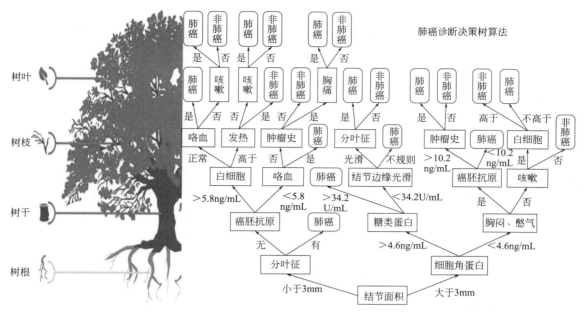

图4-3 典型的决策树示意图

生成和决策树剪枝（对抗过拟合）是决策树学习的三个主要步骤。而"ID3"算法、"ID5"算法和"CART"（分类与回归树）是较为典型的3种决策树算法。

决策树的优点：①易于理解和解释、可视化分析且易提取规则；②可处理标称型和数值型数据；③可以处理有缺失属性的样本和不相关的特征；④运行速度较快，在相对短的时间内能得出可行且效果良好的结果。缺点：易发生过拟合，容易忽略数据集中属性的相互关联。

2.随机森林

随机森林（random forest）是一种由决策树构成的集成算法，是常用的机器学习方法。不同决策树之间没有关联。构造一个随机森林包括四个步骤：①随机抽样形成样本，用来训练一个决策树；②从每个样本的属性中随机选取属性，采用某种策略（如信息增益）来选择1个属性作为该节点的分裂属性；③重复步骤②，直到不能分裂；④按照步骤①~③建立大量的决策树，构成随机森林。随机森林的4个应用分别是：对离散值的分类；对连续值的回归；无监督学习聚类；异常点检测。

随机森林的优点：①可以不用降维且无需做特征选择；②可以判断特征的重要程度及相互影响；③不易过拟合；④易于实现、速度较快、可并行处理，即便部分特征遗失，仍可维持准确度。缺点：对于噪声较大的数据、有不同取值属性的数据存在过拟合或不可信。

3.线性回归

线性回归（linear regression）是利用数理统计中的回归分析，来确定两种或两种以上变量间相互依赖的定量关系的一种统计分析方法。回归是为了预测。

线性回归的优点：①建模速度快，不需要很复杂的计算，在数据量大的情况下依然运行速度很快；②可以根据系数给出每个变量的理解和解释。缺点：不能很好地拟合非线性数据，所以需要先判断变量之间是否是线性关系。

4. 逻辑回归

逻辑回归（logistic regression）是在线性回归的基础上加Sigmoid函数（非线性）映射，用于解决二分类问题，表示某件事情发生的可能性。逻辑回归要求因变量是离散的变量，并不要求自变量和因变量呈线性关系。

逻辑回归的优点：实现简单、计算量小，可便利地观测样本概率分数。缺点：容易欠拟合，一般准确度不太高；不能很好地处理大量多类特征或变量；线性二分类。

5. 支持向量机

支持向量机（support vector machine，SVM）是一类按监督学习方式对数据进行二元分类的广义线性分类器，其决策边界是对学习样本求解的最大边距超平面（图4-4）。

SVM的优点：①可以解决高维问题（大型特征空间）；②解决小样本下机器学习问题；③处理非线性特征的相互作用；④无局部极小值问题；⑤无需依赖整个数据；⑥泛化能力比较强。缺点：①常规SVM只支持二分类；②对缺失数据敏感；③当观测样本很多时，效率并不是很高；④对非线性问题没有通用解决方案。

6. 神经网络

人工神经网络（artificial neural network，ANN），简称神经网络，是一种模拟人脑的神经网络的结构和功能的数学或计算模型，用于对函数进行估计或近似的机器学习技术。经典的神经网络包含三个层次的神经网络（图4-5）：白色的是输入层，浅灰色的是输出层，深灰色的是中间层（也叫隐藏层）。连接是神经元中最重要的东西。每一个连接上都有一个权重。神经网络的训练算法就是让权重的值调整到最佳，以使得整个网络的预测效果最好。

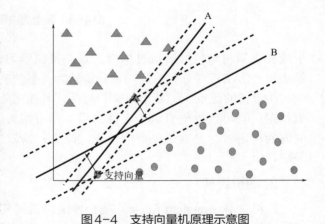

图4-4　支持向量机原理示意图

超平面（在本例中是一条线B）对每个类别最近的元素距离最远

（二）无监督学习

无监督学习（unsupervised learning，UL）是指根据类别未知（没有被标记）的训练样本解决模式识别中的各种问题的一种算法。常见的2类算法是：聚类（自动分类）、降维（保存结构同时降低复杂度）。

1. K均值聚类

K均值聚类（k-means clustering）是先随机选取K个对象作为初始聚类中心，再计算出每个对象与各聚类中心之间的欧几里得距离（Euclidean distance），把每个对象分配给距离它最近的聚类中心。

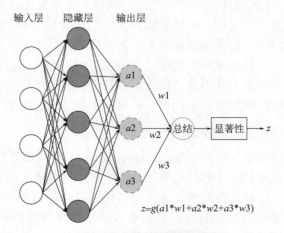

$$z=g(a1*w1+a2*w2+a3*w3)$$

图4-5　神经网络结构图

K均值聚类的主要优点：①算法简单，速度快，易于实现；②算法是相对可伸缩的和高效率的；③当簇是密集的、球状或团状的，且簇与簇之间区别明显时，聚类效果较好。缺点：只适合数值型数据；在大规模数据上收敛较慢；结果受输入参数K的影响；对于"噪声"和孤立点数据敏感。

2. 层次聚类

层次聚类（hierarchical clustering）通过计算不同类别数据点间的相似度来创建一棵有层次的嵌套聚类树。层次聚类不指定具体的簇数，而只关注簇之间的远近，最终会形成一个树形图。

3. 主成分分析

主成分分析（PCA）经常用减少数据集的维数，同时保持数据集的对方差贡献最大的特征。这是通过保留低阶主成分，忽略高阶主成分做到的。这样低阶成分往往能够保留住数据的最重要方面。

4. 奇异值分解

奇异值分解（singular value decomposition）是线性代数中一种重要的矩阵分解，奇异值分解则是特征分解在任意矩阵上的推广。在信号处理、统计学等领域有重要应用。

（三）深度学习

深度学习是机器学习领域中一个新的研究方向，其训练过程包括非监督学习和监督学习两种。近年来，随着算法、算力和数据量的不断提升，在计算机视觉中，深度卷积神经网络已成为典型的深度学习技术（图4-6）。

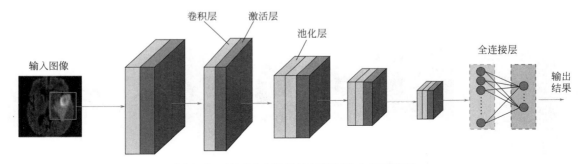

图4-6 基于深度学习的医学图像分析示意图

1. 卷积神经网络

卷积神经网络（convolutional neural network，CNN）是一种前馈神经网络，由若干卷积层和顶端的全连通层（对应经典的神经网络）组成，同时也包括关联权重和池化层（pooling layer）。

CNN的基本原理：①卷积层：主要作用是保留图片的特征；②池化层：主要作用是把数据降维，可以有效地避免过拟合；③全连接层：根据不同任务输出想要的结果。

CNN的实际应用：①图片分类、检索；②目标定位检测；③目标分割；④人脸识别；⑤骨骼识别。

2. 生成对抗网络

生成对抗网络（generative adversarial networks，GANs）是一种深度学习模型，是近年来复杂分布上无监督学习最具前景的方法之一。模型通过框架中（至少）两个模块［生成模型（generative model）和判别模型（discriminative model）］的互相博弈学习产生相当好的输出。

3. 深度学习主要应用

主要包括分类、检测和分割。

第二节　影像组学：为人工智能挖掘数据

影像组学（radiomics）最早（2012年）由荷兰学者Lambin P等提出，后经Kumar V等完善，是高通量地从MRI、PET及CT影像中提取大量高维的定量影像特征，并进行分析的一种方法。影像组学将传统的医学影像转化为可挖掘的高通量影像特征，用于定量描述影像中的空间时间异质性，揭示出肉眼无法识别的图像特征，有效地将医学影像转换为高维的可识别的特征空间，并对生成的特征空间进行统计学分析，从而建立具有诊断、预后或预测价值的模型，为个性化诊疗提供有价值的信息。

一、影像组学分析流程

影像组学的主要流程包括图像获取，标注、感兴趣区图像分割，影像组学特征的提取，特征值选择和降维，预测模型的训练和性能评估5个步骤（图4-7）。

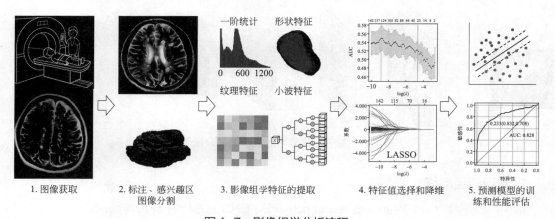

图4-7　影像组学分析流程

1. 步骤一：图像获取

影像组学大数据要求患者数据临床问题明确、格式规范、信息完整，而目前常规临床使用的影像，由于采集时的成像参数、患者体位、重建算法以及扫描仪器的不同，具有很大的差异性。同样，对于前瞻性研究而言，制定统一的数据规范也是实现影像组学研究的关键。

2. 步骤二：标注、感兴趣区图像分割

将感兴趣区域在影像上分割出来是实现后续特征提取和信息分析的基础。通常以手动分割结果作为标准，全自动或半自动的分割方法会降低由于人的参与造成的差异性，使分割结果的可重复性更高。传统的自动和半自动分割方法（如阈值分割法、边缘检测法等）在实际中分割的精度和速度很难满足要求，近年来使用深度卷积神经网络的分割方法成为研究的热点。

3. 步骤三：影像组学特征的提取

影像组学特征可以分为两大类：一类是使用数学公式定量计算的感兴趣区特征，包括形状特征、灰度特征和纹理特征以及小波变换、高斯变换后的特征；另一类是使用神经网络提取的图像的深度特征，但对于深度特征的具体物理意义没有直接的对照。

4. 步骤四：特征值选择和降维

初步提取的图像特征一般是数以千计甚至万计的数据。为了选出可重复性好、信息量大、无冗余的特征用于最终模型的建立，一般需要对高通量的特征进行降维处理。常见的特征降维方法：①方差分析：将数据列变化非常小（包含信息量少）的特征直接滤除。②相关性度量：数值列之间的相似性通过计算相关系数来表示，名词类列的相关系数通过计算皮尔逊卡方值来表示。相关系数大于某个阈值的两列只保留一列。③组合决策树方法：对目标属性产生许多巨大的树，然后根据对每个属性的统计结果找到信息量最大的特征子集。④主成分分析法：将原始的 n 维数据集通过正交变换转换成不相关的被称作主成分的数据集，变换后方差最大的特征即第一个主成分，其后的成分在与前述主成分正交条件限制下具有最大方差，保存前 m（$m < n$）个主成分就能保存最大的信息量。⑤特征一致性度量：由手动分割结果计算得来的特征值，需要对其进行再测信度（test-retest）检验，计算一致性相关系数，将一致性相关系数小于某个值的顽健性低的特征滤除等。

5. 步骤五：预测模型的训练和性能评估

影像组学分析的最终目的是使建立的模型不仅对现有的数据有很好的分类和/或预测能力，而且对未知的数据也有很好的预测能力，这就要求选择适当的模型使测试误差最小。

二、影像组学在医学影像分析中的应用

目前，影像组学被用于多种疾病的良恶性判定、生存期预测、生物分子标志物状态及淋巴结转移风险等，为医生的诊断、治疗决策、预后管理等提供了具有参考价值的预测模型，具有重要的临床价值和应用前景。

例如 Aerts H J 等于 2014 年回顾分析了 1019 例肺癌和头颈癌患者的 CT 影像，利用影像组学分析方法，非侵入式地分析了影像特征与临床分型、基因表达图谱的关联性，揭示了影像特征与基因表达的潜在关系，提出了一种可以量化和监控治疗期间肿瘤表型改变的方法，引发了国内外影像组学研究的热潮。Cui Y 等回顾分析了两个研究中心 79 例胶质母细胞瘤患者的资料信息，从 T_1 增强序列和磁共振成像液体抑制反转恢复序列（FLAIR）两个模态的 MR 影像中提取了多区域的影像特征，将影像特征与患者总生存期进行了关联性预测分析，采用多参数的 LASSO 回归，构建了患者总生存期预测模型，提供了一种肿瘤内部子区域分割方法，验证了影像组学可以为患者提供具有生存期预测价值的信息。Huang Y Q 等回顾分析

了500余例进行结直肠癌手术的患者资料，利用影像组学方法，对影像特征和临床病理特征（血清标志物和临床指标）进行关联性分析，构建了结直肠癌淋巴结转移术前预测模型，与传统CT影像学评估相比，影像组学预测模型术前淋巴结预测准确率提高了14.8%，为医生进行结直肠癌的术前决策提供了重要参考。

第三节　人工智能在影像检查中的应用

人工智能已逐渐应用于医学影像工作的各个环节，在改善流程、增强成像效果、病灶检出和分析等方面实现智能化。

一、人工智能用于改善影像检查流程

影像检查的预约是改善医疗服务过程中的一个重要瓶颈所在，传统预约患者要往返多次、排队等候，效率低下、耗时耗力。人工智能预约的实现包括收集整合所有医技科室的基础数据，包括院区、医技科室、检查类型、检查室、医嘱属性、医嘱字典等，统一进行资源配置，建立强大统一的规则库，对不同检查项目进行智能化合并，按规则计算出最优预约时间，最终给出最优预约号（图4-8）。基于已有患者检查信息大数据作为训练样本进行机器自学习，训练出动态预约规则模型，是实现人工智能的影像检查预约的关键所在。

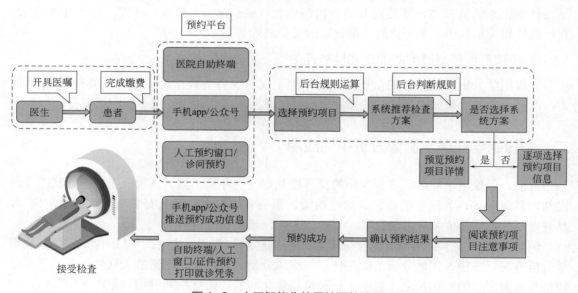

图4-8　人工智能化的医技预约流程

二、人工智能用于影像质量控制

医学影像的质量控制对疾病的诊断和治疗决策有直接影响，也是影像检查互认的前提和基础。目前国内医学影像质量控制面临着两大困难，一是缺乏完整统一的质量控制标准，二是没有切实可行的质量控制手段。对于影像的质量控制，不管是各省质量控制中心对省内医院的检查，还是医院内部的自查，都是采取事后人工抽样的方式进行。人工进行的质量控制无法避免以下几个问题：①抽样样本量小，易存在抽样误差；②人工评判，效率低且一致性差；③事后质量控制，即使发现不合格的片子，也很难找到患者进行重新拍摄。

基于人工智能技术的影像质量控制可以将这一过程前移到患者的检查过程中，对扫描方案和参数的选择、患者的摆位、技师的操作、患者的运动及异物伪影等进行质量控制，以精准获取高质量的医学影像数据。例如利用实时3D立体视觉技术对患者进行体位检测，3D重建跟踪可以精确获得其体位、体型的信息，引导患者摆位。在扫描中，通过对大量标注数据进行深度学习，对影像质量进行自动评分，可提高影像质量检查规范及标准化水平，例如呼吸运动伪影及自动质量分类，实现实时影像扫描质量提醒和自控。

三、人工智能用于快速成像

成像速度始终是影像学检查的一个重要因素。例如，冠状动脉CTA就体现了CT快速检查的优势。此外，长时间的扫描，不仅会降低检查的日均流通量，还会给在检查中的患者带来不适，如MRI扫描过程中的运动伪影。常见的加速方法包括：①基于生成对抗网络的磁共振压缩感知（compressed sensing，CS）快速成像方法。该方法利用由生成器和判别器组成的GAN对高质量磁共振图像的低维流形进行数据建模。将低质量的图像映射到高质量图像的流形上，再通过判别器对映射后的图像质量进行评判。可以实现至少5倍的扫描加速，同时成像结果明显优于传统的压缩感知算法。②基于级联深度神经网络（cascaded DNN）的MR快速成像方法。级联深度神经网络由若干个网络单位级联而成，每个网络单元包含以残差网络形式构建的卷积神经网络（CNN）和数据保真项两个部分。CNN通过降采（under-sampled）与满采（fully-sampled）图像进行学习。③基于交替方向乘子算法（alternating direction method of multipliers，ADMM）的MR图像重建方法——ADMM-Net。ADMM-Net对特定迭代次数的ADMM方法进行建模，在每次迭代中，利用CNN解决ADMM算法中的3个子优化问题，整个网络以端到端（end-to-end）的方式进行训练。④Multi-echo图像联合重建方法，将6-echo的图像作为不同的通道输入网络中，一次MR扫描可以生成多种不同对比度的图像。实验结果表明，该方法可实现4.2倍的MR成像加速。

四、人工智能用于图像质量优化

低剂量CT成像、MRI快速成像及MRI图像伪影抑制等都是利用了人工智能技术取代传统的重建或后处理的算法，可为患者带来更为安全、更为精准和更高效的临床体验。

从原理上讲，目前绝大多数商业化CT设备都可以通过降低X线球管的电流或者电压值来降低射线的剂量，剂量降低的同时会导致图像噪声水平提高、伪影增加，这会给后续的疾病诊断带来困难。从2009年Siemens公司的图像域迭代重建算法（iterative reconstruction in image space，IRIS）被美国食品药品管理局（FDA）批准应用后，ASIR（adaptive statistical iterative reconstruction，GE医疗）、SAFIRE（sinogram-affirmed iterative reconstruction，Siemens医疗）、iDose4（Philips医疗）和Veo（GE医疗）等多种重建算法进行迭代过滤以减少图像噪声，结合卷积神经网络的深度学习（DL）算法用于对低剂量CT检测到的肺部结节进行恶性风险评估，可以显著改善低剂量成像的效果。

以冠状动脉的双低成像为例，国内有研究表明，人工智能的方法能够有效地降低噪声、提高图像的信噪比，明显改善冠状动脉CTA的图像整体质量，与常规扫描辐射剂量对比剂量比较，辐射剂量可以降低77.59%，对比剂用量可以降低约50%。

第四节　人工智能在影像诊断中的应用

人工智能、纳米科学和基因工程被认为是21世纪三大尖端技术，作为医院存储的数字信息最多（超90%）的医学影像，已成为人工智能的一个重要实践领域。

一、人工智能在中枢神经系统影像诊断中的应用

利用包括人工神经网络、决策树、支持向量机及贝叶斯网络的人工智能算法挖掘蕴含在海量数据中肉眼无法识别的深层信息，通过建立疾病预测模型，关联临床数据，自动地对疾病进行术前分期、分型和术后预后，提高医学影像信息的可信性、有效性，大幅度提高神经系统疾病早期诊断准确率，为临床治疗提供了依据。

● **应用1：** 辅助脑肿瘤诊断

人工智能技术在脑肿瘤诊断方面较为成熟，可实现脑肿瘤分割、定位和鉴别，可实现颅内肿瘤（如脑膜瘤、听神经瘤、髓母细胞瘤、胶质瘤等）的人工智能精确诊断，且诊断准确率超过90%。利用人工智能技术，可在150s以内准确诊断出脑肿瘤，而纯人工筛查通常需要20～30min或更长时间。一项通过T_2WI定量MRI技术，鉴别异柠檬酸脱氢酶（IDH）野生型及突变型低级别胶质瘤的研究，采用分类诊断模型可以有效区分上述两种疾病，训练集的AUC分别达到1.0和0.993，并发现其转录组影像组学特征与生物黏附和多种恶性行为有关，其差异表达与IDH野生型及突变型胶质瘤的生物学过程一致。

● **应用2：** 辅助脑白质高信号诊断

脑白质高信号可出现在神经系统脱髓鞘疾病、退行性疾病等，并存在于老化进程中。通过最小绝对收缩和选择算子（LASSO）的放射组学特征的逻辑回归建模用于区分多发性硬化（MS）和MS样脱髓鞘病灶，其准确率为87.7%，最佳截止值为0.202时敏感度为84.6%，特异性为83.7%。此外，经过适度训练的深度学习系统（DLS）无论在病灶的分割还是检出方面，均可媲美年轻医生且耗时少（只需4.4s/例）。

人工智能在中枢神经系统影像诊断中的更多应用

总之，人工智能凭借其强大和先进的算法，在中枢神经系统疾病影像病变识别、智能诊断预测和临床疗效评估各个环节均发挥重要作用。

二、人工智能在肺部影像中的应用

肺部疾病危害严重，死亡率高，传统的肺部医学影像诊断准确率低、诊断时间过长，因此提高肺部疾病的诊疗效率至关重要。基于深度学习的人工智能已经广泛应用于肺部疾病的早期筛查、诊断、诊疗管理，并取得显著效果。

● 应用1：肺结节检测

肺结节AI技术依靠强大的图像识别和深度学习技术，给出对结节的大小、密度精确的数据，极大提高了数据分析的效率和准确性，减轻了医师的压力，同时提高了诊疗的效率和准确性。肺结节AI检查的敏感性达99.1%，明显高于影像科医生（43.0%）人工检出的敏感性。

● 应用2：肺结节良恶性鉴别

近几年，使用卷积神经网络（CNN）的深度学习算法已成为分析医学图像的首选手段。一些研究通过使用公开的肺部图像数据库联盟的图像收集数据集，展示了CNN在预测肺部结节恶性风险方面的潜力。CNN深度学习算法的良恶性鉴别的准确率可以媲美经验丰富的医生。

在传统机器学习技术中，支持向量机（SVM）构建的模型对早期肺癌的诊断准确率为84.6%，但是SVM运行时要求的内存空间较大，参数调节复杂，且存在运行时间长、调控性差等不足。Logistic回归模型对肺结节进行分类，优于LUNG-RADS系统。Yamamoto等利用随机森林算法分析非小细胞肺癌患者影像组学特征，建立逻辑回归模型分析渐变性淋巴瘤激酶的突变，获得了较高的准确率。

人工智能还可以通过CT进行肺腺癌的病理学分型以及基因学信息检测［如表皮生长因子受体（EGFR）］等。

● 应用3：肺部感染性疾病

基于放射组学信息的特征选择和建模，结节/肿块型隐球菌病与肺腺癌、肺结核鉴别的AUC、敏感度、特异度、准确率分别为0.96、100%、78.2%、89%以及0.99、88%、89%、88%。

新型冠状病毒感染疫情暴发以来，针对疑似患者的大规模筛查及对确诊患者的常规影像检查，导致CT扫描量呈井喷式增长。影像科医生的工作负荷急剧增加，人工智能阅片，可缩短医生阅片时间。人工智能为超10万人次筛查新型冠状病毒感染，读片只需3～20s，并量化病例的轻重程度，准确率达96%以上。

三、人工智能在心脏和大血管疾病中的应用

世界范围内，心脏和大血管疾病发病率及死亡率均属首位，而冠心病又是最常见的心脏

疾病，直接危及生命。人工智能可极大地简化诊疗流程，提升诊断的速度、效率和准确性。

- **应用1：冠状动脉斑块及狭窄自动检出**

　　冠状动脉CTA提供有关冠状动脉解剖、钙化、狭窄和闭塞位置以及斑块的信息形态学，对冠状动脉斑块的类型进行检测和分类，对冠状动脉狭窄程度的检测和判断至关重要。冠状动脉CTA在检测冠状动脉狭窄方面显示出85%～99%的高灵敏度和64%～90%特异性。在AI技术的分类器中，SVM表现出色，CNN是最优选的斑块检测模型。3D卷积神经网络对CTA的冠状动脉斑块的检测和表征的准确度为0.77，对狭窄检测的准确度为0.80。该方法诊断精确度较高。

- **应用2：冠状动脉钙化积分自动化评估**

　　冠状动脉钙化被认为是心血管不良事件与死亡的独立预测因素。人工冠状动脉钙化测量是一项耗时的工作，其准确性受到运动伪影、图像噪声等影响。深度学习可以完全自动化完成，节省大量时间，提高准确性。利用深度学习得到的钙化积分与传统方式具有较高的一致性，Spearman相关性0.92（$P < 0.0001$）。结合临床特征和冠状动脉钙化积分的机器学习模型可以准确地预测阻塞性冠状动脉疾病，其准确率提高了9%，该方法利于非典型症状的年轻个体的管理。

- **应用3：CT血流储备分数评估**

　　基于冠状动脉血管成像（CCTA）的血流储备分数（CT-FFR）可以用来评估冠状动脉病变的血流动力学。将AI技术应用于CT-FFR自动化检测病变特异性缺血，发现每支血管的敏感性、特异性和准确度分别为0.89、0.91和0.91，高于常规CTA的0.92、0.34和0.55，以及侵入性冠状动脉造影的0.94、0.37和0.58，而且简化了过程并缩短了计算时间。联合CT-FFR和斑块标志物可进一步提升鉴别病变特异性缺血的性能。国内一项单中心研究显示，CT-FFR诊断心肌缺血的准确度为89.2%，敏感度为94%，特异度为84%，与国外知名商业软件HeartFlow的CT-FFR的诊断准确度相似。

- **应用4：心肌特征量化评估**

　　在疑似或确诊冠状动脉疾病的患者中，使用人工智能定量的心血管磁共振灌注图自动测量应激心肌血流（MBF）和心肌灌注储备（MPR）的降低可提供强有力的、独立的不良心血管预后指标。国内一项研究表明深度学习技术可以对非增强心脏磁共振的电影序列进行慢性心肌梗死检测，其准确性和增强序列相似，这表明AI的应用可以减少钆对比剂的使用。

- **应用5：头颈血管评估**

　　头颈血管CTA重建时均会遇到一些难点，如血管分割困难、血管变异、图像质量不均、剪影配位不准等。一名经验丰富的年轻医生做一个头颈血管CTA重建需要15～30min。商业化的人工智能辅助系统已经能够实现自动精准分割、智能去骨、智能命名、定位病灶的功能，直接减少约90%的工作量。头颈血管CTA平均用时仅3min/例，且效能稳定，无个体差异，适合血管变异、动脉瘤、斑块即血管狭窄的检出与定量分析，辅助诊断头部多种疾病（图4-9）。

使用优化解剖学先验知识的3D卷积神经网络自动成像重建系统（CerebralDoc）进行头颈CTA的自动重建，整体重建精度为0.931，与人工处理的图像一致。该系统将图像的平均后处理时间由（14.22±3.64）min减至（4.94±0.36）min，技师点击次数由（115.87±25.9）下减至4下，节省成本并提高效率。

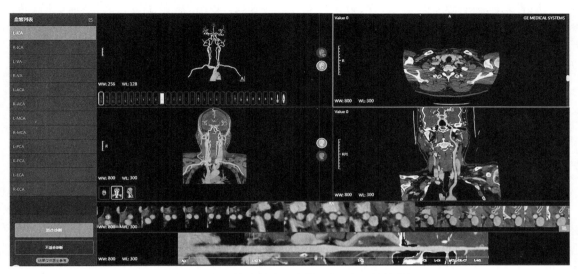

图4-9　商用软件的头颈血管CTA人工智能分析

四、人工智能在腹部影像中的应用

相对而言，目前腹部影像的人工智能主要关注定位和分割，疾病的筛查、鉴别诊断、个体化治疗和愈合监测等方面也得到一定应用。

● 应用1：在肝脏疾病中的应用

自动分割是肝脏疾病人工智能应用的基本任务，但由于复杂的背景、模糊的边界、不均的外观和高度变化的形状，自动和准确的分割仍然非常具有挑战性。一种单块线性检测的肝脏CT图像提取快速算法，分割的效果接近手动分割的结果。3D卷积神经网络通过对肝脏进行检测和概率分割，可以实现自动化，且对肝脏体积估计是有效且准确的。CNN在动态增强CT上对肝脏肿块的鉴别诊断具有较高的价值。微血管浸润（MCI）是肝细胞癌治疗后复发和转移的独立危险因素，准确预测MCI对患者预后评估及后续治疗方案选择至关重要。国内学者通过结合临床和影像数据，对患者增强CT进行特征提取，构建的一种计算机辅助诊断模型，实现对MCI预测AUC达到0.889。

● 应用2：在肾脏肿瘤中的应用

肾脏快速分割包括皮质定位和肾脏成分的分割。在现阶段，3D广义霍夫变换和3D主动外观模型结合的方法可用于定位肾皮质，改进的随机森林具有较高准确性，可以在极短计算时间内对肾脏进行分割。CNN全自动方法可以用于肾脏偶发囊性病灶的筛查。国内团队经肾脏肿瘤MRI的纹理分析构建机器学习分类器，结果显示其区分低级别和高级别透明细胞肾细胞癌的准确率为95.7%，高于专业影像医生。

五、人工智能在肌骨影像中的应用

肌骨系统疾病患者数量大、疾病种类多，且对X线、CT等影像学检查的依赖程度较高。人工智能在肌骨影像的征象识别、判读和诊断等方面取得了一定的进展，应用逐渐增多。

● **应用1：骨龄测量**

骨龄（生物年龄）可以反映儿童的真实成长和发育状况，因此骨龄测量是放射学中评估生长和内分泌疾病的一项常见诊断方法。常用方法包括：计数法（Elgenmark法和Garn法）、图谱法（G-P图谱法）、TW计分法和CHN法。对于放射科医生而言，评估骨龄耗时且很大程度上受主观判断的影响。

采用卷积神经网络（CNN）模型优化的人工智能（TW3-AI）骨龄评估系统的准确性优于人工阅片，骨龄预测模型的准确率可以达到96.67%。如果在深度CNN基础上结合人口和性别信息可以进一步提升骨龄预测准确率。在产品的研发上，某公司在2019年发布骨龄领域首个软硬件一体化AI医疗解决方案，具有超低辐射、智能摄片、智能阅片、AI生长发育测评等多项功能，仅需5～10min即可完成"拍片—阅片—报告"全流程（图4-10）。深度学习模型能够准确评估骨龄，其准确度与放射学专家和现有的自动化模型类似。其不足之处在于骨龄人工智能目前不能检测出医生可能从图像中观察到的某些疾病，例如软骨发育不全、佝偻病和先天性综合征等。

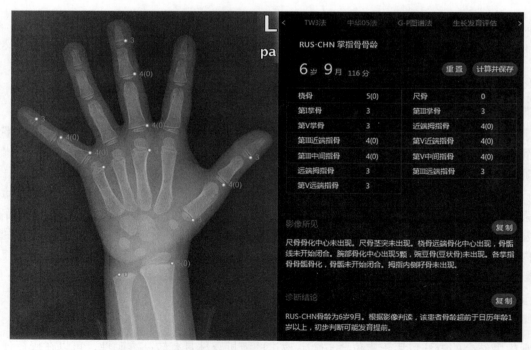

图4-10 一位4岁11个月男童接受人工智能进行骨龄预测，中华05法（RUS-CHN法）
掌指骨骨龄预测表明骨龄为6岁9个月，初步判断可能发育提前
该软件还提供TW3法、G-P图谱法等预测规则

- 应用2：骨折检出

骨折的诊断往往在急诊，由于时间紧迫、摄片检查时配合度差等因素，常出现漏诊或误诊，特别是肋骨骨折。AI在骨折方面的应用主要是骨折的识别和定位等。多项研究表明诊断的准确率不低于医生。2018年5月，美国食品药品管理局（FDA）宣布批准Imagen公司开发的人工智能软件OsteoDetect上市，用于检测成人患者的桡骨远端骨折。该软件的神经网络（VGG16layers）算法对骨折的识别准确率达83%，与2名高级骨科医师诊断准确率相似。

除四肢骨外，一种对CT图像检测、定位、分类压缩性骨折、测量胸腰椎骨密度的自动机器学习系统，对压缩性骨折检测和定位的敏感性为95.7%（95%CI=87.0%～98.9%），按Genant类型分类的准确率为95%，而根据Genant高度损失等级分类的准确率仅为68%。CNN模型的AI在自动检测肋骨骨折方面也取得了进展，并显著提高诊断的敏感性（86.3%）和精确度（91.1%），可以帮助医师提高诊断效率，减少诊断时间并减少工作量。

- 应用3：骨质疏松症

骨质疏松症是一种骨代谢疾病，其特征是骨密度减低和骨组织微结构退化，骨骼脆性增加，从而导致骨折风险增加。目前存在多种骨质疏松症风险评估的AI工具，但决定骨质疏松症AI技术开发成败的关键是要有涵盖不同种族、性别或年龄的高质量多中心大规模骨质疏松症生物样本库供机器人学习及再学习。通过联合优化亚洲人骨质疏松症自我评估工具（OSTA）和ANN可改善股骨颈骨质疏松症的风险识别。这将有助于促进对骨质疏松症的传统方法进行风险评估和筛查的重新评估。

- 应用4：骨关节炎

使用二分类器（正常与异常），Xue等报道CNN能够在X线片上自动检测髋骨关节骨性关节炎，其性能可与具有10年经验的放射线医师相媲美。使用预训练的CNN模型并在420张X线片上对最终模型进行微调，与主要医师的参考标准相比，作者报告的敏感性为95%，特异性为90.7%，准确性为92.8%。

六、人工智能用于结构化报告

诊断报告是影像检查流程的最后环节，传统的叙事性文本报告存在诸多缺陷，如表述用词不规范，无法整合后处理产生测量数据，资料非标签化等。结构化报告有着诸多优点，例如，可合理地涵盖描述的范围，关注诊疗方案的需求；可以自动化生成规范一致的描述；可以实现图文混排；多标记提高工作效率和科研。

目前存在的结构化报告

（周福庆）

📖 【本章小结】

本章主要回顾和概述了人工智能的发展简史、常用算法，影像组学的分析流程以及人工智能在放射影像诊断中的应用等内容。

1. 什么叫人工智能？

2. 监督学习常见的算法有哪些？其优缺点分别是什么？

3. 影像组学的定义是什么？

4. 影像组学的分析流程是什么？

5. 举例说明人工智能在不同系统或器官中的应用情况。

参考文献

［1］刘士远.中国医学影像人工智能发展报告.2020.北京：科学出版社，2020.

［2］韩冬，李其花，蔡巍，等.人工智能在医学影像中的研究与应用.大数据，2019, 5 (1): 39-67.

［3］王继元，李真林，蒲立新，等.基于人工智能的正位DR胸片质控体系研究与应用.生物医学工程学杂志，2020, 37 (1): 158-168.

［4］La Rivière PJ, Crawford CR. From EMI to AI：a brief history of commercial CT reconstruction algorithms. J. Med. Imag, 2021, 8 (5): 052111.

［5］Venkadesh KV, Setio AA, Schreuder A. Deep learning for malignancy risk estimation of pulmonary nodules detected at low-dose screening CT. Radiology, 2021, 300 (2): 438-447.

［6］Sung J, Park S, Lee SM, et al. Added value of deep learning-based detection system for multiple major findings on chest radiographs：a randomized crossover study. Radiology, 2021, 299 (2): 450-459.

［7］Huang YQ, Liang CH, He L, et al. Development and validation of a radiomics nomogram for preoperative prediction of lymph node metastasis in colorectal cancer. J Clin Oncol, 2016, 34 (18): 2157-2164.

［8］Duan Y, Shan W, Liu L, et al. Primary categorizing and masking cerebral small vessel disease based on "deep learning system". Front Neuroinform, 2020, 14: 17.

［9］Ding Y, Sohn JH, Kawczynski MG, et al. A deep learning model to predict a diagnosis of Alzheimer disease by using ^{18}F-FDG PET of the brain. Radiology, 2019, 290 (2): 456-464.

［10］Qiu S, Joshi PS, Miller MI, et al. Development and validation of an interpretable deep learning framework for Alzheimer's disease classification. Brain, 2020, 143 (6): 1920-1933.

［11］Abedi V, Goyal N, Tsivgoulis G, et al. Novel screening tool for stroke using artificial neural network. Stroke, 2017, 48 (6): 1678-1681.

［12］Yu Y, Xie Y, Thamm T, et al. Use of deep learning to predict final ischemic stroke lesions from initial magnetic resonance imaging. JAMA Netw Open, 2020, 3 (3): e200772.

［13］Xie Y, Jiang B, Gong E, et al. Use of gradient boosting machine learning to predict patient outcome in acute ischemic stroke on the basis of imaging, demographic, and clinical information. Am J Roentgenol, 2018, 212 (1): 44-51.

［14］Venkadesh KV, Setio AAA, Schreuder A, et al. Deep learning for malignancy risk estimation of pulmonary nodules detected at low-dose screening CT. Radiology, 2021, 300 (2): 438-447.

［15］邱露，方向明，陈宏伟.人工智能辅助CT肺结节良恶性鉴别的研究进展.临床放射学杂志，2019, 38 (12): 2453-2456.

［16］Yamamoto S, Korn RL, Oklu R, et al. ALK molecular phenotype in non-small cell lung cancer: CT radiogenomic characterization. Radiology, 2014, 272 (2): 568-576.

［17］樊梦思，赵红，曹悍波，等.基于CT平扫影像组学模型鉴别结节/肿块型肺隐球菌病及肺腺癌与肺结核.中国医学影像技术，2020, 36 (6): 853-857.

［18］Lin Z, He Z, Xie S, et al. AANet: adaptive attention network for COVID-19 detection from chest X-ray Images. IEEE Trans Neural Netw Learn Syst, 2021, 32 (11): 4781-4792.

［19］Gudigar A, Nayak S, Samanth J, et al. Recent trends in artificial intelligence-assisted coronary atherosclerotic plaque characterization. Int J Environ Res Public Health, 2021, 18 (19): 10003.

［20］Zreik M, van Hamersvelt RW, Wolterink JM, et al. A recurrent CNN for automatic detection and classification of coronary artery plaque and stenosis in coronary CT angiography. IEEE Tran Med Imaging, 2018, 38 (7): 1588-1598.

［21］Zeleznik R, Foldyna B, Eslami P, et al. Deep convolutional neural networks to predict cardiovascular risk from computed tomography. Nat Commun, 2021, 12(1): 715.

［22］Al'Aref SJ, Maliakal G, Singh G, et al. Machine learning of clinical variables and coronary artery calcium scoring for the prediction of obstructive coronary artery disease on coronary computed tomography angiography: analysis from the CONFIRM registry. Eur Heart J, 2020, 41 (3): 359-367.

［23］Tang CX, Liu CY, Lu MJ, et al. CT FFR for ischemia-specific CAD with a new computational fluid dynamics algorithm: a Chinese multicenter study. JACC Cardiovasc Imaging, 2019, 13 (4): 980-990.

［24］Knott KD, Seraphim A, Augusto J B, et al. The prognostic significance of quantitative myocardial perfusion: an artificial intelligence-based approach using perfusion mapping. Circulation,2020, 141 (16): 1282-1291.

［25］李浩杰，朱慧，夏黎明.定量多参数CMR在识别及监测暴发性心肌炎心肌水肿的研究.磁共振成像，2019, 10 (12): 899-903.

［26］Fu F, Wei J, Zhang M, et al. Rapid vessel segmentation and reconstruction of head and neck angiograms using 3D convolutional neural network. Nat Commun, 2020, 11 (1): 4829.

［27］Xu X, Zhang HL, Liu QP, et al. Radiomic analysis of contrast-enhanced CT predicts microvascular invasion and outcome in hepatocellular carcinoma. J Hepatol, 2019, 70 (6): 1133-1144.

［28］Chen XY, Zhang Y, Chen YX, et al. MRI-based grading of clear cell renal cell carcinoma using a machine learning classifier. Front Oncol, 2021, 11: 708655.

［29］Zhou XL, Wang EG, Lin Q, et al. Diagnostic performance of convolutional neural network-based Tanner-Whitehouse 3 bone age assessment system. Quant Imaging Med Surg, 2020, 10 (3): 657-667.

［30］刘鸣谦，兰钧，陈旭，等.基于多维度特征融合的深度学习骨龄评估模型.第二军医大学学报，2018, 39 (8): 909-916.

［31］Zhou Q, Wang J, Tang W, et al. Automatic detection and classification of rib fractures on thoracic CT using convolutional neural network: accuracy and feasibility. Korean J Radiol, 2020, 21 (7): 869-879.

［32］ Meng J, Sun N, Chen Y, et al. Artificial neural network optimizes self-examination of osteoporosis risk in women. J Int Med Res, 2019, 47 (7): 3088-3098.

［33］ Xue Y, Zhang R, Deng Y, et al. A preliminary examination of the diagnostic value of deep learning in hip osteoarthritis. Plos One, 2017, 12: e0178992.

［34］ He T, Zhao W, Mao Y, et al. MS or not MS：T2-weighted imaging (T2WI)-based radiomic findings distinguish MS from its mimics. Mul Scler Relat Disord, 2022, 61: 103756.

第二部分

现代超声影像诊断基础

第五章
超声成像原理及临床应用基础

【学习要求】

1. 掌握　超声波的产生及超声成像原理。
2. 熟悉　超声波在人体软组织中的传播。
3. 了解　各种超声类型及其临床应用。

第一节　概述

一、简介

医学超声影像学是临床医学、声学和计算机科学相结合的学科。超声技术发展迅速，多普勒超声、三维超声、声学造影、弹性成像、介入超声及治疗超声等多种技术的进步，拓展了医学超声影像学的临床应用范围。医学超声以无创、便捷和高效等优点在临床诊断、治疗中已被广泛应用，医学超声影像学已经成为一门成熟的影像学科。

医学超声影像学，以超声医学工程学、人体解剖学、病理学等形态学为基础，与临床医学紧密结合，可实时、无创地获得活体组织、器官的断面图像，达到诊断疾病的目的。介入超声及高强度聚焦超声的问世，使医学超声从诊断疾病进入到治疗疾病的全新领域。

现代超声医学主要包括：形态学检测、功能学检测、组织特异性检测、介入超声以及超声医学治疗。

二、医学超声影像学发展简史

医学超声起源于20世纪40年代，德国精神科医师Dussik（1942年）用A型超声探测颅脑。Howry（1949年）首次将二维超声用于检查诊断疾病。1954年Edler等相继用M型超声诊断多种疾病。20世纪60年代中期，开始研究机械式或电子快速实时成像法。1973年机械和电子相控阵扇形实时法得以应用。1973年Johnson等首先报道了选通门脉冲多普勒超声诊断室间隔缺损。20世纪80年代，彩色多普勒超声用于探测心脏、大血管等疾病。1982年挪威Aaslid等研制出彩色经颅多普勒超声扫描仪（TCD）。20世纪90年代之后，三维超声成像（3D）、组织多普勒能量图（CDE）、组织多普勒成像（TDI）、腔内超声、超声造影、介入超声、超声组织定征、组织弹性成像、斑点追踪等技术相继出现。

我国1958年进行了超声诊断仪的研制，上海第六人民医院周永昌等和汕头超声仪研究所姚锦钟等研制、应用了国产脉冲式A型超声仪检诊。1961年上海中山医院研制了国产M型超声仪。20世纪80年代，武汉协和医院王新房等应用过氧化氢（俗称双氧水）开展了心腔内造影。超声治疗学亦发展迅速，超声止血刀、超声理疗等已用于临床。20世纪末，重庆医科大学附属第二医院王智彪等研制了高强度聚焦超声（HIFU）肿瘤治疗系统应用于临床。

第二节 医学超声诊断原理与基础

一、医学超声的物理特性

1. 超声波的定义

声波振动频率＞20000Hz的机械波称为超声波（ultrasound wave）。超声诊断所用声源振动频率一般为1～10MHz，常用2.0～5.0MHz。

2. 超声波的主要物理参数

（1）**波长（wave length）** 用λ表示，在波的传播方向上，质点完成一次振动的距离。波长以mm为单位。

（2）**频率（frequency）** 用f表示，单位时间内完成一次振动过程的次数，单位为赫兹（Hz）。

（3）**周期（period）** 用T表示，质点完成一次振动所需时间，单位为秒（s）。$T=1/f$，$f=1/T$。

（4）**声速（sound velocity）** 用c表示，单位时间内声波在介质中传播的距离为声速（c），单位为m/s。人体软组织平均声速为1540m/s。c与体膨胀系数（K_a）、介质密度（ρ）、杨氏模量（E）等有关。

$$c \approx (K_a/\rho)^{1/2} \text{ 或 } c \approx (E/\rho)^{1/2}$$

（5）**波长、频率与声速之间的关系** 波长、频率与声速间有确切的关系，即波长与频率的乘积等于声速。从超声诊断分析，如用频率固定，则在声速高的介质中其波长亦大；如在相同声速的同一介质中，所用频率越高，则波长越小。

$$\lambda = c/f$$

（6）**声能（acoustic energy）** 从探头向一个面发出超声的总能量称为声功，以焦（J）为单位。

（7）**声功率（acoustic power）** 单位时间内从超声探头发出的声能，称为声功率。以瓦特（W）为单位。

（8）**声强（intensity）** 单位面积上的声功率，称为声强。用 I 表示，亦即在单位时间内每单位面积上所经过的声能量，以 W/cm² 或 mW/cm² 为单位，1W/cm²=1J/（cm²·s）。

3. 超声波的发生

医学诊断用超声波一般应用压电元件所产生的压电效应，即电能与机械能相互转换而发生。压电元件可为天然晶体（石英）、压电陶瓷，或有机电薄膜（PVDF、PVDF₂）等。

压电效应（piezoelectric effect）：指在力的作用下，压电元件产生电场，其符号（+/−）相反。所加的力愈大，电场强度亦愈大；反之愈小。或者在电场的作用下，压电元件产生同外力作用下的改变（增厚或减薄）。所加的电场强度愈大，厚薄的变化亦愈大（图5-1）。

凡加力后产生电场变化，称为正压电效应（direct piezoelectric effect）；而加电场后产生厚度的变化，称为逆压电效应（converse piezoelectric effect）。

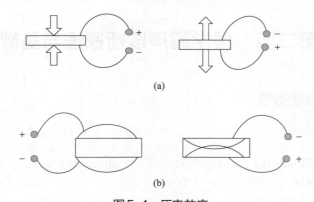

图5-1 压电效应
（a）为正压电效应；（b）为逆压电效应

4. 声源、声束、声场与分辨力

（1）**声源（sound source）** 能产生超声的物体称为声源，通常由压电陶瓷、压电有机材料或混合压电材料组成。声源由超声换能器发出。

（2）**声束（sound beam）** 从声源发出的声波，一般在一个较小的立体角内传播。其中心轴线称为声轴（sound axis），为声束传播的方向。声束两侧边缘间的距离称为束宽。

（3）**近场区与远场区** 声束各处宽度不等。在邻近探头上的一段距离内，束宽几乎相等，称为近场区（near field），近场区为一复瓣区，此区内声强高低起伏；远方为远场区（far field），声束开始扩散，远场区内声强分布均匀。近场区的长度 L 与声源的面积（r^2）成正比，而与超声的波长成反比。

$$L=r^2/\lambda \text{ 或 } L=r^2 f/c$$

远场区声束扩散程度的大小亦与声源的半径及超声波长有关。用 θ 表示半扩散角时，则 $\sin\theta=1.22\lambda/D$ 或 $\sin\theta=0.61\lambda/r$。显然 θ 愈小，声束扩散愈小。

（4）**声束的聚焦（convergence）** 平面型声源无论在近场区或远场区中声束宽度均嫌过大，使图像质量下降，故需加用声束聚焦技术。单片型探头一般在其表面加置声透镜聚焦；多阵元型探头需要使用两种聚焦方法——加置半圆柱形声透镜使声束在探头的短轴方向聚焦；使用多阵元的相控放射及相控接收使声束在探头的长轴方向聚焦。

二、超声波在人体软组织中的传播

人体组织对入射超声可产生多种物理现象，表现为声像图的各种特征。

（1）**反射（reflection）** 超声波入射到比波长大的界面且有一定声阻差时，入射声波的大部分能量被该界面阻挡而返回，称为反射。

（2）**折射（refraction）** 如遇两声速不同的介质时可引起传播方向的改变，即为折射。由于折射效应，示波屏上的声像图在实际上是一幅多向扭曲的图形。折射可使测量及超声导向两个方面发生误差。

（3）**散射（scattering）** 如物体的直径小于超声波的波长时，则声波向物体的四面八方辐射。其返回至声源的回声能量甚低。但散射回声自内脏的细小结构，其临床意义十分重要。

（4）**绕射（diffraction）** 如界面不大，可与超声波波长相比，则声波将绕过该界面继续向前传播。

（5）**相干（interference）** 为两束声波在同一空间传播时的叠加现象。由于两束声波在频率、相位及振幅上的差别，叠加后可产生另一种新的波形。这种新的波形中常含有新的信息，如相位信息。已有利用相邻声束扫线产生的回声取得相干信息，形成相干图像。

（6）**衰减（attenuation）** 声束在介质中传播时，因小界面散射、大界面反射，声束的扩散以及软组织对超声能量的吸收等，造成了超声的衰减。由于衰减现象普遍存在，故需在仪器设计中使用深度增益补偿（DGC）调节，使声像图深浅均匀。

（7）**多普勒效应（Doppler effect）** 当一定频率超声波从声源发射并在介质中传播，如遇到与声源相对运动的界面时，反射频率随界面运动情况而发生改变，这种引起声波频率变化的现象为多普勒效应。

$$多普勒方程：f_d = 2f_o v\cos\theta/c$$

式中，f_d 为多普勒频移；f_o 为发射频率；v 为血流速度；θ 为声束与血流夹角；c 为超声波在介质中的传播速度。实际应用中 f_o 即为探头频率；c 为超声波在人体软组织中的传播速度为1540m/s。

利用多普勒效应可测算有无血流或组织的活动、活动方向及活动速度，多普勒效应也是彩色多普勒超声血流成像的理论基础。

（8）**谐振与谐频** 谐振即共振（resonance）。在声束进入微泡区时，声场中压力改变可使气泡受压后体积变小；受负压后体积变大。在超声频率与气泡自然共振频率一致时，其体积变化可大至3个数量级。在共振情况下，界面散射多种频率。其中，与基频 f_o 成倍数者包含的声能最大，形成谐频（harmonic frequency）。2倍谐频能量较其他谐频能量更大，已用作二次谐频成像。另一种谐频并非来自气泡共振，而是来自超声波在传播中的波形畸变。其正压部分的声速略大，二负压部分的声速略小。经一定距离后，使正弦波变成锯齿波。而畸变后的锯齿波如经快速傅里叶分析，则可从基频之外取得谐频超声波。同样可进行谐频成像。

三、人体组织声像图分型

（1）**无反射型** 液性组织（血、尿、积液、羊水等）。

（2）**少反射型**　基本均质的实质性组织（肝、肾、脾、心肌、瓣膜等）。

（3）**多反射型**　结构较复杂、致密，排列无一定规律的实性组织（乳腺、心外膜、肾包膜、骨骼等）。

（4）**全反射型**　含气组织（肺、胃、肠等）。

四、超声成像基本原理

高频脉冲发生器→换能器（将电能转变为声能）→组织界面（反射）→换能器（将声能转变为电能）→接收放大装置→示波管→显示系统（显示图像）（图5-2）。换能器即为超声检查用的探头。

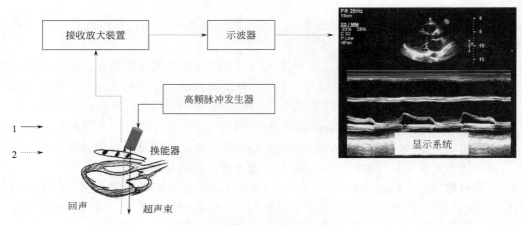

图5-2　超声心动图仪基本原理

1—逆压电效应；2—正压电效应

五、探头类型及临床应用

1. 探头类型

探头类型包括以下几种：单晶片或双晶片笔式探头、机械扫描探头、电子扫描探头、电子聚焦与机械扫描集合的探头。

2. 探头的种类与临床应用

（1）**凸阵探头**　用于腹部、妇产科检查。

（2）**线阵探头**　用于外周血管、小器官检查。

（3）**扇形探头**　用于成人心脏、小儿心脏检查。

（4）**腔内探头**　经食管探头，用于心脏检查；经直肠探头，用于经直肠及泌尿系统检查；经阴道探头，用于妇产科检查。

常见超声探头见图5-3。

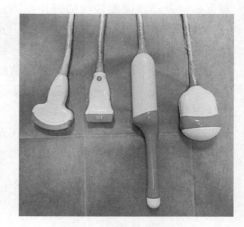

图5-3　常见超声探头

第三节　医学超声技术及其临床应用

一、A型超声

1. 工作原理

为振幅调制，属于一维波形图，以超声的传播和反射时间为横坐标，以反射波幅为纵坐标，以波的形式显示回声图。界面两侧的声阻抗差越大，回声的波幅越大，当声阻抗差为零时，则呈现无回声段。

2. 应用

目前仍可应用在脑中线、眼球、胸腔积液、心包积液、肝脓肿的探测。

二、B型超声

1. 工作原理

为灰度调制，属于二维切面图。其工作原理与A型超声基本相同，都是应用回声原理做诊断，可直观地反映组织结构与病变的关系。

2. 应用

B型超声已基本取代A型超声，同时B型超声又是其他超声诊断的基础。M型超声、频谱多普勒、彩色多普勒血流成像均需要在B型超声的二维图像基础上获取，以更好地了解其回声来源。

三、M型超声

1. 工作原理

为一维超声，是B型诊断仪的一种特型，采用灰度调制，在水平偏转板上加上一对慢扫描锯齿波，其横坐标表示时间，纵坐标表示距离。

2. 应用

多用于心脏检查：①可了解心脏的前后方向结构层次；②测量心腔前后径及室壁厚度；③观察运动轨迹；④测量心功能。

四、D型超声

D型超声即为多普勒超声。该技术可无创观察人体血流及组织运动的速度、方向等。多普勒超声分为以下几类：

1. 脉冲多普勒（PW）

采用单个换能器，在很短的脉冲期发射超声波，采用反射与反射的间隙接收频移信号。具有距离选通能力，可以准确地定位诊断，可设定取样容积的大小，不能准确测量高速血流。

2. 连续多普勒（CW）

采用两组换能器，分别发射超声波和接收其反射波。不受深度限制，可测高速血流。缺点是无距离选通功能，连续多普勒主要用于高速血流的定量分析。

3. 高脉冲重复频率多普勒

高脉冲重复频率多普勒实际上是介于脉冲多普勒和连续多普勒之间的一种技术，它测量的最大血流速度比脉冲多普勒扩大了3倍，明显提高了它的量程。它对异常血流定位的准确性又大不如脉冲多普勒。另外，它的频谱质量也较脉冲多普勒差。高脉冲重复频率多普勒主要用于多普勒血流速度的量程，仪器本身可自动地由脉冲多普勒方式转换为高脉冲重复频率多普勒方式，以满足量程增加的需要。但与连续多普勒之间的转换需要手动进行。

4. 彩色多普勒血流成像（color Doppler flow imaging，CDFI）

用伪彩色编码技术来显示血流影像，是CDFI的基本原理。采用红、蓝、绿三基色，三色相混将产生二次色。红色表示血流朝向探头方向；蓝色表示血流背离探头方向；绿色、五彩斑斓，表示湍流。颜色的灰度与速度成正比。运动目标显示器（MTI）是彩色多普勒血流成像的核心技术之一。自相关技术也是彩色多普勒成像的重要技术之一。

5. 彩色多普勒能量图（color Doppler energy，CDE）

与CDFI有所不同，CDFI能反映血流速度、加速度和方向变化，但这些信息受探测角度的影响较大。而CDE则提取和显示多普勒信号的第三种参数：能量信号强度。其频移能量强度主要取决于取样中红细胞相对数量的多少。CDE能够显示较完整的血管网，特别是对微小血管和弯曲迂回的血管显示更优；能有效地显示低速血流甚至平均速度为零的灌注区；能对腹腔内脏器占位病变中的滋养血管、肿瘤血管和某些部位血管灌注提供重要信息。

6. 组织多普勒成像（tissue Doppler imaging，TDI）

组织多普勒成像是以多普勒原理为基础，通过特殊方法直接提取心肌运动所产生的多普勒频移信号进行分析、处理和成像，对心肌运动进行定性和定量分析的一项超声成像技术。

五、三维超声

1. 工作原理

三维超声成像分为静态三维超声成像和动态三维超声成像，动态三维超声成像有时间因素（心动周期）。用整体成像法重建感兴趣区域实时活动的三维图像，亦称为四维超声心动图。静态与动态三维超声成像重建的原理基本相同，均系二维图像的三维重建。

2. 应用

三维超声技术可用于心脏、腹腔、妇科、产科、小器官、血栓、血管成像等多方面。

六、弹性成像

1. 工作原理

对组织施加一个内部（包括自身的）或者外部的激励，在弹性力学等物理规律作用下，组织位移、应变、速度的分布产生一定变化，结合数字信号处理或数字图像处理技术，可以直接或间接反映组织内部弹性模量等力学属性，最终通过图像与相关参数呈现。

2. 应用

多用于肝硬化评估、前列腺占位等疾病检测，也可用于浅表小器官、神经等病变检测，利用超声显微镜或高频超声探头实现细胞的弹性成像。

七、斑点追踪超声心动图

1. 工作原理

斑点追踪超声心动图（speckle tracking echocardiography）利用斑点追踪技术在二维成像基础上，可在室壁某段感兴趣区计算心肌的位移大小，从而反映心肌运动。

2. 应用

评估心肌各节段的收缩和舒张功能，评价心肌缺血，测量旋转角度等。

八、声学定量

1. 工作原理

声学定量（acoustic quantification，AQ）也称心内膜自动边缘检测。通过计算机技术将未经滤波的超声数据分为组织及血液成分，自动显示血液/组织界面。通过选定感兴趣区，可实时计算面积及变化率从而得出心脏泵血功能和心肌收缩指标。

2. 应用

计算心脏的左心室收缩功能和舒张功能。

九、彩色室壁运动分析

1. 工作原理

彩色室壁运动分析（color kinesis，CK）根据AQ技术，将心内膜运动轨迹按照时间顺序彩色编码，实时显示在屏幕上。

2. 应用

检测节段性室壁运动异常。

十、超声组织定征

1. 工作原理

超声组织定征（ultrasonic tissue characterization）是指探讨组织声学特性与超声表现之间相互关系的基础与临床研究及应用，基本原理是超声传播特性会因组织结构、状态和功能变化而发生变化，通过某种手段将其参数量化从而达到辨别病变性质的目的。

2. 应用

超声组织定征的研究范围包括声速、声衰减、声散射、回声强度、组织硬度、超声显微镜等。

十一、超声造影

1. 工作原理

超声波遇见散射体（小于入射声波的界面）会发生散射，其散射的强弱与散射体的大小、形状及周围组织的声阻抗差别相关。血液内尽管含有红细胞、白细胞、血小板等有形物质，但其声阻抗很小，散射很微弱，所以在普通超声仪上无法显示。如果人为地在血液中加入声阻抗值与血液截然不同的介质（微气泡），则血液内的散射增强，出现雨雾状的回声，这就是超声造影的基本原理。组织声学造影正是利用这一原理，静脉注入超声造影剂（含微泡的液体），造影剂随血液灌注进入脏器、组织，使器官、组织显影或显影增强，从而为临床诊断提供重要根据。

2. 应用

① 实质性占位性病变：肝脏、肾脏、甲状腺、乳腺、附件等占位性病变；②右心造影；③心肌造影；④输卵管造影：通过造影剂灌注，显示输卵管腔的通畅情况，从而辅助生殖诊断；⑤超声介入治疗及射频消融前后评估等。

超声耦合剂

超声伪像

（朱皖　谌芳群）

【本章小结】

本章主要回顾和概述了医学超声的发展简史，超声成像原理、成像特点等内容，并介绍了医学超声技术及其应用范围。

【问题思考】

1. 结合自己的专业，思考超声在本专业中的应用范围。
2. 人体的各组织和器官，哪些首选运用超声检查？哪些不适合运用超声检查？

参考文献

[1] 钱蕴秋. 超声诊断学. 2版. 西安：第四军医大学出版社，2008.
[2] 王纯正，徐智章. 超声诊断学. 2版. 北京：人民卫生出版社，2006.
[3] 周永昌，郭万学. 超声医学. 6版. 北京：人民军医出版社，2011.
[4] 姜玉新，冉海涛. 医学超声影像学. 2版. 北京：人民卫生出版社，2016.

第六章

常规超声在临床的应用

 【学习要求】

1. 掌握　超声在消化系统、泌尿系统、妇产科、心血管系统、甲状腺、乳腺常见疾病中的应用。

2. 熟悉　腹部、浅表器官、心血管系统常见疾病的超声表现。

3. 了解　腹部、浅表器官、心血管系统常见疾病的超声鉴别诊断。

第一节　消化系统和泌尿系统疾病的超声诊断

一、解剖概要

1. 肝脏

肝脏是人体最大的实质性脏器，由肝包膜、肝实质和管道结构组成，其中管道包括门静脉、肝静脉、肝动脉分支及肝内胆管。肝脏的分叶分段原则：门静脉是叶和段的"示标"，肝静脉是叶和段的"界标"。超声主要以肝静脉分支决定肝叶的划分，五叶：左外叶、左内叶、右前叶、右后叶、尾状叶；八段：左内叶，左外叶上、下段，右前叶上、下段，右后叶上、下段，尾状叶。

2. 胃

胃是人体消化系统中最主要的器官之一，上接食管，下连十二指肠。通常，将胃分为贲门部、胃底部、胃体部及胃窦部。胃壁由内向外分为黏膜层、黏膜肌层、黏膜下层、肌层和浆膜层。

3. 肾脏

肾脏是成对的实质脏器，属于腹膜后脏器，左右各一，位于腹膜后脊柱两旁的肾窝中。肾脏外形呈豆形，上宽下窄，外侧像为凸面，内侧像为凹面，凹面中央切迹称为肾门。肾门结构的排列：从前往后为肾静脉、肾动脉、肾盂，从上往下为肾动脉、肾静脉、肾盂。肾包膜有两层，包括肾表面的一层纤维膜为真包膜，另外一层为肾周筋膜（呈囊状包围肾脏，起固定和保护肾脏的功能）。此两层之间有丰富的脂肪。

二、检查前准备

（1）**消化系统超声检查前准备**　消化系统超声检查前应空腹8～12h。胆道系统检查时，检查前1天患者应清淡饮食，检查前3天避免胃肠钡餐和胆道X线造影检查，若行胃镜、结肠镜检查者需2天后再行超声检查。

（2）**泌尿系统超声检查前准备**　①肾脏检查一般不需作准备；②探查肾血管时需空腹。

三、正常超声表现

1. 肝脏

肝外形近似楔形，右叶厚而大，左叶小而薄，两者之比为6∶1。肝包膜光滑而连续，肝实质呈稍低的均匀的细小光点。肝脏右叶前后径为8～10cm，最大斜径为10～14cm，左叶厚度和长度分别不超过6～9cm。肝内管道结构清晰，呈树枝状分布，肝内门静脉管壁回声较强且较厚，可观察至三级分支。肝静脉管壁薄且回声弱（图6-1）。肝内胆管与门静脉伴行，管径较细，约为伴行门静脉的1/3。典型的正常胆囊形状如梨，胆囊壁平整光滑，反射较强，胆囊腔为无声区，后壁回声较强，胆囊宽径为3.5～4cm，纵径为8～9cm，胆囊壁厚度一般小于3mm（图6-2）。正常状态下肝内动脉一般难以显示。正常门静脉内径约10～12mm，正常肝静脉内径约5～9mm。

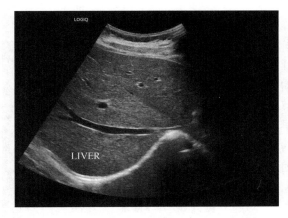

图6-1　正常肝脏

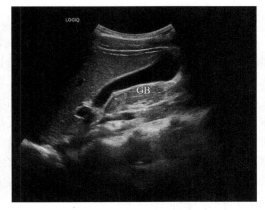

图6-2　正常胆囊

2. 胃

胃壁结构超声声像图显示由内向外分别为黏膜层（强回声）、黏膜肌层（低回声）、黏膜下层（强回声）、肌层（低回声）、浆膜层（强回声），层次清晰，层间厚度均匀（图6-3）。

3. 肾脏

正常二维声像图为肾轮廓、实质、肾窦回声（图6-4）。周边肾包膜光滑、清晰，呈高回声。中央为肾窦，约占肾脏1/3 ～ 1/2，为长椭圆形高回声，主要包含肾盂、肾盏、血管、脂肪等。肾包膜与肾窦之间为肾实质，呈低回声，包含肾皮质和肾髓质（肾锥体），肾髓质回声较皮质更低。正常情况下彩色多普勒可显示主肾动脉、段动脉、大叶间动脉、弓形动脉直至小叶间动脉，各段静脉与动脉伴行。长径约10 ～ 12cm，宽径约4.5 ～ 5.5cm，厚约4 ～ 5cm；女性肾脏大小略小于男性。

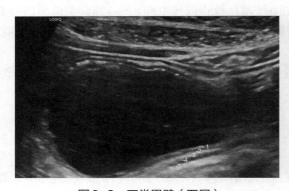

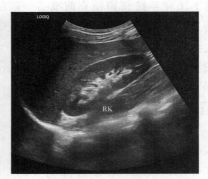

图6-3　正常胃壁（五层）

1—黏膜层（强回声）；2—黏膜肌层（低回声）；
3—黏膜下层（强回声）；4—肌层（低回声）；
5—浆膜层（强回声）

图6-4　正常肾脏

四、常见的消化系统和泌尿系统疾病

（一）肝硬化

1. 病理与临床

肝硬化（liver cirrhosis）是由多种原因引起的一种慢性进行性肝病。特点为肝细胞进行性、弥漫性变性、坏死和再生，纤维组织增生，这些改变反复交替，肝脏正常结构呈结节样变形，质地变硬，最终导致肝硬化。病变早期无明显症状，后期则出现一系列不同程度的门静脉高压和肝功能障碍，甚至出现上消化道出血、肝功能异常等并发症。

2. 超声表现

（1）二维声像图　①肝脏缩小、形态失常，表面凹凸不平，呈锯齿状或结节状。肝边缘变钝或不规则（图6-5）。②回声弥漫性增强，光点密集，分布不均。③肝内密布短小粗线状增强回声，或不规则的条索、斑片、网状增强回声，围绕不规则形状的低回声区。④门静脉增宽。⑤三支肝静脉变细或显示不清。⑥肝动脉代偿性增粗，血流速度增快。⑦胆囊壁增厚，呈"双边影"。⑧脾大、脾静脉增宽。⑨食管胃底静脉曲张、脐静脉开放。⑩腹水。

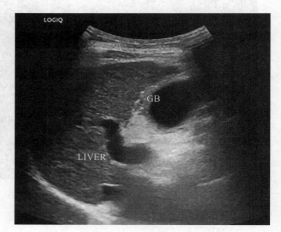

图6-5　肝硬化

肝脏缩小，包膜不光整，胆囊壁呈水肿双边

门静脉高压声像图：①侧支循环开放，脐静脉重新开放；②脾大；③腹水；④胆囊肿大，胆囊壁增厚、双边；⑤肝门区和脾门区血管海绵样变；⑥门静脉内血栓：较少见。

（2）CDFI　彩色多普勒显示门静脉扩张，颜色可变暗，脉冲多普勒示门静脉血流速度降低，部分呈双向甚至反向的离肝血流，部分门静脉内可有血栓形成；肝动脉在彩色多普勒上较正常者易于显示或增宽，脉冲多普勒显示其血流速度增高，且血流阻力指数（RI）亦增高；彩色多普勒示肝静脉变细、颜色变暗，脉冲多普勒示其流速减低，呈类似门静脉血流。同时，彩色多普勒还可显示脐静脉重开，并可见该彩色血流与门静脉矢状段囊部血流相通，腹壁静脉曲张，食管胃底静脉曲张，脾静脉增宽等改变。

（3）**弹性成像**　应用超声弹性成像技术可测量肝脏硬度，分析其纤维化程度。目前应用的弹性技术有瞬时弹性成像（transient elastography，TE）、声脉冲辐射弹性成像（acoustic radiation force impulse，ARFI）、剪切波弹性成像（shear wave elastography，SWE）、实时组织弹性成像（real-time tissue elastography，RTE）。其中最常用的是TE和SWE技术，可联合血清学指标分为F0～F4级，评估肝硬化程度。

3. 鉴别诊断

（1）**肝细胞癌**　肝硬化与弥漫性肝癌鉴别极易混淆。弥漫性肝癌门静脉内多可见癌栓，单发肝再生结节与肝癌鉴别也非常困难。

（2）**脂肪肝**　早期鉴别困难，主要靠肝穿刺活检。

（二）原发性肝癌

1. 病理与临床

原发性肝癌占肝癌的90%，是我国常见的肿瘤之一。原发性肝癌的发病隐匿，早期无症状，有症状时多已属中晚期，表现为中上腹不适、疼痛、食欲缺乏、乏力、消瘦等。

原发性肝癌按组织学类型分为肝细胞肝癌、肝内胆管细胞癌和肝细胞与胆管细胞混合型肝癌三类，其中肝细胞肝癌最多见，占90%以上。按大体形态可分为：①块状型：最常见，肿瘤直径大于5cm，10cm以上称为巨块型。②结节型：单个或多个癌结节，癌结节直径＜5cm。③弥漫型：肝内弥散分布细小的癌结节，直径常＜1cm。另外，将肝内出现单个癌结节且直径小于3cm，或肝内结节不超过2个且2个癌结节直径之和小于3cm者称为小肝癌。

2. 超声表现

（1）**二维声像图**　直接征象：肝内低回声、等回声或高回声团，内部回声多不均匀[图6-6（a）]。间接征象：①癌栓：原发性肝癌易发生门静脉癌栓；②肝内管道受压；③肝表面局限性膨隆：较大或位于包膜下的肿瘤可引起肝包膜局限性膨隆，二维超声表现为"驼峰征"。转移征象：①肝内局部转移，在原发肿瘤周围出现卫星状布散的小结节；②门静脉、下腔静脉癌栓时，管腔内出现低回声，并管腔增宽；③淋巴结转移，在肝门静脉处、腹主动脉旁、锁骨上出现圆形低回声肿大淋巴结；④晚期肝癌患者出现腹水、胸水。

（2）**CDFI**　①富血供型：较常见，病灶内部和周边出现线状、分支状血流信号，脉冲多普勒可检测到动脉血流，RI＞0.6［图6-6（b），彩图见插页］。即使是小肝癌也多可检出。②少血供型：较少见，肿瘤内部无血流信号。

（3）**超声造影**　动脉期：病灶即明显增强，高于周围正常组织，门静脉期和实质期开始迅速减退，造影剂廓清速度比肝局灶性结节和肝腺瘤更快。原发性肝癌典型的超声造影模式为"快进快出"。

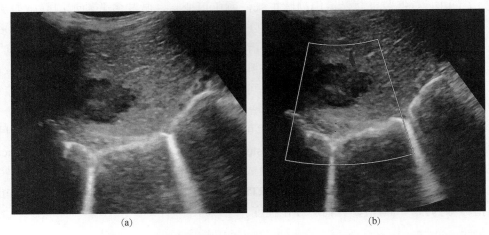

图6-6　肝癌：肝内低回声灶，形态不规则（a），内见血流（b）

3. 鉴别诊断

（1）转移性肝癌　转移瘤即使很小，内部也可出现低回声或无回声区，且主要位于病变中央部。多已有原发病灶。超声造影最典型表现为门静脉期和实质期周围正常肝实质回声达到峰值增强，而病灶本身仍无增强现象，病灶呈现造影剂缺失。

（2）肝血管瘤　肝血管瘤生长缓慢，很少有血管绕行和血管压迫综合征，CDFI多无血流信号。超声造影表现为"慢进慢出"，有助于诊断。

（三）转移性肝癌

1. 病理与临床

肝脏是人体最大的实质性脏器，血供丰富，是恶性肿瘤最常见的转移部位，尤以消化道和盆腔肿瘤多见。转移性肝癌大体病理与原发性病灶基本一致，但大小不等，数目不等，可呈现单个或多个孤立的结节或全肝弥漫性分布大小不等的结节。较少伴有肝硬化。临床上，早期多无明显症状，当发生肝广泛转移时，可出现上腹胀痛、发热、腹水等表现。

2. 超声表现

（1）二维声像图　二维超声上表现各异、形态不一，小者多呈圆形，大者呈椭圆形或不规则形，并可向肝表面突起。病灶较多时，边界多清晰而光整，可呈不规则形，周边常有细薄的暗环，即晕环，部分病灶后方回声轻度衰减（图6-7）。在较大转移性肝癌中，可出现多结节互相融合形似葡萄，故称为"葡萄串征"。混合回声型呈环状高回声，中央为无回声型，亦可强弱不等，呈条状分隔型。多发者有时可呈弥漫浸润型，表现为肝内弥漫分布的细小的转移灶，呈较密集的、均匀分布的细小点状回声，肝内回声粗乱，肿瘤的形状、边界均不清，呈现肝大变形。转移瘤较大时常挤压或推移门静脉、肝静脉、下腔静脉，使其管腔显示不清，但较少出现血管内癌栓现象，可在肝门及胰腺、腹主动脉周围出现淋巴结肿大，多呈低回声，并可相互融合。如能发现原发灶，对支持肝内转移有肯定作用。

（2）CDFI　转移性肝癌具有原发灶肿瘤的血供特点，不同组织来源及分化程度不同的

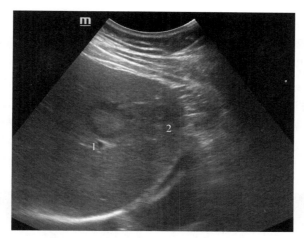

图6-7　转移性肝癌：多发病灶，呈牛眼征

1—转移病灶1；2—转移病灶2

转移灶，因其血供不同，CDFI超声表现也有所不同。显示转移性肝癌有少量彩色血流，多为点线状，显示率可达67%～80%，较原发性肝癌显示率低；脉冲多普勒亦可测及动脉血流，RI多高于肝脏良性肿瘤。

（3）**超声造影**　注射造影剂后，转移性肝癌常在动脉期呈快速环状增强或整体增强，且消退较快，常在动脉晚期或门静脉早期病灶即呈低增强表现，出现消退的时间明显比原发性肝癌为早。

3. 鉴别诊断

（1）**原发性肝癌**　常有肝硬化背景，单发相对较多。CDFI显示血流较丰富，并检测出高阻力型动脉血流。超声造影常呈整体增强，并且消退较快。

（2）**肝脓肿**　临床上常有发热、外周血白细胞升高等表现。二维超声多以单一低回声不均质为主，边界常模糊，无晕环。彩色多普勒可显示病灶内少量彩色血流，脉冲多普勒多测及动脉血流，但RI常较低。超声造影常呈无回声或蜂窝状回声改变，对明确诊断有帮助。

移植肝的超声
检查

（四）**胃溃疡**

溃疡处充盈缺损，溃疡部位局限性增厚，一般小于1.5cm，溃疡部位凹陷，凹陷处形态尚规则，边缘对称。较大溃疡通畅呈腔外型凹陷，并可显示"黏膜纠集"。

（五）**胃癌**

1. 早期胃癌

胃壁局限性低回声隆起或增厚，形态不一，边界不清。一般起始于黏膜，当侵犯黏膜下层时可出现回声断续现象。按病理分为隆起型、平坦型和凹陷型。

2. 进展期胃癌

胃壁异常隆起，形态不规则，内部回声较低，不均质，胃壁层次破坏。按病理分为肿块型、溃疡型和浸润型。

3. 转移征象

① 淋巴结转移：胃旁或周边出现异常肿大淋巴结回声；②直接扩散：胃壁浆膜回声中断，肿块与周边器官分界模糊，周边出现边界不清的肿块；③远处转移：可转移至肝、肺、肾、脑等器官，典型征象呈"靶心样"变化；④种植性转移：表现为腹膜结节、卵巢肿物、腹水。

超声胃窗造影：胃、肠系统是含有气体的空腔脏器，常规超声难以显示其正常及异常结构。通过口服胃窗声学造影剂，充盈胃肠腔，消除胃肠腔内气体、内容物等对超声波的干扰，改善了胃肠超声成像的内环境，使声束能顺利穿透，从而使胃肠壁结构及其病变清晰显示（图6-8、图6-9）。

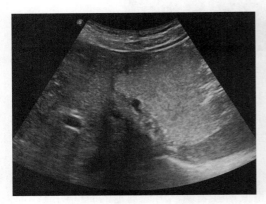

图6-8　胃间质瘤（胃窗造影）

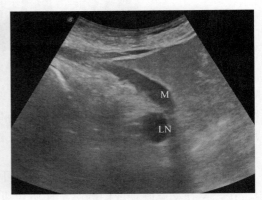

图6-9　胃癌（胃窗造影）

M为胃癌增厚的胃壁；LN为转移性淋巴结

（六）肾细胞癌

1. 病理与临床

肾细胞癌又称肾腺癌或Grawitz癌，简称肾癌（renal carcinoma，RCC）。肾细胞癌是成年肾恶性肿瘤中最常见的一种，占肾恶性肿瘤约85%。肾癌的转移途径多由血液循环转移至肺、肝、脑及骨骼等器官，肿瘤也会转移至肾门淋巴结及腹膜后淋巴结。在肿瘤向周围生长会直接侵犯肾盂、肾盏、肾周筋膜及肾外脏器。

移植肾的超声
检查

2. 超声表现

（1）二维声像图　肾内出现占位病灶，类圆形或椭圆形，有良好的球体感。病灶部的结构不清，内部回声变化多，2～3cm小肿瘤呈高低回声，4～5cm中等肿瘤呈低回声，巨大肿瘤内部出血、液化、呈不均匀回声。直径小的边界清；直径大的边界欠清，呈分叶状。肾癌累及肾静脉者，患侧肾静脉增宽，内有实质低回声。有肾门淋巴结转移者，肾门可见低回声肿块。

（2）CDFI　表现多样，肿瘤内部彩色血流信号可以丰富，也可以稀少，甚至没有血流信号，还有一些肿瘤表现为周边血流信号丰富的抱球型彩色血流信号。

（3）超声造影　90%RCC的动脉期快速增强，并很快廓清。10%RCC呈少

血液透析通路
建立前后超声
评估

血供，增强低于肾皮质。肿瘤与肾皮质增强程度明显不同，可清晰显示肿块边界。

3. 鉴别诊断

（1）**肥大肾柱**　为肾脏先天变异，与皮质无明显界限，CDFI可见正常弓状动脉，超声造影与皮质一致。

（2）**复杂性肾囊肿**　囊肿边缘锐利、光整，无血流信号。超声造影可鉴别。

第二节　妇产科疾病的超声诊断

一、解剖概要

1. 子宫

子宫位于骨盆腔中央，成年女性子宫呈倒置梨形，上部较宽为子宫体，顶部为子宫底，下部较窄呈圆柱状为宫颈。子宫体与宫颈随生长发育发生改变，青春期前子宫体与宫颈的比例为1：2，生育年龄为2：1，绝经后为1：1。子宫体壁结构从外到内依次为：浆膜层、肌层、子宫内膜。

2. 卵巢

卵巢位于子宫两侧、输卵管后下方。外侧以卵巢悬韧带、内侧以卵巢固有韧带固定于子宫。卵巢内部结构随年龄及月经周期改变。卵巢表面由生发上皮覆盖，实质为皮质和髓质，皮质为各级发育卵泡及致密结缔组织构成，髓质在卵巢中心，内无卵泡，含有疏松结缔组织及丰富的血管、神经、淋巴管和平滑肌纤维。

二、检查前准备

经腹部妇科超声检查前，需适度充盈膀胱。经阴道超声检查应用于有性生活史的女性，检查前应排空膀胱。对于无性生活史、老年性阴道萎缩、阴道畸形等经腹部检查图像显示不清者可经直肠检查，检查前需清洁灌肠。

三、正常超声表现

1. 子宫

子宫位于膀胱后方，宫体为实性均匀回声，浆膜层为纤细线状高回声，肌层为均匀等回声，宫腔为线性高回声，宫腔线周围有周期性改变的内膜层围绕（图6-10）。正常子宫大小参考值：长径约5.0～7.5cm，前后径约3.0～4.5cm，横径约4.5～6.0cm。子宫内膜随月经周期改变。

2. 卵巢

卵巢为椭圆形，中央为略高回声，周围为低回声皮质，内部见大小不一的无回声卵泡。卵泡期可见优势卵泡，排卵后可见黄体囊肿，周边可见环绕血流信号（图6-11）。

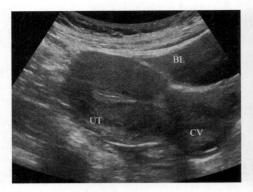

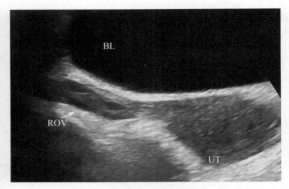

图6-10　正常子宫
BL—膀胱；UT—子宫；CV—宫颈

图6-11　正常卵巢
BL—膀胱；ROV—右侧卵巢；UT—子宫

四、常见妇科疾病

（一）子宫肌瘤

1. 病理与临床

子宫肌瘤是女性生殖器官中最常见的良性肿瘤，它是由子宫平滑肌细胞膨胀性增生而形成的实质肿瘤。根据肌瘤生长的部位不同可分为：肌壁间肌瘤、浆膜下肌瘤、黏膜下肌瘤。常见的变性有：脂肪样变、囊性变、红色样变、钙化、肉瘤样变等；此外还可能继发感染。

临床表现：与肌瘤生长部位、生长速度及有无变性等相关，最常见的症状为月经量过多，白带增多；较大的浆膜下肌瘤以腹部肿块为主要表现；浆膜下肌瘤蒂扭转时可出现急性腹痛；肌瘤红色样变时，腹痛剧烈且伴有发热；肌瘤压迫症状包括尿频、排尿障碍、便秘、里急后重等。妇科检查示子宫增大、表面不规则、结节状突起、质硬。

2. 超声表现

（1）二维声像图　①子宫体积增大，形态不规则，因部位不同表现各异（图6-12）。②子宫内部回声不均匀，可见衰减或漩涡状结构。子宫肌瘤可为低回声、等回声或高回声。③肌瘤变性。囊性变：瘤体内部见大小不等、形态不规则的无回声。红色样变：瘤体增大，内部回声偏低，需结合妊娠病史。钙化：瘤体内见环状或斑片状强回声，后伴声影。脂肪样变：瘤体内出现均质团块状高回声。肉瘤样变：瘤体增大，边界不清，内部回声不均匀。

（2）CDFI　周边有环绕血流，带蒂的黏膜下肌瘤可显示附着处来自子宫肌层的血流信号。

（3）超声造影　造影剂由肌瘤周边向内部逐渐增强，在增强早期可见肌瘤与周边组织边界清楚。借此可与子宫腺肌病相鉴别。

3. 鉴别诊断

（1）黏膜下肌瘤与子宫内膜病变鉴别　突

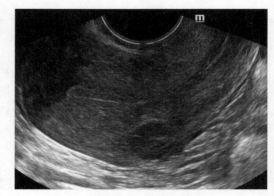

图6-12　子宫肌瘤

出于宫腔的黏膜下肌瘤呈不均质回声，需与子宫内膜病变如内膜息肉、子宫内膜癌鉴别。鉴别要点：黏膜下肌瘤呈圆形，边界清晰，内膜基底线变形或中断，而内膜息肉内膜基底层清晰、连续。子宫内膜癌的内膜厚度及回声不均，肿物没有明显边界，CDFI显示血流较丰富，RI低于0.40。

（2）**带蒂浆膜下肌瘤与卵巢实性肿物鉴别** 两者均可表现为附件肿块，有时鉴别较困难。若能找到同侧正常卵巢、CDFI显示瘤体的血供血管来自子宫，则有助于诊断浆膜下肌瘤。但是绝经后妇女因卵巢萎缩，常不能扫查到正常卵巢结构，诊断较为困难。

（二）卵巢子宫内膜异位囊肿

1. 病理与临床

具有活性的子宫内膜组织出现在子宫内膜以外的部位时称为子宫内膜异位症（endometriosis）。异位内膜绝大多数位于盆腔内，80%发生在卵巢。卵巢内的异位病灶因反复出血形成囊肿，称为卵巢子宫内膜异位囊肿，内含暗褐色糊状陈旧性血液，似巧克力液，又称为巧克力囊肿。主要临床症状为痛经、不孕，合并感染、破裂时，引起突发性腹部剧痛，伴腹膜刺激症状。约25%患者无明显症状。

2. 超声表现

（1）**二维声像图** 卵巢子宫内膜异位囊肿呈圆形或椭圆形（图6-13），可以是双侧或单侧发病，较小的囊肿可在囊肿一侧见到部分卵巢组织，但囊肿较大时，则难以见到正常卵巢结构。囊壁外缘较清晰，但内壁毛糙，囊肿内回声根据月经周期、病程长短不同而有一定特征性的改变：①均匀稀疏低回声：常见于病程不长及月经前，囊肿壁薄，内壁尚光滑，囊内回声稀少，均匀分布，与单纯性囊肿不易区别。②均匀云雾状低回声：囊壁薄、内壁光滑，囊内回声较多，呈均匀的云雾状低回声，为典型的巧克力囊肿表现。③混合云雾状回声：囊壁

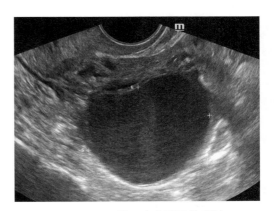

图6-13 卵巢子宫内膜异位囊肿

厚薄不均，内壁毛糙，囊内高回声区域也呈云雾状，形成不规则团块，但高低回声之间为逐渐过渡，没有明显界限。

（2）**CDFI** 卵巢子宫内膜异位囊肿囊壁上可见到少许血流信号，可记录到中等阻力低速血流频谱。无论囊内回声如何，囊内均无血流信号。

（3）**超声造影** 卵巢子宫内膜异位囊肿包膜可呈环状增强，而囊内无造影剂填充。

3. 鉴别诊断

（1）**与卵巢单纯性囊肿鉴别** 可通过调高超声仪增益观察囊内有无回声鉴别。

（2）**与卵巢黄体血肿鉴别** 卵巢黄体血肿表现为壁较厚，内壁更粗糙，囊壁上有环形血流信号。

（3）**与成熟畸形瘤鉴别** 卵巢子宫内膜异位囊肿表现为囊壁厚薄不均，瘤内高低回声间无明显界限；成熟畸胎瘤表现为囊壁回声均匀，瘤内高、低回声区间界限清晰。

（三）卵巢囊腺瘤

1. 病理与临床

卵巢囊腺瘤（ovarian cystadenoma）为最常见的良性卵巢肿瘤，属于上皮性来源，包括浆液性囊腺瘤和黏液性囊腺瘤。肿瘤常为单侧发生，圆球形，大小不等，表面光滑，可呈单房或多房。浆液性囊腺瘤以单房囊性多见，壁薄，囊内充满淡黄色清亮液体，囊内壁光滑，多房者囊内可见乳头。镜下见囊壁为纤维结缔组织，内衬单层柱状上皮，间质内可见砂粒体；乳头可局限，也可分散在多个房内。黏液性囊腺瘤大多为多房性，体积较大，切面见大小不等的囊腔内含胶冻样黏液，囊内较少见乳头。镜下见囊壁为纤维结缔组织，内衬单层高柱状黏液上皮。黏液性囊腺瘤破裂时，黏液种植于腹膜形成腹膜黏液瘤，在腹膜表面生长，不浸润脏器实质。

2. 超声表现

（1）二维声像图　①单房或少房性囊腺瘤边界清晰，囊壁薄而完整，厚度均匀，内壁光滑（图6-14）。多房性囊腺瘤囊内有纤细分隔回声，分隔光滑而均匀。②乳头状囊腺瘤囊壁上有乳头突出，呈结节状或不规则状，乳头较小时仅表现为囊肿壁局部增厚。③浆液性囊腺瘤囊内为无回声或稀疏点状回声，黏液性者囊内大多为云雾状或稀疏低回声。浆液性囊腺瘤有囊内出血时与黏液性囊腺瘤无法鉴别。

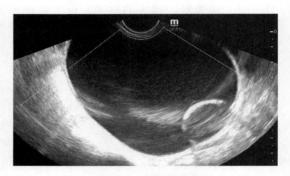

图6-14　卵巢囊腺瘤

（2）CDFI　肿瘤内无回声或低回声的囊性部分内无血流信号，囊壁、囊内分隔以及乳头上可见细条状血流，可记录到低速中等阻力动脉频谱，RI大于0.40。当分隔较多，血流较丰富时，血流频谱与恶性卵巢肿瘤频谱相似，需注意交界性囊腺瘤的可能。

3. 鉴别诊断

（1）卵巢单房性囊腺瘤与卵巢单纯性囊肿及巧克力囊肿鉴别　较困难，需病理检查诊断。

（2）卵巢多房性囊腺瘤与输卵管卵巢积水鉴别　两者均为多房囊状肿块，鉴别要点为后者形状不规则，囊间分隔规整，囊腔相通，CDFI显示其分隔上难找到血流。而卵巢囊腺瘤外形较规则，瘤体有包膜，其内分隔和囊腔不规则，在囊壁及分隔上常可显示血流信号。

（四）成熟畸胎瘤

1. 病理与临床

成熟畸胎瘤（mature teratoma）为来源于原始生殖细胞的生殖细胞肿瘤，由多胚层组织构成，因肿瘤成分多以外胚层为主，故又称皮样囊肿（dermoid cyst）。占所有卵巢肿瘤的10%～20%，发生于任何年龄，以20～40岁多见，可为单侧或双侧。由于肿瘤成分特殊，活动度大，容易并发蒂扭转。肿瘤呈圆形或卵圆形，为单房，囊内充满皮脂和不等量毛发，囊内壁光滑，壁上可见一个或多个圆丘状突起，称为头节，其切面可见脂肪、软骨、牙齿、平滑肌和纤维脂肪组织。镜下头节内可见三个胚层起源的组织。

2. 超声表现

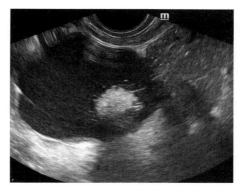

图6-15　成熟畸胎瘤

（1）二维声像图　成熟畸胎瘤（图6-15）由于组织成分的多样性，其声像表现也复杂多样，根据其回声特征的分类很多，较具特异性的征象有以下几类：

① 面团征：肿块内含光团，常为圆形或椭圆形，边缘较清晰，浮于囊肿内或位于一侧，组织学结构为脂质和毛发形成的团块。

② 壁立结节征：囊肿内壁上可见到隆起的强回声结节，可为单个或多个，其后可伴有声影，结节的组织结构常为牙齿或骨组织。

③ 杂乱结构征：肿块内含多种回声成分，表现为无回声区内有斑点状、团状强回声，并伴有多条短线状高回声，平行排列，浮于其中，组织学成分也多样，可含有牙齿、骨组织、钙化及油脂样物。

④ 脂液分层征：肿块内高和低回声区之间有一水平分界线，在线的一侧常为含脂质成分的均质密集点状高回声，线的另一侧为无回声。含脂肪液因比重小而浮在表层，含毛发、上皮的碎屑因比重大下沉于底层，两者之间形成分界。

（2）CDFI　绝大多数成熟畸胎瘤血流特征为少血流或无血流信号，即无论瘤内回声特征如何，瘤内部甚至包膜上都极难显示出血流信号。

3. 鉴别诊断

（1）需与周围肠管鉴别　部分肿瘤高回声团与肠气回声相似，肿块与肠管分界不清时易被误认为肠管而漏诊，此时可通过观察同侧有无正常卵巢结构、腹部加压观察肿块整体运动与周围肠管鉴别。

（2）其他　部分病例无畸胎瘤特征性声像表现，可能误诊为卵巢囊腺瘤、单纯性囊肿、卵巢纤维瘤、巧克力囊肿、炎症性积液等。肿块鉴别诊断应注意几点：①观察肿块包膜：畸胎瘤包膜较厚，在瘤内高回声结构衬托下呈稍低回声；②观察瘤内实性回声结构：瘤内高回声在低回声区内往往独立、清晰、边界清；③血流特征：瘤内多无血流信号。

（五）卵巢囊腺癌

1. 病理与临床

卵巢囊腺癌（ovarian cystadenocarcinoma）包括浆液性囊腺癌和黏液性囊腺癌。前者为卵巢恶性肿瘤中最常见者，占40%，一半病例为双侧发病，肿瘤表面光滑或有乳头状物，灰白色，切面为多房，腔内充满乳头，常伴出血坏死，囊液混浊，细胞异型明显，并向间质浸润。后者占卵巢恶性肿瘤的10%，单侧多见，瘤体较大，囊壁可见乳头或实质区，质地脆，粗天鹅绒样或乳头状，切面多房，囊液混浊或血性。腺体细胞分泌新液可形成细胞外黏液湖。交界性肿瘤是指上皮细胞有增殖活跃及核异型，表现为上皮细胞层次增加，但无间质浸润,是一种低度潜在恶性肿瘤,生长缓慢,转移率低,复发迟。

2. 超声表现

（1）二维声像图 声像上难以区别浆液性或黏液性囊腺癌,均表现为囊实性肿块（图6-16）。囊性为主的肿块囊壁较厚而不均,内有粗细不均的分隔,囊液常呈无回声;实性为主者囊内壁见实性块状突起,内部可见大小不等的囊性区,乳头向外生长时肿块边界难辨。

（2）CDFI及PW 囊腺癌均可在肿块边缘、分隔上和中央实性区见到丰富血流信号,可记录到低或极低阻力频谱,RI小于0.40,肿块边缘血流流速较高,最大流速常大于30cm/s。

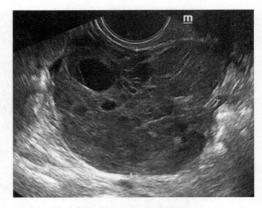

图6-16 卵巢囊腺癌

3. 鉴别诊断

与卵巢子宫内膜样腺癌鉴别困难,需病理确诊。

五、产科超声

（一）概述

超声已成为现代产科和产前检查不可或缺的一部分。产科超声为孕产妇和胎儿状况提供了非常重要的信息。随着科技发展,从最早应用M型超声探及到胎芽和心管搏动,到如今运用三维、四维筛查胎儿畸形,有了质的飞跃。

（二）超声在产科中的应用范围

（1）二维超声 判断宫内妊娠、识别胚胎/胎儿结构、胎龄及胎儿体重估测、胎方位的确定、羊水测量、胎盘及其他附属结构疾病诊断。

（2）M型超声 早孕期胎心探测、胎心率测量。

（3）多普勒超声 胎儿及母体血液循环评估。

（4）三维、四维超声 胎儿表面畸形、肢体骨骼畸形诊断。

（三）早孕期超声检查内容

（1）宫内妊娠的确定 卵黄囊（yolk sac）为第一个出现的解剖结构,第5周可显示妊娠囊（gestational sac, GS）,5周半显示卵黄囊（图6-17）,第6周出现胚芽和原始心管搏动。

（2）胚胎/胎儿数目确定 评估妊娠胎儿数,单胎、双胎或多胎。双胎及以上者需判断胎儿数目及绒毛膜性。

（3）估测胎龄 当胚胎较小时可根据孕囊大小估算妊娠周期,当胚胎出现时可根据头臀长估

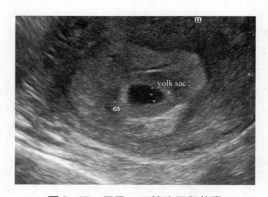

图6-17 早孕:三箭头示卵黄囊

算孕周。

（4）**子宫及双附件检查** 评估子宫形态、是否有子宫肌瘤、附件占位等。

（四）中晚孕期超声检查内容

（1）**胎儿数量和胎儿活性、胎方位** 判断胎儿数、心跳情况及胎方位。

（2）**估测胎龄和体重** 根据双顶径、头围、腹围、股骨长等指标估算胎儿孕周大小及体重。

（3）**胎盘、羊水评估** ①胎盘成熟的评估：根据基底膜、胎盘实质及绒毛膜板情况评估胎盘成熟度；②判断胎盘位置及形状；③羊水量测量。

（4）**胎儿颈项透明层厚度（nuchal translucency，NT）** 是指胎儿颈部皮下的无回声带，位于颈后皮肤高回声带与深部软组织高回声带之间（图6-18）。NT最佳检查时间为孕11周～13^{+6}周。NT是胎儿心脏、神经管发育异常、某些遗传综合征的超声指征。

（5）**胎儿畸形筛查** ①头颅、大脑、中枢神经系统；②胸腔及肺组织；③心脏及血管；④肢体及颜面畸形（图6-19和图6-20）；⑤骨骼和脊柱发育异常。

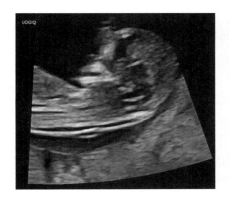
图6-18 胎儿颈项透明层厚度

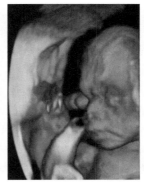
图6-19 正常胎儿三维颜面成像

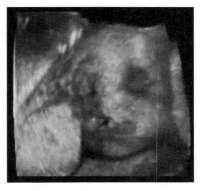
图6-20 胎儿唇腭裂三维成像

（6）**胎儿及母体循环系统评估** 可根据脐动脉、大脑中动脉、脐静脉等血流情况判断胎儿是否存在缺氧情况。

（五）超声在产科检查中的安全性及注意事项

1. 安全性

虽然超声存在热效应和空化效应，但是在合理的剂量和时间暴露范围内，产科超声检查十分安全。目前没有任何证据表明产科超声检查对母胎产生危害。

2. 注意事项

（1）在安全剂量和暴露时间内使用产科超声检查。

（2）**不同孕周超声检查时机** ①早孕期：孕6周确定妊娠及排除异位妊娠。孕11～13^{+6}周行早孕期筛查。②中晚孕期：孕22～24周行系统性胎儿畸形筛查；孕26～28周行胎儿心脏畸形筛查；晚孕期评估胎儿生长发育指标。

第三节　浅表器官疾病的超声诊断

一、解剖概要

1. 乳腺

女性乳腺呈半球形，位于第2～7前肋浅筋膜的浅深两层之间，自胸骨旁线向外可达腋中线。由疏松结缔组织贴附于胸大肌和部分前锯肌表面。乳腺组织由15～20个腺叶构成。乳腺由浅入深依次为：皮肤、皮下组织、腺体层、腺体后组织。从组织学的角度来看，乳腺由主质和间质共同构成。主质包括乳腺导管系统和小叶；间质由脂肪、纤维结缔组织、血管、淋巴管、神经及平滑肌构成。乳腺小叶是构成乳腺的基本单位，由小叶内末梢导管、腺泡和小叶内间质组成。由末梢导管和小叶共同构成末梢导管小叶单位，此处是各种乳腺增生性病变及乳腺癌的主要发生部位。乳腺结构随着年龄、激素水平、生理情况变化而有所不同。

2. 甲状腺

甲状腺是成年人体内最大的内分泌腺，由左右两侧叶和连接两侧叶的峡部组成，呈H形横跨于气管上段。有30%～50%的人在峡部上缘有一尖端向上的锥体叶。甲状腺前方为胸骨舌骨肌及胸骨甲状肌，外前方为胸锁乳突肌，两侧叶后方为颈长肌。两侧叶的后内侧与喉和气管、咽和食管，以及喉返神经等相邻，后外侧为颈总动脉和颈内静脉。甲状腺表面覆盖有两层被膜，外层称甲状腺假被膜，覆盖甲状腺的前面和两侧；内层称甲状腺真被膜，贴于腺体组织表面，并伸入腺体实质内，将腺体组织分隔为若干小叶。

甲状腺的血供非常丰富，主要由双侧的甲状腺上、下动脉及少数人存在的甲状腺最下动脉构成。甲状腺的静脉起自甲状腺腺体的表面和气管前面的静脉丛，分为上、中、下3对静脉。

二、检查前准备

乳腺、甲状腺检查无需特殊准备。

三、正常超声表现

1. 乳腺

高分辨力超声能够清晰显示乳腺及其周围组织的解剖结构：乳头、皮肤、皮下组织、乳腺腺体、乳腺腺体后脂肪和胸大肌。声像图显示乳头为均匀的中等回声，其后方常伴有声影；乳腺腺体层，在皮下脂肪层下方，回声比皮下脂肪层强，声像图表现因其内分布的乳腺小叶和导管，以及脂肪、纤维组织的量不同而变化（图6-21）。乳腺小叶

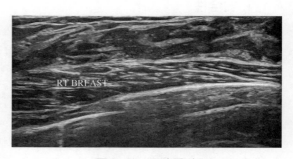

图6-21　正常乳腺

和导管呈低回声，乳腺导管从乳晕呈放射状进入腺体层，宽度一般<3mm，哺乳期增宽。脂肪、纤维组织回声高于乳腺的腺体组织回声。

超声乳腺影像报告和数据系统（BI-RADS）

2.甲状腺

正常甲状腺左右侧叶上下径4～6cm，左右径1.5～2cm；峡部前后径0.2～0.4cm（图6-22）。正常甲状腺大小存在较大个体差异，但侧叶前后径的个体差异相对较小，若侧叶前后径大于2cm，可诊断甲状腺肿大。甲状腺被膜为一薄而规整的高回声带，实质为分布均匀的细而密集的中等回声，回声水平明显高于邻近的胸锁乳突肌回声。甲状腺上、下动脉的平均内径约2mm，为搏动性动脉血流频谱，收缩期峰值流速为30～50cm/s。甲状腺的三对静脉为连续性低振幅频谱。

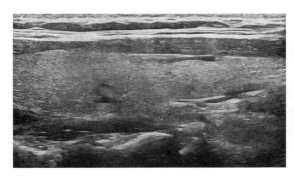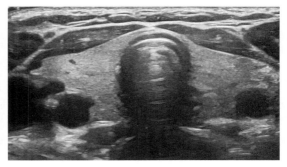

图6-22　正常甲状腺

四、常见乳腺及甲状腺疾病

（一）乳腺纤维腺瘤

1.病理与临床

乳腺纤维腺瘤（breast fibroadenoma）系良性肿瘤，常见于生育年龄的妇女，特别是30岁以下的女性。通常表现为无痛、实性、边界清楚的孤立性结节，触之可移动。部分患者可在同侧或双侧、同时或不同时发生多发性结节。病理表现：肿瘤呈实性，质地较硬，可呈分叶状，常有完整包膜。腺体成分较多者，质地软，呈浅红色；纤维成分较多者，质地硬。病程长的纤维腺瘤可发生玻璃样变、黏液变性和钙化。

2.超声表现

（1）二维声像图　①肿块呈圆形、椭圆形或分叶状（图6-23）。②边界清晰，有完整包膜。③内部回声均匀，与乳腺实质相比为低回声，后方无衰减。④肿块可有侧方声影。⑤与周围组织无粘连，加压时，可被轻度压缩。

（2）CDFI　较小的纤维腺瘤往往无彩色血流信号出现；较大的肿瘤周边及内部均

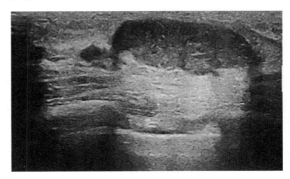

图6-23　乳腺纤维腺瘤

可见彩色血流信号，肿瘤周边的血流信号多呈环绕走行，可见有细小分支进入肿瘤内部，血流信号走行及形态均规则。脉冲多普勒可测及低速动脉血流。

3. 鉴别诊断

多数纤维腺瘤有典型的超声声像图表现，结合患者的年龄，可明确作出诊断。但是纤维腺瘤超声表现并非一成不变，通常由于组织构成不同，而使声像图出现变化，尤其是出现变性和钙化的时候。乳腺纤维腺瘤需与乳腺囊肿、乳腺癌鉴别，典型的乳腺囊肿为无回声，后方回声增强；乳腺癌肿块多呈浸润性生长，形态不规则，无包膜，边缘呈毛刺状，肿块纵径大于横径。

（二）乳腺导管内乳头状瘤

1. 病理与临床

乳腺导管内乳头状瘤（breast intraductal papilloma）从广义上可分为位于乳晕区的大导管内乳头状瘤（中央型乳头状瘤）及起源于末梢导管小叶单位的外周型乳头状瘤。基本病变是导管上皮和间质增生，形成有纤维脉管束的乳头状结构。中央型乳头状瘤可发生于任何年龄，但大多见于40～50岁，单侧乳头溢液，特别是血性溢液是最常见的临床症状，少数病例可在乳晕区触及肿块。外周型乳头状瘤常无明显的临床症状，常因X线或超声检查而发现。

2. 超声表现

（1）二维声像图 ①典型的表现为病变导管囊状扩张，内可见乳头状低回声或中等回声，直径约数毫米（图6-24）。②也可表现为乳晕处的导管扩张，管腔内可见边界清楚的低回声实性小结节。③部分乳腺导管内乳头状瘤声像图表现与乳腺其他良性肿瘤相同，表现为低回声的实性结节，尤其是外周型乳头状瘤。

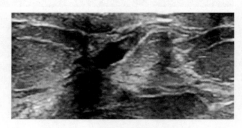

图6-24　乳腺导管内乳头状瘤

（2）CDFI 在部分乳腺导管内乳头状瘤中，彩色多普勒超声可见丰富血流，显示为轴心性的血流信号。部分乳腺导管内乳头状瘤彩色多普勒血流成像无特异性，与正常组织相似。

3. 鉴别诊断

乳腺导管内乳头状瘤应与乳腺增生症相鉴别，后者也可见导管扩张，但通常导管内无乳头状实性回声。较大的乳腺导管内乳头状瘤应与导管内乳头状癌相鉴别，尤其是发生囊内乳头状癌，后者病变通常较大，实性成分多，而且形态不规则。

（三）乳腺癌

1. 病理与临床

乳腺癌（breast carcinoma）是起源于乳腺上皮的恶性肿瘤，最常见的是起源于末梢导管-小叶单位的上皮细胞。乳腺癌已成为我国妇女发病率最高的恶性肿瘤。多数就诊患者有临床症状，包括乳房肿块、乳头异常（包括乳头溢液、乳头回缩等）、疼痛等。但是随着影像学检查的普遍开展，越来越多的无症状乳腺癌患者被发现。乳腺癌和乳腺良性病变的发病率在不同年龄组的分布有差异，良性病变常见于年轻女性，恶性病变多见于老年妇女。

2. 超声表现

（1）二维声像图 ①肿块内部多呈明显的低回声。小病灶常呈均匀低回声，而较大癌肿可能因内部出血、坏死而出现内部囊性成分。其后方可伴有回声衰减。②形态：多不规则，部分小乳腺癌中可仅仅表现为形态不规则，而缺乏其他典型恶性征象（图6-25）。③边界不清与毛刺状边缘：边缘常呈毛刺状，或肿块周围形成薄厚不规则的强回声晕，是乳腺癌向周围组织浸润生长的典型特征。④肿块纵横比＞1：肿块生长不平行或垂直于乳腺腺体轴向，即高大于宽。⑤微小钙化：肿块内部常伴有微小钙化，是在组织坏死的基础上产生的钙盐沉积，高频超声能够清晰显示低回声肿块中的微小钙化，多为簇状分布、直径范围0.2～0.5mm的点状强回声，其后方无声影。超声对微小钙化的显示不如乳腺钼靶检查。⑥间接征象：包括乳房悬韧带连续性中断、皮肤水肿增厚和腋窝淋巴结肿大形态失常。

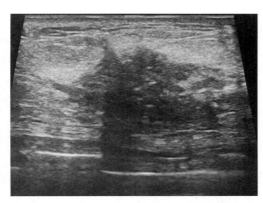 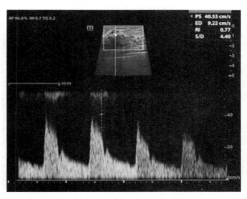

图6-25　乳腺癌

边界不规则，呈蟹足样，内部散在点状钙化，RI为高阻力型

（2）CDFI及PW 大多数表现为血流丰富，肿瘤越大、分化越差，血流越丰富。且肿瘤周边可见粗大的穿入型动脉，血流形态不规则，失去了正常的树状分支结构。PW多表现为高速、高阻的频谱特点。

（3）超声造影 乳腺癌呈向心性高增强，内部呈不均匀性增强，造影增强范围较二维范围大。

3. 鉴别诊断

乳腺癌的超声表现多样，不同声像图表现可与乳腺囊肿、乳腺纤维腺瘤等多种良性病变类似，因此乳腺癌与其他乳腺良性病变的鉴别诊断是乳腺超声中最重要的内容。首先，要注意患者的年龄、症状和体征，考虑不同年龄的患者发生乳腺癌的危险性。其次，乳腺肿块的超声声像图鉴别诊断，应该从肿块的形态、边界、回声、是否伴有钙化、血流是否丰富以及血流形态等多个方面仔细分析。值得注意的是，乳腺良、恶性肿瘤超声声像图表现有重叠，乳腺癌的诊断不能单凭其中任何一种征象，必须综合考虑。

（四）甲状腺腺瘤

1. 病理与临床

甲状腺腺瘤（thyroid adenoma）系良性肿瘤，起自腺上皮组织，可分为滤泡型腺瘤、乳头状腺瘤和混合型三种。多见于中青年女性。肿瘤生长缓慢，患者一般无明显自觉症状。若肿瘤内突然出血，则肿块迅速增大，伴局部疼痛。少数病例可发生功能自主性腺瘤，出现甲状腺功能亢进症状。10%的腺瘤可以癌变。体检触及单个圆形或椭圆形肿块，质韧，表面光滑，无压痛，可随吞咽而活动。

2. 超声表现

（1）二维声像图 ①腺瘤一般为单发，极少数为多发；呈圆形或椭圆形，肿物长轴常与腺体的长轴平行，如位于峡部的腺瘤的长轴与矢状面垂直。②肿物内部回声类似正常腺体实质回声，多数为均匀等回声，少数为低回声；较大者易合并囊性变、出血或坏死，内部有不规则无回声区、钙化灶或浓缩胶质。浓缩胶质表现为点状强回声后方伴彗尾征，此为良性结节的特征性表现。③肿物边界清楚、整齐，有高回声包膜，80%肿瘤周边见规整的薄晕环；后壁及后方回声增强或无明显变化。见图6-26。

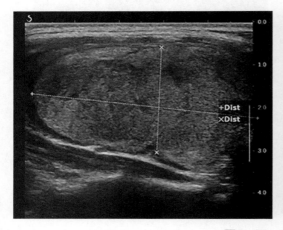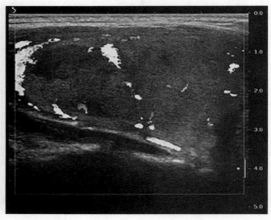

图6-26　甲状腺腺瘤

（2）CDFI 显示内部血供程度不等，多数腺瘤内部可见丰富血流信号，有的形成网状或彩球状；周边常见较为完整的环绕血管。

（3）超声造影 相对于结节性甲状腺肿，造影剂进入瘤体内时间早于结节性甲状腺肿，呈现出"快进慢出"均匀性增强模式。

3. 鉴别诊断

主要应与单纯性结节性甲状腺肿和甲状腺癌相鉴别。

（五）甲状腺癌

1. 病理与临床

甲状腺癌占所有恶性肿瘤的1%，好发年龄40～50岁，女性多见。通常分为乳头状癌、滤泡癌、髓样癌和未分化癌四种。乳头状癌占所有甲状腺癌的75%～90%，发展缓慢，可多年无任何症状。未分化癌和少数髓样癌发展迅速。临床表现因病理类型不同而异。

2. 超声表现

（1）二维声像图 ①边界较大癌灶常表现为边界模糊，未分化癌可呈蟹足样改变，但髓样癌和微小癌（直径＜1cm）表现为边界清晰。癌灶周边晕环常不完整或厚薄不均。②癌灶常表现为实性不均质低回声，较少出现囊性。微小癌回声常低于颈前肌肉回声，较大癌肿回声有所增强，但常低于正常腺体回声；微小钙化预测恶性的特异性较高，但敏感性很低。③形态较大癌灶常表现为形态不规则，前后径与横径比值＞1。④合并颈部淋巴结转移。

（2）CDFI　内部血流信号分布不规则，可见穿支血管。环绕血流信号不规整，小于1/2圈。

（3）**超声造影**　以"快进快出"不均匀性低增强为主。

3.鉴别诊断

甲状腺癌应与单纯性结节性甲状腺肿、甲状腺腺瘤相鉴别，有时需与甲状腺炎鉴别（图6-27～图6-29）。

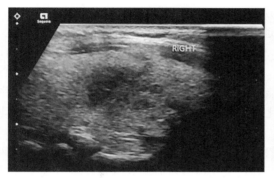
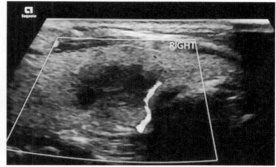

图6-27　亚急性甲状腺炎

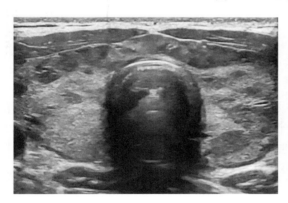
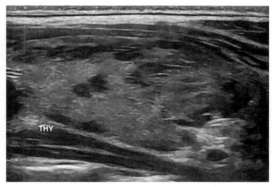

图6-28　桥本甲状腺炎

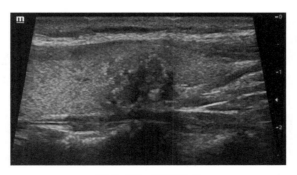

图6-29　甲状腺癌

第四节　心血管系统疾病的超声诊断

一、超声心动图概述

心脏大血管是立体动态的解剖结构，形态结构和空间关系非常复杂。超声心动图是心血管系统极为重要的无创检查，经过数十年的发展，从M型超声心动图、二维超声心动图、多普勒超声心动图到三维超声心动图、四维超声心动图，从显示二维平面结构到立体动态实时，可以全面评估心血管结构、功能情况。

M型超声能清晰显示局部组织结构细微快速的活动变化，准确分析测定局部活动幅度、速率等重要资料，在许多方面仍然不可被取代。二维超声能清晰显示心血管各截断面结构，建立心脏血供位置关系，同时也是多普勒超声、三维超声、四维超声成像的基础，是超声心动图检查最重要的基础。三维超声、四维超声能够立体显示各结构之间的关系，能显示某些二维超声无法显示的结构，更加形象化、具体化，也能够观察各病变的实际形态及其在心动周期的变化。

超声心动图检查可以经胸检查，也可经食管检查。经食管超声心动图（TEE）可避开胸腔气体干扰，清晰显示各结构，同时在血栓、卵圆孔未闭检查及心脏介入治疗中有极其重要的作用。

超声心动图
基础

二、常见先天性心脏病的超声诊断

（一）房间隔缺损

房间隔缺损（atrial septal defect，ASD）是指房间隔发育不良造成左右心房之间直接交通及血液分流的疾病，是最常见的先天性心脏病之一，发病率约占先天性心脏病的10%～18%。本病可单独存在，亦可合并其他心血管畸形。当合并较严重的肺动脉狭窄时称为Fallot三联症，合并二尖瓣狭窄时称为卢滕巴赫综合征（Lutembacher syndrome）。

1. 病理与临床

（1）分型　按胚胎学来源可分为原发孔型和继发孔型。原发孔型指心内膜垫发育不全所致的缺损，较少见，又称不完全型心内膜垫缺损。继发孔型根据部位不同又分为四型。①中央型（卵圆窝型）：最常见，占75%，缺损位于房间隔中心，相当于卵圆窝部位。②下腔静脉型：占12%，位置较低，缺损位于房间隔后下方，紧邻下腔静脉开口。③上腔静脉型（静脉窦型缺损）：占3.5%，缺损位于房间隔后上方，与上腔静脉入口相连续，常伴有部分型或完全型肺静脉异位引流。④混合型：占8.5%，兼有上述两种以上的大房间隔缺损。若缺损很大，无房间隔则为单心房。

（2）病理生理　正常时，左心房压高于右心房。缺损小时，左向右分流量少，右心系统扩大不明显。缺损大时，左向右分流量大，右心系统容量负荷加重，导致右心系统明显扩大，随着病情发展，肺动脉压升高，出现右向左分流。肺动脉高压分动力性和阻力性肺动脉高压。

（3）**临床表现**　分流量小，症状不明显，大房间隔缺损或40岁以上者可表现心慌、气短，部分出现房性心律失常。胸骨左缘第2、3肋间可闻及收缩期柔和的吹风样杂音，响度不超过3/6级。

2. 超声表现

（1）**二维及M型超声**　二维超声可见房间隔回声连续性中断，断端回声增强［图6-30（a）］。右心房、右心室增大，右心室流出道及肺动脉增宽。由于右心室容量负荷过重，M型超声多表现为室间隔与左心室后壁呈同向运动。

（2）**多普勒表现**

CDFI：全心动周期可见彩色血流束自左心房经缺损进入右心房［图6-30（b），彩图见插页］。

PW：双期分流，多呈双峰或三峰，分流速度通常在1.0～1.3m/s之间。

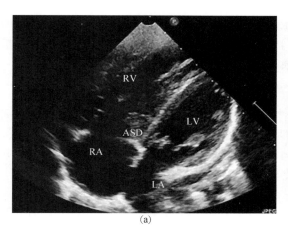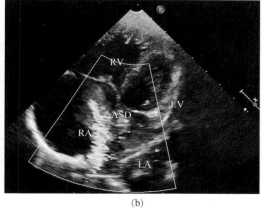

（a）　　　　　　　　　　　　　（b）

图6-30　房间隔缺损

LV—左心室；LA—左心房；RV—右心室；RA—右心房；ASD—房间隔缺损

（3）**经食管超声心动图（TEE）**　经胸超声心动图不清晰时可采用TEE检查，TEE可以提高对于小房间隔缺损和腔静脉型房间隔缺损的诊断准确率，TEE可以清晰显示房间隔缺损断端与上腔静脉、下腔静脉、冠状静脉窦的关系，有助于房间隔缺损术式的选择。另外，TEE对于卵圆孔未闭的诊断较经胸检查敏感。

3. 鉴别诊断

（1）**肺动脉瓣狭窄**　肺动脉瓣狭窄时超声心动图可表现为右心系统增大，但CDFI房间隔处未见分流显示，肺动脉内收缩期血流速度较房间隔缺损时明显增加，流速＞2m/s时有助于鉴别。

（2）**卵圆孔未闭**　中央型小房间隔缺损应与卵圆孔未闭鉴别，典型的卵圆孔未闭在剑突下切面和TEE可见房间隔回声中断处的断端不在一条直线上，呈错位状，CDFI显示的分流束是两层回声的夹层状血流信号。

（二）室间隔缺损

室间隔缺损（ventricular septal defect，VSD）是指胚胎期室间隔部位发育异常导致缺损，形成左右室之间出现异常分流的先天性心脏病，最常见的先天性心脏病之一。

1.病理与临床

（1）根据病理分为三类 ①膜周部：约占70%～80%，膜部室间隔发育或融合不良所致，又分单纯膜部（最常见）、嵴下型和隔瓣下型。②漏斗部：约占20%～30%，缺损位于漏斗部，多系圆锥部间隔融合不良所致，又分嵴内型和干下型。③肌部：缺损位于室间隔的肌小梁内，位置较低，可多发或单发。

（2）病理生理 左向右分流，肺循环血流量增加，左心容量负荷增加，出现左心衰竭。缺损小：左向右分流量少，不引起血流动力学改变。缺损大：分流量大，肺血流量增加，肺动脉高压，再出现阻力性肺动脉高压，左向右分流减少，超过体循环压力，出现右向左分流，出现发绀，为艾森门格综合征（Eisenmenger syndrome）。

（3）临床表现 室间隔缺损较小时，不会造成严重的血流动力学变化，临床可无症状。缺损大时，早期表现为左心室容量负荷过重，引起左心房、左心室增大。随着病情发展，长期持续的肺血流量增加，最终引起肺动脉高压，导致双向分流或右向左分流，引起右心室增大、肺动脉增宽，临床出现发绀，称为艾森门格综合征。胸骨隆起，心尖搏动扩散，心界扩散大，胸骨左缘第3、4肋间可闻及2～3级杂音伴震颤。

2.超声表现

（1）二维及M型超声 室间隔回声连续性中断，断端回声增强［图6-31（a）］。大室间隔缺损可见室间隔与主动脉前壁的回声连续性中断，主要是左心室增大，左心房亦可增大，左心室流出道增宽。室间隔与左心室后壁运动增强。随着病情发展，可见右心室增大，合并有肺动脉高压时右心室壁肥厚、肺动脉及分支增宽。

（2）多普勒表现

CDFI：室间隔缺损处可见彩色血流束从左心室流入右心室［图6-31（b），彩图见插页］。分流量大，速度高时呈为五彩镶嵌；分流量小，速度低时为红色。大缺损并肺动脉高压为双向分流。

CW：全收缩期高速的正向充填样频谱。肺动脉高压，呈双向充填样频谱。

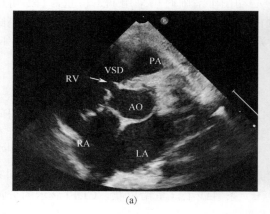
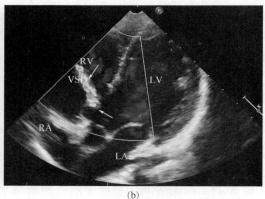

（a）　　　　　　　　　　　　（b）

图6-31　室间隔缺损

LV—左心室；LA—左心房；RV—右心室；RA—右心房；AO—主动脉；PA—肺动脉；VSD—室间隔缺损

3.鉴别诊断

（1）室间隔缺损合并主动脉瓣脱垂 较大的室间隔缺损常合并存在右冠状动脉瓣脱垂，

CDFI除显示室间隔右心室面的收缩期分流外，在左心室流出道显示有舒张期的反流。另外脱垂的瓣膜可遮挡住部分的缺口，可导致缺口面积大小而被低估。

（2）主动脉右冠窦瘤破入右心室流出道　主动脉右心室流出道多数合并存在室间隔缺损，由于右冠窦瘤常从室间隔缺损口破入右心室，窦瘤瘤体往往遮盖住室间隔缺口，经胸二维超声易漏诊。

（三）动脉导管未闭

动脉导管是胎儿期连接主动脉与肺动脉的正常血管。出生后2～3周自行闭合，形成动脉韧带，生后1年仍未闭合，即为动脉导管未闭（patent ductus arteriosus，PDA）。长度0.6～2cm，管径0.5～1.0cm。

1. 病理与临床

（1）分类　①管型：最常见，约占80%，内径均匀，导管较长；②漏斗部：导管主动脉端口径大于肺动脉端，似漏斗状；③窗型（缺损型）：导管短粗，外观似主动脉，与肺动脉窗样结构相通；④动脉瘤型：罕见，两端细，呈瘤样；⑤哑铃型：导管中央部细，两端粗。

（2）病理生理　细小动脉导管：主动脉压大于肺动脉压持续存在整个心动周期，左向右分流量少，不引起血流动力学改变。粗大动脉导管：分流量大，肺血流量增加，容量性肺动脉高压，再出现阻力性肺动脉高压，左向右分流减少，超过体循环压力，出现右向左分流，出现发绀，为艾森门格综合征。

（3）临床表现　导管口径小或分流量小时可无明显症状。胸骨左缘第2肋间可闻及全心动周期的粗糙的连续性机器样杂音，以收缩末期最响亮，并可向颈部、背部传导，常能扪及震颤。

2. 超声表现

（1）二维及M型超声　左肺动脉起始段与降主动脉之间可见异常通道，左心房、左心室增大，肺动脉及分支增宽，搏动增强［图6-32（a）］。

（2）多普勒表现

CDFI：彩色血流束自降主动脉经导管进入肺动脉的五彩镶嵌血流；沿肺动脉左侧上行［图6-32（b），彩图见插页］。肺动脉高压为双向分流，只是舒张期高于主动脉压，收缩期还是始终低于主动脉压。

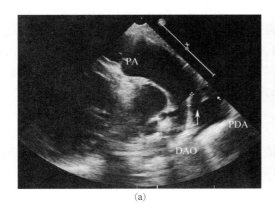
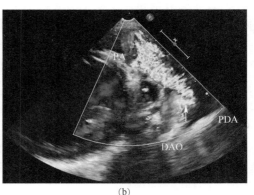

(a)　　　　　　　　　　(b)

图6-32　动脉导管未闭

PA—肺动脉；DAO—降主动脉；PDA—动脉导管未闭

CW：收缩期和舒张期连续性的高速湍流频谱，肺动脉高压，压差降低，分流速度降低，呈双向充填样频谱。只是舒张期高于主动脉压，收缩期还是始终低于主动脉压。

3. 鉴别诊断

由于肺动脉存在湍流，初学者需要注意与肺动脉瓣狭窄相鉴别。在动脉导管未闭合并重度肺动脉高压时，由于分流不典型，需要与原发性肺动脉高压鉴别，胸骨上窝切面有助于鉴别。以上均有经食管超声引导下介入治疗。

（四）法洛四联症

法洛四联症（tetralogy of Fallot，TOF）包括肺动脉狭窄、室间隔缺损、主动脉骑跨及右心室壁肥厚四种典型的病理改变。肺动脉狭窄与室间隔缺损是引起一系列临床症状和体征的主要病理改变。

1. 病理与临床

（1）病理解剖特征 肺动脉狭窄、室间隔缺损、主动脉骑跨、右心室肥厚。分为三类：

① 典型法洛四联症：右心室流出道梗阻较严重，右向左分流为主，是常见型。

② 无发绀的法洛四联症：右心室流出道梗阻较轻，心室水平由左向右分流，是少见型。

③ 假性永存动脉干：肺动脉闭锁，肺动脉干存在，肺部血供来自动脉导管、支气管动脉或侧支循环。

（2）病理生理 血流动力学改变主要取决于肺动脉狭窄的程度。肺动脉狭窄较轻：右心室压低于左心室压，左向右分流，肺血流增多，左心房、左心室增大，发绀不明显。肺动脉狭窄较重：右心室压高于左心室压，右心室血通过室间隔和骑跨的主动脉流入左心室和主动脉，血氧饱和度降低，出现发绀。

（3）临床表现 最突出表现为发绀。大多数患者出生就有呼吸困难，出生后3～6个月出现发绀，随着年龄加重。蹲踞是特征性姿态。听诊时可在胸骨左缘第2～4肋间闻及2～3级喷射样收缩期杂音，肺动脉瓣区第二心音减弱或消失，严重的肺动脉狭窄者杂音很轻或无杂音。

2. 超声表现

（1）二维及M型超声 多个切面显示室间隔回声连续性中断，室间隔缺损较大［图6-33（a）］。主动脉增宽、前移，主动脉前瓣与室间隔连续性中断，断端位于主动脉瓣前后壁之间，形成独有的骑跨征象。右心房、右心室增大，右心室前壁与室间隔肥厚，右心室流出道变窄，肺动脉主干及分支狭窄或发育不良，肺动脉瓣发育畸形，开放受限，呈圆隆状改变。

骑跨率＝主动脉前壁到室间隔右心室面的距离/主动脉内径，骑跨率＞75%为右心室双出口。

（2）多普勒表现

CDFI：心室水平以右向左为主的双向分流，速度较低。右心室流出道及肺动脉呈现五彩镶嵌高速花色血流［图6-33（b），彩图见插页］。

CW：肺动脉瓣收缩期零线下高速血流频谱。狭窄越重，血流速度越高，压差越大。

（3）右心声学造影 右心室显影后，大量的造影剂进入主动脉，左心室流出道亦出现造影剂回声。

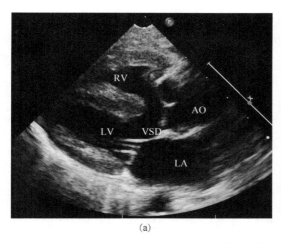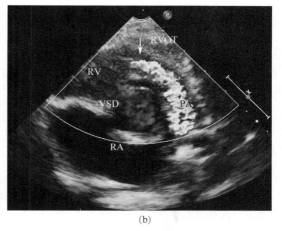

(a)　　　　　　　　　　　　　　　(b)

图6-33　法洛四联症

LV—左心室；LA—左心房；RV—右心室；RA—右心房；AO—主动脉；PA—肺动脉；
VSD—室间隔缺损；RVOT—右心室流出道

3. 鉴别诊断

轻型法洛四联症需要注意与巨大室间隔缺损合并艾森门格综合征鉴别，该心血管畸形可以引起右心增大、右心室壁增厚，由于室间隔缺损大，主动脉与室间隔缺损不在同一平面，有骑跨征象，CDFI显示有双向分流信号，但是该畸形有肺动脉明显增宽。肺动脉M型曲线图呈特征性的肺动脉高压有助于鉴别。重度法洛四联症需要与永存动脉干鉴别。

（五）心内膜垫缺损

心内膜垫缺损（endocardial cushion defect，ECD）又称房室畸形或房室共同通道。

1. 病理与临床

（1）病理解剖分型

① 部分型：为单纯原发孔型房间隔缺损，或原发孔型房间隔缺损合并房室瓣裂。

② 完全型：原发孔型房间隔缺损及室间隔缺损同时存在，融为一个大缺损。依据共同瓣的形态及腱索附着位置分为三型。A型：约75%，前后瓣有腱索附着在室间隔缺损的顶端或两侧；B型：少见，前后瓣二尖瓣腱索附着在右心室面异常的乳头肌上；C型：共同房室瓣无二、三瓣之分，腱索呈漂浮状。

③ 过渡型：存在原发孔型房间隔缺损和较小的室间隔流入道部缺损，与完全型不同的是未形成共同房室瓣，二尖瓣、三尖瓣独立存在，可以合并瓣裂。

（2）病理生理与临床表现　血流动力学变化主要为心房水平的左向右分流，以右心容量负荷增加为主，有房室瓣裂时则合并房室瓣反流。完全型心内膜垫缺损四个心腔血流相通，导致左、右心容量负荷均增加，全心扩大，肺充血，肺动脉高压，临床上常出现相应的心功能不全的症状。

2. 超声表现

（1）部分型心内膜垫缺损　①房间隔下回声中断：二维超声的直接征象，所有的四腔心切面均可见缺损的部位在房间隔下端近十字架处，其下界达房室瓣上缘。②二尖瓣前叶裂：二尖瓣水平短轴切面示舒张期二尖瓣前叶回声中断。③右心房、右心室增大，右心室流出道增宽。④CDFI示低位心房水平左向右分流，频谱多普勒记录舒张期为主的连续性分流。

（2）**完全型心内膜垫缺损**　①四腔心切面房室连接处十字交叉结构消失，范围较大［图6-34（a）］。②二尖瓣和三尖瓣为共同房室瓣，为前共同瓣和后共同瓣。③CDFI：不仅有心房水平的及心室水平的左向右分流，还有房室间的分流加之二尖瓣和三尖瓣收缩期的反流，因此，该处血流信号明显紊乱［图6-34（b），彩图见插页］。

（3）**过渡型心内膜垫缺损**　兼有完全型、部分型的特征，与完全型不同的是未形成共同房室瓣，二尖瓣、三尖瓣独立存在，瓣下仅有较小的室间隔缺损。

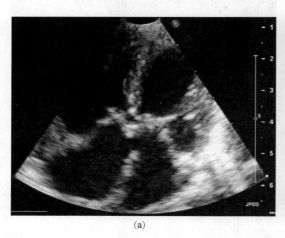
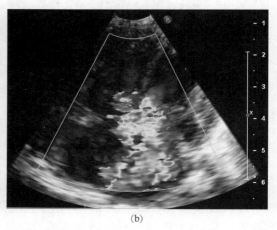

(a)　　　　　　　　　　　　　　(b)

图6-34　完全型心内膜垫缺损

3. 鉴别诊断

当某些先天性心脏病造成冠状静脉窦明显扩张时，在四腔心切面上可出现类似房间隔下部回声缺失的表现。鉴别要点是在其任意一个切面观察到房间隔下部存在。部分型并存在二尖瓣裂时，反流通过原发孔流入右心房，需要注意与左心室-右心房通道相鉴别。

（六）大动脉转位

大动脉转位（transposition of great arteries，TGA）是指主动脉与肺动脉之间的空间位置关系及与心室连接关系异常，是小儿发绀型先天性心脏病中较为常见的畸形，其发病率约占先天性心脏病的5%～8%。

1. 病理与临床

（1）**完全型大动脉转位**　主动脉发自右心室，肺动脉发自左心室，TGA分为多个亚型，最为常见的是右位大动脉转位，约80%，即心房正位，心室右襻，主动脉位于肺动脉右前方；其次是大动脉左转位，即心房反位，心室右襻，主动脉位于肺动脉左前方。TGA常常伴有其他畸形，如室间隔缺损、肺动脉瓣狭窄、动脉导管未闭。单纯TGA患者无法存活，存活者多合并心内分流畸形。临床缺氧、发绀严重。

（2）**右心室双出口**（double outlet of right ventricle，DORV）　属于不完全型大动脉转位，主动脉、肺动脉均起源于右心室，常合并室间隔缺损和肺动脉瓣狭窄。右心室双出口的血流动力学改变与室间隔缺损大小、肺动脉狭窄程度等有关，多数伴有不同程度的发绀。

（3）**矫正型大动脉转位**　心房与心室连接不一致，主动脉连接形态右心室，肺动脉连接形态左心室，可无或不伴有其他畸形。若不伴有其他畸形，儿童期可无明显变化，至成年后，形态学右心室扩大并伴有重度三尖瓣反流，若伴有其他畸形，可出现相应的血流动力学改变。

2. 超声表现

（1）完全型大动脉转位 ①正常大血管交叉关系消失，大动脉右转位时在大血管短轴切面可见主动脉在肺动脉的右前方；大动脉左转位时主动脉在肺动脉的左前方。②左心室长轴切面显示主动脉发自右心室、肺动脉发自左心室。③合并其他畸形时如室间隔缺损、肺动脉瓣狭窄、动脉导管未闭时可出现相应的超声表现。

（2）右心室双出口 ①左心室长轴切面显示主动脉后壁与二尖瓣前叶不连续，左心室流出道为一盲端。②多切面显示主动脉和肺动脉并行从右心室发出。③多切面显示室间隔连续性中断。④右心室扩大并室壁肥厚。

（3）矫正型大动脉转位（图6-35） ①心底短轴显示两大血管走行异常，主动脉位于肺动脉的左前或者右前，或与肺动脉前后并行。②肺动脉与右侧心室（形态学左室）相连，主动脉与左侧心室（形态学右室）相连。③多数为心房正位，肺静脉汇入左侧心房，下腔静脉汇入右侧心房。④可合并其他畸形。

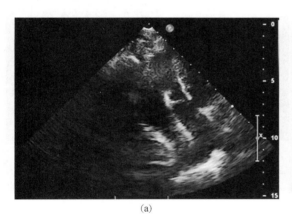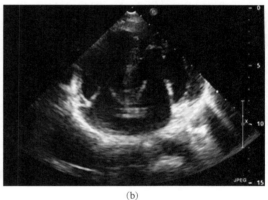

(a)　　　　　　　　　　　　　　　(b)

图6-35　矫正型大动脉转位

3. 鉴别诊断

完全型大动脉转位需注意与右心室双出口中的Taussing-Bing综合征鉴别，鉴别点是肺动脉完全起源于左心室为完全型大动脉转位，肺动脉骑跨在室间隔上则为右心室双出口Taussing-Bing综合征。

三、常见后天获得性心脏病的超声诊断

（一）二尖瓣狭窄

1. 病理与临床

二尖瓣狭窄（mitral stenosis）常见于风湿性损害所致的二尖瓣瓣膜病。正常二尖瓣开口面积 $4 \sim 6cm^2$。反复的风湿性瓣膜炎症改变，导致二尖瓣瓣叶交界粘连、融合、瓣叶增厚、畸形，开放面积缩小而狭窄，并可累及腱索及乳头肌。因瓣口狭窄→左心房压增高→左心房

扩大→肺淤血→肺动脉高压→右心衰竭。狭窄轻：无明显临床症状；狭窄重：劳力性或夜间阵发性呼吸困难，典型的二尖瓣面容。心尖区可闻及舒张中晚期杂音。

2. 超声表现

（1）M型及二维超声表现 ①M型：前后叶开放幅度降低，前后叶同向运动及EF斜率减慢，呈城墙样改变。②二尖瓣瓣叶增厚，回声增强，瓣口狭窄使得开放受限，在瓣体增厚或钙化不严重，瓣叶尚柔软时，前叶舒张期呈圆顶样改变。二尖瓣短轴切面舒张期瓣口面积缩小，呈鱼口状样改变。病变严重者，常致腱索及乳头肌等瓣下结构明显增厚、钙化，此时瓣叶活动僵硬。③左心房扩大，病情严重时，不同程度的右心室增大，肺静脉扩张。多有左心房及左心耳血栓形成，表现为形态多样的稍强或低回声团。见图6-36。

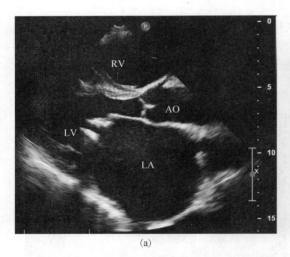 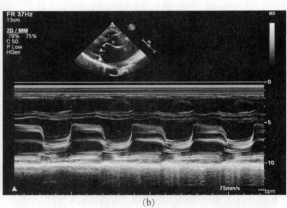

图6-36　二尖瓣狭窄

（a）所示二尖瓣瓣膜增厚、钙化，开放受限；左心房增大。（b）M型超声二尖瓣前后叶活动曲线呈"城墙"样

LV—左心室；LA—左心房；RV—右心室；AO—主动脉

（2）彩色及频谱多普勒 彩色多普勒显示舒张期二尖瓣口五彩镶嵌的射流束，PW示双峰实填宽带频谱，流速加快。

（3）二尖瓣狭窄程度定量评估（表6-1）

① 跨瓣压差：根据改良的Bernouli方程 $\Delta P=4V^2$，可测量二尖瓣口跨瓣压差，常用的测量参数有峰值、舒张末期及平均跨瓣压差等。跨瓣压差受跨瓣血流量、心率、心排血量及瓣口反流等因素的影响。

② 瓣口面积：

a. 直接测量面积：在二尖瓣水平短轴切面上直接勾画测量瓣口面积为解剖面积。

b. 连续方程法：为有效面积而非解剖面积，其测量值比心导管所测值偏小，但相关性好。公式：$MVA=AOA*TVI_{AO}/TVI_{MV}$。式中，MVA为二尖瓣口面积；AOA为主动脉瓣口面积；TVI_{AO}为主动脉瓣口血流时间速度积分；TVI_{MV}为二尖瓣口血流时间速度积分。此法不适用于合并二尖瓣反流或主动脉瓣反流的患者。

c. 彩色多普勒血流会聚（PISA）成像评价：不受瓣口形状、钙化度、合并反流、操作方法等影响因素的限制。

d. 压差减半时间法：MVA=220/PHT，但是不能用于计算人工瓣瓣口面积。应用连续多普勒获取二尖瓣血流频谱，PHT为峰值压差降至其一半压差时所需时间。

表6-1 二尖瓣狭窄程度的定量评估

项目	轻度狭窄	中度狭窄	重度狭窄
ΔP/mmHg	<10	10~20	>20
MVA/cm^2	>1.5	1.0~1.5	<1.0
PHT/ms	90~150	150~220	>220

（4）**三维超声心动图**　实时、动态显示。

（5）**经食管超声心动图**　更清楚地显示二尖瓣叶、左心房、左心耳、房间隔等结构。此外，经食管超声心动图显示左心房雨雾影的敏感性与特异性明显高于经胸壁超声，是诊断左心房尤其是左心耳血栓的可靠、必要的检查方法。

3. 鉴别诊断

（1）**左心室容量负荷增大的疾病**　CDFI示血流色彩明亮、流速加快，血流束明显增宽，为层流。

（2）**扩张型心肌病及冠心病**　左心功能减低，瓣口开放幅度小，流速减慢，层流等特点。

（二）二尖瓣关闭不全

1. 病理与临床

二尖瓣关闭不全（mitral insufficiency）为各种原因所致引起的二尖瓣装置解剖结构或功能异常，造成收缩期左心室部分血液反流入左心房。慢性轻、中度关闭不全可长期无症状。长久影响发生以下改变：二尖瓣关闭不全→左心房压增大→左心室容量负荷加重→左心室功能减退→左心衰竭。病因以风湿性瓣膜病变最为常见，其他病因有二尖瓣脱垂、腱索断裂、乳头肌功能不全或断裂、二尖瓣赘生物或穿孔、二尖瓣环钙化等。

2. 超声表现

（1）**二维及多普勒超声**

① 二维图像取决于病因：a. 二尖瓣环扩大者：收缩期瓣叶对合不良，有的存在明显缝隙。b. 风湿性病变者：瓣膜增厚、回声增强。c. 腱索断裂：腱索甚至瓣叶呈连枷样运动，可导致严重的关闭不全。d. 二尖瓣脱垂：前后瓣叶不能闭合，瓣叶收缩期脱向左心房，可伴有不同程度的反流。e. 感染性心内膜炎：瓣膜有赘生物。

② CDFI：收缩期二尖瓣瓣口左心房内以蓝色为主的五彩镶嵌血流。反流束是二尖瓣关闭不全的特征性表现，是诊断二尖瓣反流的最直接证据。前叶病变，反流束朝向左心房后壁偏心；后叶病变，反流束朝向左心房前侧；两叶病变，反流束朝向中央。

③ PW：左心房侧高速、宽频带湍流。

④ 左心房、左心室扩大，晚期出现右心房、右心室扩大。乳头肌功能不全等缺血性心肌病，可见相应室壁局部运动异常。

（2）**二尖瓣关闭不全定量评估**

① 根据反流束半定量评估：

a. 反流束长度：反流束局限于二尖瓣环附近为轻度，达左心房中部为中度，达左心房顶部为重度。

b. 最大反流束面积：<4cm^{2}为轻度，4~8cm^{2}为中度，>8cm^{2}为重度。

尽管根据反流束大小半定量进行估计反流程度尚存在很多局限性，但因其简单、直观、重复性好、测量误差小，在临床上仍得到广泛应用，尤其适用于同一患者的对照评估。

② 反流分数测定：根据连续方程原理，在无二尖瓣反流患者中，主动脉瓣口血流量等于二尖瓣口血流量。各瓣口血流量的计算方法为多普勒速度积分乘以该瓣口面积。反流分数计算公式为：

$$RF=（MVF-AVF）/MVF=1-MVF$$

式中，RF为反流分流；MVF为二尖瓣口舒张期血流量；AVF为主动脉瓣口收缩期血流量。该方法的准确性已经在临床与实验室得到广泛验证。据报道，轻度反流者反流分数为21%±3%，中度反流者为34%±4%，重度反流者为49%±13%。

③ PISA法测定：二尖瓣关闭不全时，大量左心室血通过狭小的反流口反流入左心房中，在反流口的左心室侧形成血流汇聚区。

（3）三维超声心动图 三维超声心动图成像使得二尖瓣病变的形态更为直观，病变的定位及范围判定更为准确，可以从左心房向左心室的角度，直观地显示二尖瓣瓣口及瓣叶的整体形态、大小、对合和开放全貌。

3. 鉴别诊断

（1）主动脉窦瘤破入左心房 双期或以舒张期为主，形态异常。

（2）冠状动脉左房瘘 双期或以舒张期为主，形态异常。

（三）主动脉瓣狭窄

1. 病理与临床

主动脉瓣狭窄（aortic valvular stenosis）可由先天性和后天性病因所致。后天性病因中主要见于风湿性心脏病，其主动脉正常解剖结构被破坏，瓣叶增厚卷缩，瓣叶交接部位粘连融合，主动脉瓣开口缩小，呈一小的三角形或圆形开口，常伴不同程度的关闭不全。也可见于退行性病变，主动脉瓣纤维化、钙化，钙化主要位于瓣叶根部及瓣环处，其狭窄程度一般为轻至中度。正常瓣口面积约为2.5~3.5cm^2，当瓣口面积减少一半时，瓣口两端的压力阶差明显上升，左心室收缩压代偿性升高，出现血流动力学梗阻。心室壁肥厚，左心室舒张功能受损，严重的心肌肥厚可使左心室舒张末压上升，从而导致左心房、肺静脉压力升高。临床表现为呼吸困难、心绞痛、晕厥、休克。

2. 超声表现

（1）M型及二维超声

① M型超声：主动脉瓣反射增强，开放幅度小，主动脉壁M型曲线主波低平，重搏波消失。②瓣叶不同程度增厚，回声增强，活动受限，瓣叶交界处粘连，开放间距减小[图6-37（a）]。③主动脉根部内径增宽，病情严重时升主动脉囊状扩张。④左心室壁向心性肥厚>12mm。⑤早期腔室无变化，左心室舒张功能可降低，收缩功能测值可在正常范围。晚期左心室增大，失代偿期左心室收缩功能降低。

（2）CDFI及CW

CDFI：出现五彩镶嵌的高速射流信号。

CW：为单峰、峰值后移，射血时间延长，高速射流频谱。狭窄程度越重，以上改变愈明显，流速越快［图6-37（b）］。

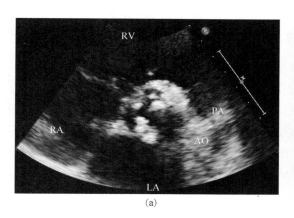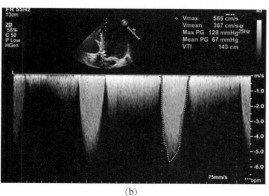

（a）   （b）

图6-37　主动脉瓣狭窄

（a）主动脉瓣多个钙化灶，活动受限；（b）平均压差67mmHg，为重度狭窄

LA—左心房；RV—右心室；RA—右心房；AO—主动脉；PA—肺动脉

（3）主动脉瓣口狭窄程度分级（表6-2）

表6-2　主动脉瓣口狭窄程度分级

项目	轻度	中度	重度
主动脉瓣口射频峰值速度/（m/s）	2.6～2.9	3.0～4.0	＞4.0
平均压差/mmHg	＜20	20～40	＞40
主动脉瓣口面积/cm²	＞1.5	1.0～1.5	＜1.0
标化主动脉瓣口面积/cm²	＞0.85	0.60～0.85	＜0.6
血流速度比（左心室流出道/主动脉瓣口）	＞0.5	0.25～0.5	＜0.25

3. 鉴别诊断

（1）与主动脉瓣下和瓣上狭窄区别　瓣下狭窄见纤维隔膜，纤维肌性隔膜，肥厚的室间隔基底部，瓣叶正常；瓣上狭窄见窦管交接部的局限性狭窄。

（2）与主动脉瓣反流量增多病变鉴别　反流增多，流速加快，瓣开放正常，CDFI为宽阔明亮的血流带。

（四）冠状动脉粥样硬化性心脏病

冠状动脉粥样硬化性心脏病（coronary atherosclerotic heart disease）是指因冠状动脉粥样硬化使血管腔狭窄或闭塞，导致心肌缺血缺氧或坏死而引起的心脏疾病，它和冠状动脉功能性改变（痉挛）一起，统称为冠状动脉性心脏病，简称冠心病。

根据其病理解剖、病理生理和临床表现不同，1979年世界卫生组织（WHO）将冠心病分为：无症状性心肌缺血（隐匿性冠心病）、心绞痛、心肌梗死、缺血性心力衰竭（缺血性心肌病）和猝死五种临床类型。

超声心动图能够显示因心肌缺血或梗死所致的节段性室壁运动异常（RWMA），对心肌缺血或梗死部位、范围进行定位和定量分析，同时还能评价心功能、诊断心肌梗死并发症，在冠心病的诊断与鉴别诊断、预后判断、治疗效果观察等方面均有重要意义。

1. 病理与临床

（1）冠状动脉粥样硬化基本病理改变　早期内膜下脂质沉着，继而形成硬化斑块。斑块好发部位依次为左前降支、右冠状动脉、左回旋支及左冠状动脉主干，病变多发生在近心端分叉处，导致管腔狭窄，血流受阻，冠状动脉储备功能降低。此时，当心脏负荷增加或冠状动脉痉挛，可引起急性暂时性心肌缺血，导致临床心绞痛发作。如长期反复缺血、缺氧，可导致心肌变性及纤维化，心腔扩大、心力衰竭。如斑块发生出血、血栓形成或冠状动脉痉挛，使得管腔闭塞、血流阻断、局部心肌缺血坏死即发生急性心肌梗死。急性心肌梗死后，坏死的心肌组织修复形成瘢痕称为陈旧性心肌梗死。

（2）心肌缺血与室壁运动异常　心肌缺血是节段性室壁运动异常的病理生理学基础。

（3）室壁节段划分方法　十六节段划分法：

① 基底段：从二尖瓣环至乳头肌顶部。

② 中段：乳头肌段。

③ 心尖段：乳头肌下缘至心尖。

将基底段和中段按每60°划分为一段（12段），心尖段按每90°划分为一段（4段），共计16个节段（图6-38）。

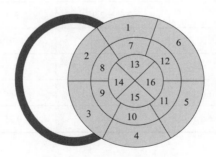

图6-38　左心室心肌分段

1—心底前壁；2—心底前间隔；3—心底下壁间隔；4—心底下壁；5—心底下侧壁；6—心底前侧壁；
7—中段前壁；8—中段心底前间隔；9—中段下壁间隔；10—中段下壁；11—中段下侧壁；12—中段前侧壁；
13—心尖前壁；14—心尖间隔；15—心尖下壁；16—心尖侧壁

室壁节段与冠状动脉供血关系（图6-39）：前室间隔、前壁与心尖部心肌主要由冠状动脉左前降支及其分支供血，侧壁与后壁主要由左回旋支及其分支供血，下壁与后室间隔主要由右冠状动脉供血。要特别说明的是，冠状动脉的分布存在较大的解剖差异。某一节段可能由一支优势血管主要供血，也可能是两支血管双重供血。

2. 超声表现

（1）二维超声　室壁运动异常检测与分析。

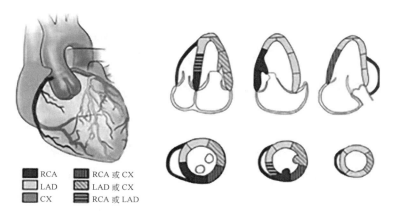

RCA　■ RCA 或 CX
LAD　□ LAD 或 CX
CX　■ RCA 或 LAD

图6-39　右冠状动脉（RCA）、左前降支（LAD）、回旋支（CX）的典型分布

① 目测法：观察室壁运动减弱、消失、反常运动及室壁瘤等。

② 室壁运动异常程度半定量方法：见表6-3。

室壁运动计分指数（WMSI）=各室壁计分之和/计分节段总数

表6-3　室壁运动异常程度半定量方法

室壁运动分级	超声表现	室壁运动计分
运动正常	心内膜运动幅度≥5mm，室壁收缩期增厚率≥25%	1
运动减弱	心内膜运动幅度5mm，室壁收缩期增厚率<25%	2
运动消失	心内膜运动和室壁收缩期增厚率消失	3
反常运动	收缩期室壁变薄或向外运动	4
室壁瘤	局部室壁变薄，收缩期与正常心肌节段呈矛盾运动	5

（2）M型超声　测量室壁运动幅度、室壁收缩期增厚率、收缩期室壁增厚速度以及室壁运动协调性。正常情况下各部位室壁运动不尽相同，通常心底部低于心室中部与中下部，室间隔低于游离壁，而左心室后壁运动幅度最大。

（3）组织多普勒　①DTI图像完全依赖于心肌运动所产生的多普勒频移信号。②DTI将心肌运动的速度、加速度、能量等信息以彩色编码方式加以实时动态显示。

（4）超声新技术在冠心病中的应用

① 负荷超声心动图：通过不同方式人为增加心脏负荷，提高心肌耗氧量，诱发心肌缺血发作，同时进行超声心动图检查，以评价室壁运动和血流动力状态学。

② 心肌声学造影（MCE）：是近年发展起来的新技术，它不但能实时显示心肌组织灌注过程，定量分析心肌血流灌注，同时亦能观察室壁运动情况，提高了超声心动图诊断冠心病的敏感性和准确性。国内外的初步研究表明，MCE在冠心病中可能具有以下临床应用价值：a.冠心病的诊断和鉴别诊断；b.评估冠状动脉狭窄程度与冠状动脉储备；c.确定心肌缺血与梗死危险区及梗死区面积；d.评价心肌存活性；e.评价缺血或梗死区的侧支循环；f.评价治疗效果。

（5）其他新技术

① 彩色室壁运动分析（color kinesis，CK）：采用计算机自动边界检测技术，自动检测和追踪心内膜运动轨迹并进行色彩编码和定量分析。

② 三维超声：能够实现从不同方位、角度和切面对心脏的三维进行实时观察。

③ 其他：包括血管内超声成像、心腔内超声成像以及新近出现的速度向量成像与斑点追踪技术等技术。

3. 不同冠心病超声表现

（1）心绞痛与无症状性心肌缺血

① 室壁运动异常：a. 室壁运动减弱或消失；b. 室壁运动不协调。

② 腔室大小、形态改变：a. 左心房扩大；b. 左心室形态失常。

③ 心功能降低：a. 收缩功能降低；b. 舒张功能降低。

（2）心肌梗死

① 室壁运动异常：室壁收缩期变薄及矛盾运动。

② 腔室大小、形态改变。

③ 心功能降低。

④ 其他表现：梗死区室壁回声改变。

（3）心肌梗死并发症

① 室壁瘤（图6-40、图6-41）：a. 局部室壁向外膨出；b. 室壁变薄呈矛盾运动；c. 瘤壁与正常心肌组织间有交界区；d. 瘤颈较宽。

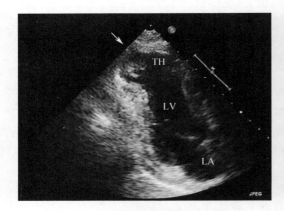 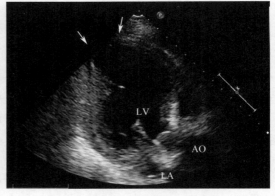

图6-40　左心室室壁瘤合并血栓形成　　　　图6-41　左心室心尖部心肌菲薄，形成室壁瘤

LV—左心室；LA—左心房；TH—血栓　　　　LV—左心室；LA—左心房；AO—主动脉

② 乳头肌功能不全：a. 乳头肌收缩减弱，收缩期无缩短、增粗，回声可增强；b. 二尖瓣关闭不全；c. 左心房、左心室扩大；d. CDFI：二尖瓣反流。

③ 乳头肌断裂：a. 可见断裂的乳头肌呈连枷样运动；b. 二尖瓣叶出现连枷样运动，不完全乳头肌断裂，瓣叶可表现为脱垂；c. 左心房、左心室扩大；d. 二尖瓣关闭不全。

④ 室间隔穿孔：a. 肌部室间隔回声连续性中断或呈隧道样缺损；b. 穿孔附近周围室壁变薄，运动异常；c. 左心室、右心室扩大；d. CDFI：左向右异常分流。

⑤ 血栓形成：a. 实性团块状回声，常发生于心尖部，边界常清楚，边缘不规则；b. 附壁血栓不活动，与心内膜面界限明确；c. 血栓附着局部常有明显室壁运动异常。

⑥ 心脏破裂：是急性心肌梗死致命性并发症，因心肌梗死而变薄的室壁局部连续性中断，伴不同程度心包积液。

⑦ 假性室壁瘤：a. 心室壁与心包之间出现囊状无回声腔，其壁为纤维心包组织；b.囊状无回声腔通过一细小瘤颈与心腔相通；c. CDFI：在瘤颈与心腔之间可见双向血流信号。

（4）缺血性心肌病

① 腔室形态改变：心脏逐渐扩大，出现心力衰竭和各种心律失常，早期以左心室扩大为主，晚期常为全心扩大。

② 室壁运动异常：大部分室壁运动普遍减弱，表现为室壁运动强弱不等，呈节段性分布。

③ 心功能降低：左心室射血分数与缩短分数降低。

4. 鉴别诊断

（1）主动脉夹层动脉瘤破裂　主动脉内可见撕脱的内膜回声，血管腔分为真假两腔并可见与破口相通。通常真腔较小，假腔较大。

（2）扩张型心肌病　缺血性心肌病后期出现心脏明显扩大、心力衰竭，临床表现及症状、体征与扩张型心肌病相似，需仔细鉴别。

心肌病超声
诊断

第五节　周围血管疾病的超声诊断

在我国，周围动脉疾病的发生率很高，彩色多普勒超声作为无创性检查在临床诊断中起着重要的作用，被誉为"非创伤性的血管造影"。

一、周围血管解剖概要

1. 颈动脉及椎动脉

左侧颈总动脉直接发自主动脉弓，右侧颈总动脉起源于头臂干。在甲状软骨上缘或第4颈椎椎体水平发出颈内、外动脉。颈内动脉近端相对增宽，成为颈内动脉球部，远端经颈动脉管达颅内，颈段无分支。颈外动脉位于颈内动脉前内侧，在颈动脉三角内上升，有多支分支。双侧椎动脉分别发自左右锁骨下动脉（图6-42）。

2. 上肢动脉、静脉

上肢动脉包括锁骨下动脉、腋动脉、肱动脉、桡动脉、尺动脉。正常左侧锁骨下动脉发自主动脉弓，正常右侧锁骨下动脉起源于头臂干。

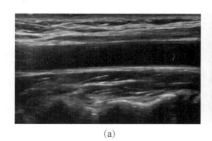

| (a) | (b) | (c) |

图6-42　正常颈总动脉

上肢静脉分为深、浅静脉两大类。上肢深静脉系统多与同名动脉伴行，主要包括桡静脉、尺静脉、肱静脉、腋静脉和锁骨下静脉。上肢浅静脉系统包括头静脉、贵要静脉、肘正中静脉和前臂正中静脉。上肢深浅静脉均有静脉瓣，以深静脉为多。

3.下肢动脉、静脉

下肢动脉主干包括股总动脉、股浅动脉、股深动脉、腘动脉，胫前动脉、胫腓干、胫后动脉，腓动脉和足背动脉。

下肢深静脉系统包括胫前静脉、胫后静脉、腓静脉、胫腓静脉干、腘静脉、股深静脉、股浅静脉和股总静脉。下肢浅静脉系统主要由大隐静脉和小隐静脉构成。深、浅静脉之间通过穿静脉交通。下肢静脉瓣分布较上肢静脉密集。

二、检查前准备

周围血管检查前无特殊准备。冬天检查时注意保暖，检查时注意保护患者隐私。

三、超声表现及仪器调节

（一）正常超声表现

（1）二维超声 ①测量管径及内中膜厚度；②观察血管壁的厚薄，回声强弱，有无夹层；③观察血管腔有无异常回声，部位、形态、性质。

（2）彩色血流显像

① 观察血管内的彩色血流充盈状态，有无血流变细、充盈缺损及信号消失。

② 在检查小血管时，应先采用彩色多普勒检查，其对寻找小血管很有帮助。

（3）脉冲多普勒 ①多普勒声束与血流方向的夹角<60°；②血流指数，如血流阻力指数（RI）：反映血管的阻力状况，$RI=(V_s-V_d)/V_s$；血流灌注指数（PI）：反映血管的顺应性和弹性状态，$PI=(V_s-V_d)/V_m$。

（二）仪器选择与调节

熟悉仪器的调节是有效使用彩色多普勒诊断仪，清晰准确地显示血流信号及提高多普勒超声诊断水平的关键之一。

（1）声束-血流角度（θ） 周围血管检测中的夹角一般要求小于60°，以获得最大多普勒频移。

（2）速度范围（velocity range） 多普勒速度范围的调节以血管中央血流无混叠，而管腔内血流充盈好为标准。

（3）帧速调节 在彩色多普勒超声显像检测中，可通过减少彩色多普勒取样范围，或提高脉冲重复频率（即减少探查深度），以提高图像的帧速，使图像实时显示。

（4）取样容积 应尽可能调至较小，并置于管腔中央，而避免放置于管壁。

（5）彩色增益 彩色多普勒检查时，血流增益应设置适当位置。增益过大，图像会出现多彩色干扰成分，影响彩色血流图像质量；增益过低，则会失去血流信息，使血流不能正确显示。

（6）聚焦 聚焦点随时跟踪被检查的血管深度，聚焦不但能影响二维图像的质量，还直接影响彩色血流的显示。

（7）**滤波** 检查周围血管时，应选择让低速血流信号通过的条件，否则影响周围血管的检测。

（三）周围动脉彩色多普勒检查注意事项

①熟悉血管解剖；②由近心端向远心端扫查，横扫与纵扫相结合；③注意患侧与健侧的对比检查；④探头压力要得当，以免造成静脉被压瘪或动脉血流速度加快的伪像；⑤在血栓形成的急性期，加压试验要慎用，以免血栓脱落导致肺梗死；⑥患者肌肉要放松，以免影响血流参数的测定；⑦要结合所检测的血管血流实际情况来合理调整仪器的设置；⑧诊断要密切结合临床。

四、常见周围动脉疾病的超声诊断

（一）动脉硬化闭塞症

1. 病理与临床

动脉硬化闭塞症（atherosclerosis）是由动脉粥样硬化病变引起的慢性动脉闭塞性疾病。病变常累及大、中动脉，以血管分叉及血管弯曲的凸面为好发部位。病变处粥样硬化斑块形成，动脉中层变性以及继发血栓形成可导致动脉管腔狭窄甚至闭塞，从而引起相应的肢体或器官缺血。临床上四肢动脉硬化闭塞症可引起肢体发冷、麻木、间歇性跛行、静息痛以致肢端溃疡或坏疽。下肢动脉病变远比上肢动脉病变多见。

2. 超声表现

（1）**二维超声** 二维超声表现为动脉内膜和中层增厚，凸向管腔，当内中膜厚度大于1.0mm（分叉处大于1.2mm），即可认为动脉粥样硬化斑块形成。尚可见管壁钙化，病变处可伴有附壁血栓。动脉粥样硬化斑块可为局限性，也可为弥漫性。斑块因其成分不同而有不同的超声表现：①钙化斑块具有较强的超声反射界面而呈强回声，后方伴声影；②动脉内壁或斑块表面可出现附壁血栓呈低回声，新鲜血栓与血液的回声相似而在二维超声上甚为接近，二维超声成像较难分辨附壁血栓与腔内血液的界面；③含有较多纤维组织的斑块回声介于以上二者之间；④混合型斑块内因为存在不同的成分而具有以上各种斑块的不同表现，混合型斑块内存在低回声区域时常提示斑块内出血。

（2）**彩色多普勒** ①病变引起血管狭窄时，彩色血流形态不规则，充盈缺损，血流变细；②狭窄即后段（紧接狭窄段之后3cm以内）出现湍流，即五彩镶嵌样血流；③动脉闭塞时病变段内无血流信号显示。

（3）**频谱多普勒** 在四肢动脉硬化闭塞症的不同阶段，多普勒频谱表现为不同的形态。病变早期动脉管腔无明显狭窄时，频谱形态可正常；当存在管腔狭窄时，频谱多普勒显示狭窄处血流速度增快或呈射流，频谱形态异常，三相波消失。根据多普勒频谱的变化特点，即收缩期峰值流速、舒张期早期反向血流速度、频带特征等，可评价四肢动脉狭窄程度。

3. 鉴别诊断

（1）**与下肢动脉硬化闭塞症鉴别的疾病**

①血栓闭塞性脉管炎：多见于青壮年男性，动脉病变主要累及肢体中、小动脉。病变

多呈节段性，病变之间动脉段相对正常。发病早期可出现复发性、游走性血栓性静脉炎。

②急性下肢动脉栓塞：多起病急骤，患肢突然出现疼痛、苍白、厥冷、麻木、运动障碍及动脉搏动消失。

③多发性大动脉炎：多见于年轻女性，疾病活动期有发热和血沉加快等现象。动脉病变主要累及主动脉及其分支的起始部，如果病变累及主-髂动脉，临床上可出现下肢缺血的表现。

（2）与上肢动脉硬化闭塞症鉴别的疾病

①胸廓出口综合征：为锁骨下动、静脉及臂丛神经在胸廓出口处受压而出现的相应临床症状和体征。锁骨下动脉受压时可出现患肢发凉、麻木、无力，桡动脉搏动减弱，甚至消失，发病通常与患肢的体位有关。

②雷诺综合征：多见于女性，临床上表现为肢体远端（通常为手指）阵发性苍白→发绀→潮红，发病与寒冷刺激或精神紧张而引起的肢体远端动脉痉挛有关。

③多发性大动脉炎：多见于年轻女性，动脉病变主要累及主动脉及其分支的起始部。如果病变累及锁骨下动脉，临床上可出现上肢缺血的症状。

（二）急性动脉栓塞

1. 病理与临床

急性动脉栓塞（acute arterial embolism）是指栓子自心脏或近心端动脉壁脱落，或自外界进入动脉，随动脉血流到达并停留在管径与栓子大小相当的动脉内，引起受累动脉供应区组织的急性缺血而出现相应的临床症状。急性动脉栓塞的临床表现和预后视阻塞的部位和程度而有所不同。

2. 超声表现

（1）二维超声 动脉管腔内显示不均质偏低回声结构，有时可见不规则强回声斑块伴典型或不典型声影，有时于栓塞近心端可见到血栓头漂浮于管腔内。

（2）多普勒超声 ①彩色多普勒显示血流于栓塞部位突然中断，不完全性栓塞时，彩色血流呈不规则细条或细线状，色彩明亮或暗淡。②完全栓塞时，栓塞段不能测及血流频谱；不完全栓塞时，可测及异常血流频谱；栓塞远心端动脉内可测及低速低阻或单相连续性带状血流频谱。

3. 鉴别诊断

主要与急性四肢深静脉血栓形成鉴别。急性四肢深静脉血栓形成时可引起动脉反射性痉挛，使远心端动脉搏动减弱、皮温降低、皮色苍白，易与急性四肢动脉栓塞相混淆；但急性四肢深静脉血栓形成时，二维超声可发现四肢深静脉有血栓，彩色多普勒则显示深静脉血流异常，而动脉血流通畅。

（三）真性动脉瘤

1. 病理与临床

真性动脉瘤（true aneurysm）主要由于动脉中膜平滑肌萎缩，弹力纤维退变、断裂，局部管壁变薄，在血流冲击下局部逐渐膨出形成。当一动脉病变处管径为相邻正常管径的1.5

倍以上时，可诊断为真性动脉瘤。瘤壁由动脉壁全层构成，瘤腔内可有附壁血栓。

2. 超声表现

（1）二维超声 ①动脉局限性梭状或囊状扩张，两端均与动脉相连；②内径为相邻正常动脉的1.5倍以上；③可有管壁回声增强，内膜不光滑、毛糙，并可见斑块强回声；④附壁血栓多呈低或中等回声。

（2）多普勒超声 CDFI：动脉瘤内血流紊乱，在扩张明显或呈囊状扩张的病变区可见涡流。附壁血栓形成后可见彩色血流充盈缺损。PW：动脉瘤内可见血流紊乱，在动脉瘤腔的不同位置取样，可得到不同的血流频谱波形，频谱多普勒对于识别瘤腔因血栓形成而闭塞具有重要价值。

3. 鉴别诊断

需与假性动脉瘤、动脉夹层进行鉴别，鉴别要点见表6-4。

表6-4 真性动脉瘤与假性动脉瘤、动脉夹层的鉴别

鉴别要点	真性动脉瘤	假性动脉瘤	动脉夹层
常见病因	动脉粥样硬化	外伤、感染	动脉粥样硬化、梅毒、Marfan综合征等
起病	缓慢	可慢可急	急骤
形态	梭形、囊状	动脉旁的囊性肿块	双腔（真腔和假腔）
彩色多普勒	紊乱血流或涡流	瘤颈处双向血流	真假腔内彩色血流一般不同（方向、彩色血流亮度等）
频谱多普勒	同彩色多普勒	瘤颈处双向血流频谱	真假腔多普勒频谱一般不同（方向速度等）

（四）假性动脉瘤

1. 病理与临床

假性动脉瘤多与外伤、感染有关。四肢动脉管壁全层破损，动脉血液流出，形成动脉旁血肿，血肿外可仅有外膜层甚至仅为血管周围组织包绕，构成瘤壁。早期血管内膜面直接与管腔相通；晚期血肿机化，内膜面可有内皮细胞覆盖。

2. 超声表现

（1）二维超声 ①动脉旁显示无回声结构，呈类圆形或不规则形，为假性动脉瘤的瘤腔；②瘤腔内壁可见厚薄不均的低或中等回声，为瘤内血栓形成；③瘤腔内血流呈云雾状流动；④动脉壁与瘤腔间的破裂口（>2mm），即瘤颈。

（2）彩色多普勒 ①瘤腔内血流紊乱或呈涡流状（图6-43，彩图见插页）；②于瘤颈处可见收缩期血流由动脉喷射入瘤体内，舒张期瘤体内的血液流回动脉腔，呈双向血流；③瘤体内有血栓形成时，彩色血流呈现局限性充盈缺损。

（3）频谱多普勒 于瘤颈处可记录到双向血流频谱，即收缩期由动脉流入瘤体的高速射流频谱，舒张期瘤体内的血流反流入动脉腔的低速血流频谱。瘤腔内血流紊乱，不同位置探及的血流频谱形态不同。

3. 鉴别诊断

详见真性动脉瘤所述。

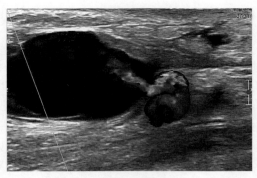

图6-43　腹股沟区，介入手术后股总动脉假性动脉瘤

五、常见四肢静脉疾病的超声诊断

四肢静脉血栓

1. 病理与临床

四肢静脉血栓形成的主要因素：静脉血流缓慢、内膜损伤和血液高凝状态。血栓形成后的临床表现：血栓水平以下肢体持续水肿，疼痛、压痛、皮温减低，浅静脉曲张，血栓脱落引起肺栓塞。

2. 超声表现

（1）二维超声（图6-44、图6-45）　①急性期血栓，发生于两周内的血栓。超声特点：血栓处静脉管径明显扩张；早期为无回声，1周后逐渐呈低回声；静脉管腔不能被压瘪；急性血栓近心端未附着于管壁，漂浮于管腔内。②亚急性血栓，发生于2～6个月的血栓。超声特点：较急性期回声逐渐增强；血栓逐渐溶解和收缩，血栓变小、附着于静脉管壁，静脉管径回缩；静脉管径不能完全被压扁。③慢性期血栓，发生于6个月以上的血栓。超声特点：静脉管壁不规则增厚；静脉瓣膜壁增厚、回声增强。

（2）多普勒超声　①急性期血栓：血栓内完全无血流循环或少许血流信号，而血栓远端静脉频谱变为持续性，失去期相，乏氏动作减弱甚至消失。②亚急性血栓：血栓再通后管腔

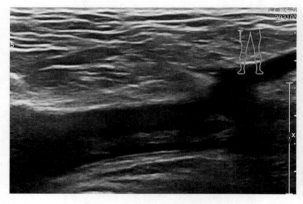

图6-44　下肢股总静脉血栓

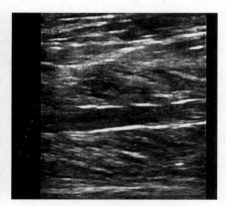

图6-45　胫后静脉血栓

内血流信号增多，侧支循环形成。③慢性期血栓：静脉瓣反流，侧支静脉形成。

3. 鉴别诊断

（1）**下肢静脉瓣功能不全**　静脉瓣膜功能不全，静脉管腔内血流充盈良好。Vasalva动作后，静脉内可见反流。

（2）**全身性疾病**　多系统疾病，如充血性心力衰竭、慢性肾功能不全、贫血、低蛋白血症、盆腔恶性肿瘤等疾病引起下肢水肿，这些疾病引起的水肿一般是对称性的。超声检查静脉无血栓形成声像图表现。

（3）**四肢淋巴水肿**　由于淋巴液流通受阻或在淋巴液反流引起的浅层组织内液体积聚，产生组织纤维增生、脂肪硬化、筋膜增厚即整个患肢变粗。

（朱皖　谌芳群）

【本章小结】

本章介绍了超声分别在消化系统、泌尿系统、妇产科及乳腺、甲状腺疾病中的应用，描述了相关常见疾病的病理特点和典型超声表现及其鉴别诊断。介绍了超声心动图类型和应用范围。阐述了常见先天性心脏病、后天获得性心脏病的超声心动图表现和鉴别诊断。阐述了常见周围动脉及静脉疾病的超声表现和鉴别诊断。

【问题思考】

1. 对于肝脏肿块患者，可以采用哪些影像检查方法进行鉴别？其在鉴别诊断上各有何优势？

2. 对于急性腹痛的患者，应当如何针对性地进行超声检查？应用超声检查可排除哪些疾病？

3. 超声如何鉴别腹部包块来源于腹部器官还是腹膜后间隙？

4. 乳腺良、恶性肿块的超声声像图鉴别要点有哪些？

5. 乳腺和甲状腺肿块的纵横比，对鉴别包块良恶性有何意义？

6. 超声心动图检查与其他心脏影像学检查相比，具有哪些优势？

7. 如果超声心动图检查提示患者右心室增大，需要排除哪些疾病？

8. 判断法洛四联症患者的严重程度，最需要关注超声心动图检查的哪一个指标？

9. 超声如何快速判断所检查的四肢血管是动脉还是静脉？

参考文献

[1] 钱蕴秋.超声诊断学.2版.西安：四军医大学出版社，2008.

[2] 王纯正，徐智章.超声诊断学.2版.北京：人民卫生出版社，2006.

[3] 周永昌，郭万学.超声医学.6版.北京：人民军医出版社，2011.

[4] 徐智章.现代腹部超声诊断学.2版.北京：科学出版社，2008.

［5］葛均波，徐永健，王辰.内科学.9版.北京：人民卫生出版社，2018.

［6］任卫东，常才.超声诊断学.3版.北京：人民卫生出版社，2014.

［7］陈孝平，汪建平，赵继宗.外科学.9版.北京：人民卫生出版社，2018.

［8］王金锐.实用腹部超声诊断学.2版.北京：人民卫生出版社，2006.

［9］谢红宁.妇产科超声诊断学.北京：人民卫生出版社，2005.

［10］李胜利.胎儿畸形产前超声诊断学.北京：人民军医出版社，2004.

［11］刘延玲，熊鉴然.临床超声心动图学.2版.北京：科学出版社，2007.

［12］赵博文.心血管超声诊断学图谱.北京：人民军医出版社，2009.

［13］王新房.超声心动图学.4版.北京：人民卫生出版社，2009.

［14］任卫东，张玉奇，舒先红.心血管畸形胚胎学基础与超声诊断.北京：人民卫生出版社，2015.

［15］董凤群，赵真.先天性心脏病实用超声诊断学.2版.北京：人民军医出版社，2011.

［16］田家玮.心肌疾病超声诊断.北京：人民卫生出版社，2002.

［17］许迪，陆凤翔.临床超声心动图速查手册.南京：江苏科学技术出版社，2004.

［18］唐杰，温朝阳.腹部和外周血管彩色多普勒诊断学.3版.北京：人民卫生出版社，2007.

［19］中国医师协会超声医师分会.血管和浅表器官超声检查指南.北京：人民军医出版社，2011.

［20］Baugartner H, Hung J, Bermejo J, et al. Echocardiographic assessment of valve stenosis: EAE/ASE recommendations for clinical practice. J Am SocEchocardiogr, 2009, 22: 1-23.

［21］Penicka M, Vanderheyden M, Bartunek J. Diagnosis of heart failure with preserved ejection fraction: role of clinical Doppler echocardiography. Heart, 2014, 100 (1): 68-76.

第七章
超声新技术的临床应用及最新进展

【学习要求】

1. 掌握　目前超声热门新技术的概念、特点和临床应用。
2. 熟悉　介入超声、超声造影、超声弹性成像等超声技术的特征性超声表现。
3. 了解　超声新技术在未来应用的前景。

第一节　超声心动图新技术

一、声学定量

（一）基本原理

声学定量（acoustic quantification，AQ），又称心内膜自动边缘检测（automated border detection，ABD）。其原理是将未经滤波的超声数据分成血液与组织两部分，当计算机检测到沿扫描线上某一点的超声信号由血液变成组织或者由组织变成血液时，此点即被标为血液和组织的临界点，所有的临界点连接起来，就能自动显示血液/组织界面，即心内膜的轮廓。研究者在确定感兴趣区后，可实时地计算其面积及其变化率，从而得到心脏的泵血功能和心肌收缩力各项指标。

（二）操作步骤

此检查宜在透声条件较好的患者中进行。心房或心室的面积测定可在胸骨旁短轴切面或心尖区任一长轴切面进行。心房或左心室的容积测定仅取心尖切面。为了改善图像质量，ABD也可在经食管超声检查中进行。左室腔容积测定要求能清晰显示心腔全貌，包括心尖部。因右心室形态特殊，其容积不能用此法测定，但可用面积指标评价其心功能。测量前，应通过调整深度增益补偿（DGC）和横向增益补偿（LGC），使任何一方的心内膜都能清晰显示。然后启动边界显示开头，并使仪器自动勾画的心内膜轮廓与实际的心内膜重叠。用跟踪键圈出感兴趣区（ROI）的范围，即可测得上述各项心功能指标（图7-1）。在圈划感兴趣区时，必须包括整个心动周期全部所需要的心脏，使不需要的部分减小到最低限度。容积计算有Simpson法和面积长度法两种，可根据研究者要求任意选择。

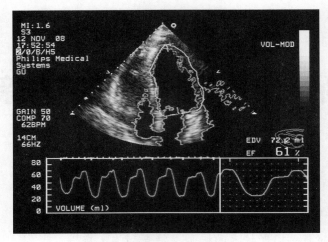

图7-1　AQ技术：勾画心内膜

（三）临床应用

用于心脏功能检测。反映左心室收缩功能的主要指标有心输出量（CO）、最大面积变化率和最大容积变化率等。反映左心室舒张功能的指标主要有面积变化率、容积变化率、峰值排空率、峰值充盈时间和舒张早期充盈量（VEFP）、舒张晚期充盈量（VAFP）、快速充盈相面积变化分数（RFFAC）、心房收缩期面积变化分数（AFFAC）、VAFP/VEFP和RFFAC/AFFAC等。

二、彩色室壁运动分析

（一）基本原理

彩色室壁运动分析（color kinesis，CK）是根据AQ技术的原理，从整体散射数据中识别心内膜边界，并与前一帧彩色不同，也即顺序显示了心脏收缩或舒张期开始到结束时心内膜的全部过程。每一次顺序显示结束后，原来的彩色自动消失，以便进入下一个显示过程。其结果是获得对应于每一个心动周期的彩色显示，描绘特定周期内室壁运动的时间-运动轨迹。

（二）操作步骤

根据背向散射数据中将心内膜运动的位移过程分类为组织或血液的原理，应用自动边缘检测技术，自动识别和实时跟踪心内膜和血液的界面。通常以橙色表示收缩期的开始，至收缩末期逐帧显示的彩色顺序为橙→黄→绿→蓝。反向运动区域通常以红色显示。收缩期不同时相逐帧显示色彩均叠加在收缩末期最后一帧图像中。

在CK检查时，可按以下步骤进行：①显示较为理想的二维图像，常用切面有心尖四腔心、二腔心、左心室长轴和左心室乳头肌水平短轴切面。②启动AQ系统，启动后适当地调节增益补偿，显示心内膜。③启动CK系统，启动后划定感兴趣区域。同时记录的心动图R波顶点为舒张末期，T波终点为收缩末期，显示RT间期的CK彩阶图，连续记录3～5个心动周期。④对所获图像和数据进行分析和计算。

（三）临床应用

CK技术最主要的临床用途是检测节段性室壁运动异常，在研究冠心病患者左心室功能和分析局部室壁运动过程中，一项关键的测量指标是确定每一节段室壁的运动量。在运动正常的节段，彩带色彩均匀，层次光整。在运动减弱的节段，彩带厚度变薄，层次不全，心内膜位移幅度和速度均减低。在运动消失的节段，彩带明显变薄甚至消失，心内膜位移幅度和速度甚低或难以测得。在矛盾运动的节段，正常的多层彩带消失，呈现红色色带，心内膜位移呈负向，幅度和速度亦减低。在急性心肌梗死的患者中，CK技术可用于识别存活心肌抑或坏死心肌。多巴酚丁胺负荷试验中行CK检测，存活心肌的心内膜位移幅度增高，停药后即消失，而坏死心肌则无上述表现。伴有心功能不全时，显示心内膜位移面积减少，并有其他心功能指标的异常（图7-2，彩图见插页）。

目前，CK技术除了用于实时检查冠心病的节段性室壁运动异常，对于脱机分析超声心动图负荷运动试验结果也很有帮助。有时候通过发现局部心肌运动的时相异常，对于心脏传导障碍的诊断也可能有帮助。另外，在培训医务人员了解认识超声心动图如何评估及解释室壁运动方面，也是一种有效工具。

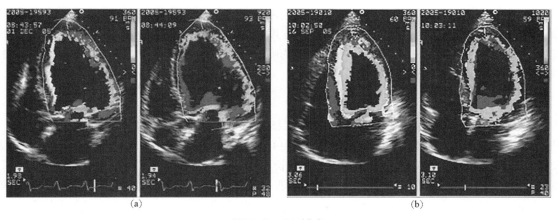

图7-2　CK技术

（a）为正常心肌运动；（b）为心肌梗死后患者心肌运动，彩色带变窄，甚至仅剩红色窄带，显示室壁运动减弱

三、斑点追踪超声心动图

（一）原理

斑点追踪超声心动图（speckle tracking echocardiography）是利用超声斑点追踪技术，在二维超声图像基础上，在室壁中选定一定范围的感兴趣区，随着心动周期，分析软件根据组织灰阶自动追踪上述感兴趣区内不同像素的心肌组织在一帧帧图像中的位置，并与第一帧图像中的位置相比较，计算整个感兴趣区内各节段心肌的位移大小（图7-3，彩图见插页）。由

于斑点追踪技术与组织多普勒频谱无关，因此不受声束方向与室壁运动方向间夹角的影响，没有角度依赖性，因此斑点追踪超声心动图能更准确地反映心肌的运动。

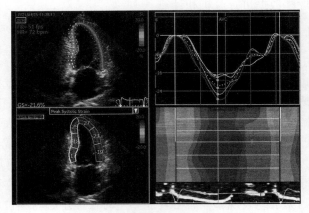

图7-3　正常心肌二维斑点追踪

（二）显示方式

1. 速度向量成像

速度向量成像（velocity vector imaging，VVI）是利用斑点追踪技术观察心肌活动状态的一种有效方式，可以在心肌任意感兴趣的区域显示它们的矢量信息——带有方向和速度的量。箭头的方向代表向量的方向，长短表示速度的大小。速度向量非常直观地显示了心肌在心动周期中收缩和舒张的过程，特别在激动的顺序，心肌的同步协调，各节段的活动一致性方面具有很客观和重要的价值。

2. 应变显示

斑点追踪超声心动图通过测量组织的位移，可计算出心肌组织的应变。应变（strain）在物理学上指物体的相对形变。线性应变可用Lagrangian公式表示为$S=\Delta L/L_0=(L-L_0)/L_0$，式中，S为应变；$L_0$为初始长度；L为改变后的长度值；$\Delta L$为长度的改变量。S为正值，表示长轴方向的伸长或短轴方向的增厚；S为负值，表示长轴方向的收缩或短轴方向的变薄。心肌应变指心肌在外力作用下极小的变形，可用来评价局部心肌的收缩与舒张功能、血供情况、心肌活力等。应变显示包括显示室壁纵向应变、室壁径向应变、心脏左心室短轴圆周方向应变。

3. 旋转角度显示

测量心肌的旋转角度时，在心脏短轴二维图像室壁上勾画感兴趣区，利用斑点追踪技术的分析软件自动追踪组织中各点在心动周期的运动轨迹，以心脏左心室短轴中心为假想圆心，计算感兴趣区中各节段心肌的转移角度，从心尖向心底方向观察，二尖瓣水平左心室短轴是顺时针旋转，心尖部左心室短轴是逆时针旋转。

（三）临床应用

1. 定量评价心肌各节段的收缩和舒张功能

心肌应变与心肌的收缩和舒张功能密切相关，心肌应变测量的是心肌各节段的形变，能准确评估心肌收缩和舒张功能。

2. 定量评价心肌缺血

在缺血性心脏病中，局部心肌的缺血导致局部心肌的运动异常，心肌应变能够客观反映出心肌缺血时心肌局部收缩功能。

3. 测量旋转角度的临床应用

心脏有内、外两层螺旋形肌束，这使心脏在运动过程中有一个旋转运动。从心尖向心底方向观察，收缩期左心室心尖部逆时针方向转动，同时基底部顺时针方向转动；等容舒张期存在与上述相反的反旋转。研究证明，斑点追踪技术可以通过测量左心室旋转角度来评价心脏收缩和舒张功能。

（四）局限性及应用前景

1. 局限性

① 斑点追踪超声心动图要求清晰的二维图像，图像质量影响其追踪测量，在肺气肿、肥胖等二维图像不清晰的患者成像的准确性受到限制；②只有高帧频斑点追踪技术才能反映各时间点心肌节段的运动信息。

2. 应用前景

随着超声影像技术的不断发展，斑点追踪超声心动图将得到进一步发展、完善，实时的二维、三维斑点超声心动图将为观察心肌运动、诊断心肌缺血、定量评价局部心肌功能提供更为准确的方法。

第二节　超声弹性成像

1991年，Ophir 等首次提出超声弹性成像技术，作为一种全新的成像技术，近年来发展迅速，得到了临床医师的广泛关注。

一、超声弹性成像的基本原理

超声弹性成像（ultrasonic elastography）是根据各种组织的弹性系数不同，以二维超声为基础，将多种不同的影像技术相结合进行成像的一种新技术，被称为继 A 型、B 型、D 型、M 型之后的 E 型超声模式。其基本原理是：对组织施加一个内部（包括自身的）或外部的动态或者静态/准静态的激励，在弹性力学、生物力学等物理规律作用下，组织将产生一个响应，例如位移、应变、速度的分布产生一定改变。利用超声成像方法，结合数字图像处理的技术，可以估计出组织内部的相应情况，从而间接或直接反映组织内部的弹性模量等力学属性的差异。

实时组织弹性成像将组织受压前后回声信号移动幅度的变化转化为实时彩色图像，以色彩对不同的组织进行弹性编码。在相同的外力作用下，弹性系数大的组织产生的应变较小，显示为蓝色；弹性系数小的组织产生的应变较大，显示为红色；弹性系数中等的组织显示为绿色。

二、超声弹性成像的分类

Taylor等按照激励方式将超声弹性成像技术分为3类：压迫性弹性成像、间歇性弹性成像和振动性弹性成像。

Kallel等首次提出压迫性弹性成像的技术方法，即通过操作者手法施加一定的压力，比较被测组织受压前后的变化，得到一幅相关的压力图。手法加压操作简单，但受人为因素影响较多，产生的应变和位移会随施加压力的大小、压放频率的不同而不同。

Catheline等提出了间歇性弹性成像技术，即给组织施加一个低频的间歇振动，从而造成组织位移，再利用组织反射回来的超声波去观察组织的移动位置。通过该技术可以得到感兴趣区域中不同弹性系数的组织的相对硬度图。

Fatemi等提出了超声激发振动声谱成像，后被称为振动性弹性成像。该技术是将一个低频率的振动作用于组织，并在组织内部传播，最终产生一个振动图像并通过实时多普勒超声图像的形式表现出来。

三、超声弹性成像的临床应用

超声弹性成像已在多个领域显示了它的优越性，具有广阔的应用前景。目前应用于临床的弹性成像检查方法主要有：实时组织弹性成像技术、瞬时弹性成像技术、实时剪切波弹性成像技术（剪切波弹性成像技术）、超高速剪切波成像技术及声辐射力脉冲成像（ARFI）技术。这些已被广泛应用于乳腺、心脏、血管、甲状腺、前列腺、肝脏等多个领域（图7-4～图7-7）。

1. 实时组织弹性成像（real-time tissue elastography，RTE）

RTE为典型的助力式弹性成像方法。检查者需手动施加一定压力并保持一定振动频率，比较感兴趣区病变组织与周围正常组织在加压过程中的弹性差异。根据组织弹性应力不同估

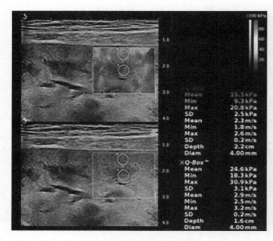

图7-4　肾脏弹性成像

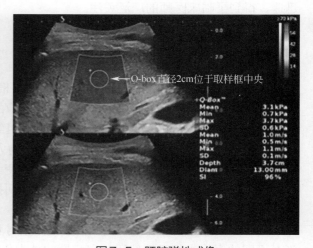

图7-5　肝脏弹性成像

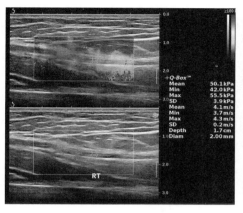

图7-6 神经弹性成像

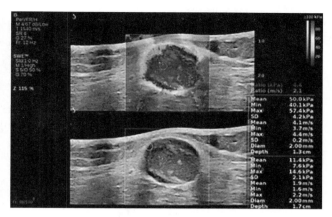

图7-7 神经鞘瘤弹性成像

计其内部不同位置的位移变化，计算出组织变形率，再通过灰阶或彩色编码成像。蓝色到红色表示感兴趣区组织从"硬"到"软"的变化。RTE主要应用于可压缩的表浅器官，如乳腺、甲状腺等。

2. 瞬时弹性成像（transient elastography，TE）

TE是通过超声波测量剪切波在肝组织中的传播速度来推算其硬度。原理是剪切波在组织中的传播速度与组织硬度相关，在不同硬度组织中的传播速度不同，硬度越高，传播速度越快，传播速度可衡量组织的硬度。主要用于肝脏硬度测量，诊断肝脏纤维化和肝硬化。

3. 剪切波弹性成像（shear wave elastrography，SWE）

SWE是通过超声换能器发射聚焦声辐射脉冲，作用于组织的感兴趣区，使组织颗粒横向振动产生剪切波，仪器通过采集剪切波，从而计算出剪切波速度或杨氏模量值，从而应用于组织硬度的定量评估中。目前被广泛应用于乳腺、甲状腺、肝脏、肾脏、前列腺及血管等疾病的评估及诊断中。

4. 超高速剪切波成像（super sonicshear imagine，SSI）

SSI技术是近年较新的ARFI技术，采用马赫锥原理通过发射声辐射脉冲对组织施加压力，可在组织中产生足够强度的剪切波。通过超高速成像技术探测剪切波（获取剪切波信息速度最高可达20000MHz），得到剪切波超高时间分辨力图像，以彩色编码技术实时显示组织弹性图，并通过定量分析系统测量组织的杨氏模量值。杨氏模量是应力与应变的比值，其中应力的单位为kPa。它能反映组织的弹性，该值越大则组织硬度越大。该技术对操作者临床经验要求较高，目前研究应用较少。

5. 声辐射力脉冲成像（acoustic radiation force impulse，ARFI）技术

ARFI成像原理为通过超声探头脉冲激励产生声辐射力，声辐射力推动组织局部产生应力，组织发生纵向应变，同时产生横向传导的剪切波，仪器分别采集这两种信息进行成像：采集纵向应变参数形成弹性图像，即VTI；追踪测量剪切波传播速度 V_s，以其数值对组织进行弹性硬度定量，即VTQ。VTQ技术即通过剪切波的速度值（SWV）对组织弹性进行定量评价，以m/s为单位。组织硬度高，剪切波在组织内传播速度增快，则SWV值大；相反组

织硬度低，SWV值小。

ARFI技术目前共有3代：第一代ARFI技术，具有VTQ一种成像模式，仅能用于腹部器官弹性值定量测量。第二代ARFI技术可用于腹部及浅表器官，具有VTQ和VTI两种成像模式，但仅能对病灶内部某一点弹性参数进行定量测量，对于内部弹性参数分布不均的病灶测量存在困难，且重复性较差。第三代ARFI技术被称为VTIQ"鹰眼"技术，能进行单幅图像多次测量，重复性更佳；将定性及定量剪切波测量合为一体，更能直观地对感兴趣区进行显示；取样框大小最小为1mm×1mm，对小病灶进行更精准的测值。目前主要应用于甲状腺、乳腺、睾丸、涎腺等浅表器官。

第三节 介入超声与超声治疗

超声医学是现代医学发展中最令人瞩目的学科之一，其涉及范围已从传统的超声影像学诊断逐步扩展到治疗领域。介入超声（interventional ultrasound）是在超声成像基础上为了进一步满足临床诊断和治疗需要而发展起来的一门新技术。就目前的情况而言，超声引导下的各种穿刺与治疗（穿刺活检、抽吸、引流、注药治疗、微波与射频治疗等）、腔内超声（经食管超声、血管内超声、经直肠超声、经阴道超声以及超声胃镜等）、术中超声、高强度聚焦超声等均应属于介入超声范畴。

介入超声的概念是在1983年哥本哈根世界介入超声学术大会上才被正式提出和确定的。经过近40年的发展，理论体系逐步成熟，技术项目日渐丰富，应用领域不断拓展，基本成为一个独立的学科体系。作为一门新兴的学科，介入超声医学改变了传统的医疗模式，是常规超声显像、介入诊疗技术、现代生物信息技术与临床全面融合，并朝着规范化、精准化、智能化、前沿化方向发展的学科，在临床医学中占据越来越重要的地位，既具有广阔的发展前景，又面临巨大的挑战。相信在21世纪精准医学时代，介入超声医学将在基础和临床诊疗过程中发挥更重要的作用，提高诊治水平，为广大患者服务。

一、介入超声的发展与人才培养

介入超声作为一个多学科交叉的新兴学科，涉及影像学、外科学、内科学、肿瘤学、病理学、解剖学、物理学、工程学、信息学等多领域的知识，所选人才的受教育背景要具有广泛性。

介入超声人才应具备以下基本素质：①丰富而扎实的临床医学知识；②熟练的超声检查及诊断能力；③其他影像学的基本知识；④熟练的介入操作技能；⑤良好的医学科学研究能力；⑥团结一致的精神和坚韧不拔的毅力；⑦在发展介入超声技术的某个环节或者某些方向突破创新的能力。

二、超声引导下穿刺技术

超声引导下穿刺是指在实时超声的监视和引导下进行穿刺活检、抽吸、引流、插管、注药治疗等各种临床操作（图7-8～图7-11）。超声显像具有实时显示、引导准确、操作简便、费用低廉等众多优点。概括起来超声引导下穿刺术与X线、CT、MRI等其他影像学引导技术相比，具有以下优势和特点：①引导准确；②简单方便；③安全可靠；④费用低廉。

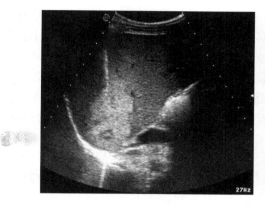
图7-8　肝占位穿刺活检

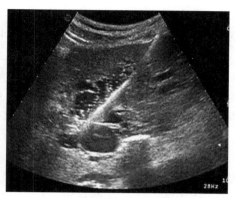
图7-9　经皮肝穿刺胆道引流（PTCD）

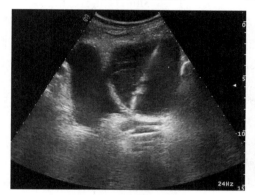
图7-10　盆腔包裹性积液穿刺置管

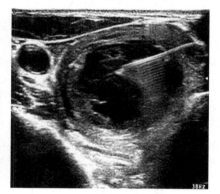
图7-11　甲状腺囊性结节穿刺

（一）仪器与操作技术

1. 超声导向仪器

超声引导下穿刺的准确性需要借助特殊的穿刺导向装置，特别是对于深部较小的病灶或靶目标。使用穿刺导向装置可实时显示和选择穿刺路径，引导穿刺针安全、准确地进入靶目标内。

多数超声仪器制造厂家均提供与超声仪器配套的穿刺导向装置。大体可分为以下两大类：

（1）**穿刺探头（puncture probe）**　为与相应超声仪器配套的特制专用探头，依制造厂家不同其形状各异。专用穿刺探头常常为线阵探头，在探头中央或一端有一供穿刺用的V形凹槽。由于专用穿刺探头适用范围受限、无法实时观察进针过程和显示针尖的确切位置、价格昂贵等缺点，目前临床已很少使用。

（2）**穿刺架（puncture adapter）**　又称穿刺适配器，是目前最常使用的穿刺引导装置。穿刺架通常由固定部件、导向部件和不同规格型号的针槽三部分组成。固定部件用于将导向装置固定在探头上，拆卸十分方便。导向部件有固定式和可调式两种。穿刺针槽有的直接刻在导向部件上，有的为可拆卸式并有多个型号，可根据穿刺针型号及粗细进行选择。

2. 针具与导管

（1）针具　针具包括穿刺针及其相应配件。根据穿刺目的和用途，针具有很多种类，且各个厂家生产的用于同一目的的针具也不尽相同。穿刺针通常由针芯与针鞘组成。针芯为实心钢针，根据其用途针尖形状可为斜面、圆锥或棱形状。用于活检的穿刺针，为了更有效地获取组织，针芯前段常被制成沟槽状或螺旋状。针鞘为薄壁不锈钢管制成。其端口可为斜面、平头或叉状。用于置入导丝的端口较钝，用于组织活检的端口则十分锋利。依据不同目的，针鞘的前段有的还有侧孔。针芯与针鞘均有针柄，其形状各异，有的直接与特制注射器相连。

（2）导管　穿刺引流时常需要置入引流管。引流管分为普通胶管与塑料管（高分子聚合材料如聚乙烯、聚氟乙烯等）。依据用途和生产厂家不同，其结构和外形不一。有的为直管，有的前端呈猪尾巴状、S形或伞状等，有的前端还有侧孔。目的主要是防止引流管脱落和保证引流通畅。引流管的规格依其外径的粗细以F表示（1F=1/3mm）。但要注意，相同规格的导管，由于其材质与壁厚不同，内径可能存在较大差异。

（3）常用穿刺针具与导管　目前，国内市场上各类型穿刺针具与导管多达数十种，可谓种类繁多，但从穿刺目的和用途上进行分类，大致可分为普通穿刺针（抽吸、注药等）、穿刺活检针与穿刺置管针三大类。下面就临床常用的几种穿刺针具作一简要介绍：

① 普通穿刺针：临床使用最普遍的有PTC针或Chiba针（千叶针）。其用途广泛，可用于穿刺针吸活检、含液病变的穿刺抽吸、局部药物注射治疗以及胆道、肾盂等穿刺。其结构简单、操作方便，穿刺到达靶部位后，抽出针芯，连接上注射器就可进行相应操作。如配以导丝、扩张管和引流管，可进行穿刺置管等操作。

② 穿刺活检针：活检针可分为两大类：一类为抽吸式活检针，如Sure-cut针、Sonopsy-C1针、Vacu-cut针等；另一类为无需负压的切割式活检针，如Tru-cut针、槽式活检针等。自动活检枪具有操作简单、穿刺成功率高、标本质量好、穿刺并发症少等特点，可用于肝、肾、前列腺等多种器官及组织病变的活检。

活检针类型及规格的选择主要取决于临床穿刺目的及靶目标的大小。对于弥漫性病变，宜选择较粗的切割式活检针，如16G的Tru-cut针或改良Tru-cut针配套活检枪。对于实性占位性病变，一般使用20～22G的细针，抽吸式或切割式均可。

③ 穿刺置管针

a. 套管法：通常采用套管针进行，用于穿刺抽吸、冲洗或置管引流。套管针由金属穿刺针和塑料外套管组成。穿刺进入液腔后，向前推进外套管的同时退出金属穿刺针即可。为了防止引流管脱落，金属穿刺针抽出后，有些引流管前端自然卷曲呈猪尾状。部分导管前端有多个侧孔，以保证引流通畅。

b. 导丝法：除套管针外，还有一些用于穿刺置管的专用器具，如Cook-Cope胆系引流系统、Cook-Cope造瘘系统等。这些系统主要由普通穿刺针（PTC针或Chiba针）、导丝、扩张管、引流管等配套组成。以Cook-Cope胆系引流系统为例，使用时，先在超声引导下进行胆道穿刺，成功后抽出穿刺针芯，沿针鞘置入导丝进入胆道，拔出穿刺针鞘，循导丝插入扩张管，扩张通道后置入引流管，确认引流管成功进入胆道后，再退出导丝，固定引流管。

（二）穿刺适应证与禁忌证

1.适应证

超声引导下穿刺由于具有简单、安全、准确、微创、并发症少等优点，临床应用十分广泛。原则上，凡超声能够清晰显示的病灶或结构，如果临床需要，同时又无禁忌证的患者，均可进行。如临床诊断不明需做病理学检查；胸水、腹水、囊肿等需抽吸、引流、诊断和治疗；病灶需局部注药治疗（如肿瘤）；胆道梗阻需造影进一步明确诊断或引流、肾盂积水需造瘘等。

2.禁忌证

（1）患者无法配合，频繁咳嗽、躁动等。

（2）患者有严重出血倾向。

（3）病灶紧邻重要脏器结构或大血管，或穿刺进针路径上有重要脏器结构或大血管而又无法规避。

（4）动脉瘤、嗜铬细胞瘤、肝脏表面的血管瘤或癌结节及胰腺炎等不宜进行穿刺。

三、术中超声

术中超声主要包括术中超声引导定位、经食管超声心动图引导介入手术。经食管超声心动图可以避免经胸超声气体干扰，在介入心脏手术中做到术前评估、术中引导、术后评估。经食管超声心动图术中引导介入手术包括：房间隔缺损封堵术、室间隔缺损封堵术、动脉导管封堵术、卵圆孔未闭封堵术、左心耳封堵术等。

四、超声引导下热消融治疗

超声引导下热消融治疗的方法主要有射频消融、激光消融、微波消融以及高强度聚焦超声，共同特点是通过热能对患者体内的病变组织细胞进行破坏，促进组织细胞产生热变性与凝固性坏死，然后坏死组织会逐渐被机体所吸收，实现局部灭活病灶的治疗效果。主要应用于甲状腺结节、肝癌、子宫肌瘤、子宫腺肌症等消融。随着技术的不断进步，超声结合CT、MRI等技术，可以更加精准定位，达到更好的治疗效果。同时，超声造影的应用可以术前、术后即刻评估治疗效果。

五、临床应用

（1）**穿刺置管**　①胸水、腹水、心包积液等穿刺置管引流；②PTCD置管等。

（2）**穿刺活检**　肝、肾、甲状腺、乳腺、前列腺等占位性病变穿刺活检。

（3）**热消融**　甲状腺结节、肝脏占位、子宫肌瘤等消融。

（4）**囊肿硬化治疗**　肝囊肿、肾囊肿及巧克力囊肿等硬化治疗。

（5）**术中超声**　术中超声引导定位、术中经食管超声心动图引导心脏介入治疗。

第四节 超声造影的临床应用

1968年，Gramiak首次用生理盐水与靛青绿混合振荡液，经心导管注射，实现了右心腔显影，开创了超声造影（contrast-enhanced ultrasound，CEUS）的先河。随着造影剂的不断发展、超声仪器分辨率的提高以及新型超声成像技术的应用，超声造影的应用范围日益扩展。

超声造影——
医学超声的第
三次革命

一、超声造影剂的分类

目前常用的超声微泡造影剂可大致分为三代：

（1）**第一代造影剂** 包裹空气的微泡。微泡大小及变形性与红细胞相似，经静脉注射可自由通过肺循环。

（2）**第二代造影剂** 微泡造影剂内包裹的气体与第一代声学造影剂不同，主要为高分子量、低血液溶解度的氟碳类或氟硫类气体。该类微泡造影剂在血液中的稳定性明显高于含空气微泡造影剂，其声学造影剂效果优于第一代造影剂。

（3）**第三代造影剂** 特殊用途的微泡造影剂。主要是通过对微泡外壳的改造，将特异性配体连接到微泡造影剂表面，通过血液循环使之到达感兴趣的组织或器官，选择性地与相应受体结合，从而达到应用微泡靶向诊断与治疗的作用。可用于血栓、炎症、肿瘤的诊断，以及基因或药物的靶向传输等。超声分子成像是超声造影技术一个新的研究热点。

二、超声造影剂的声学特性

超声探头发出的是一组连续的超声波脉冲，造影剂微泡的外壳在超声波的连续推动下不断发生变形。在超声波正压的作用下，微泡被压缩；而在随后到来超声波负压的作用下，微泡又迅速膨胀。一般而言，在极低能量的超声波作用下，微泡的压缩-膨胀为非对称性变化，导致回波信号形态畸变，即意味着产生了与反射波频谱不同的谐波信号。造影剂微泡所产生的谐波要比周围组织所产生的谐波信号强几十倍甚至上百倍。因此，选择性接收谐波信号将有助于提高超声图像的信噪比，使得到的超声造影图像更为清晰，称为谐波成像，是超声造影的重要成像方法之一。当超声波能量继续增强，造影剂微泡被大量破坏，在释放瞬间高能量的同时丧失其声学特征。

三、超声造影方法及成像技术

1. 超声造影方法

（1）**造影剂给药途径**

① 静脉内注射：适用于左心、右心、心肌及肝、肾等全身血池超声造影。

② 主动脉内或心腔内注射：适用于左心导管或心脏外科手术中直接注射。

③ 冠状动脉内注射：适用于进行冠状动脉造影检查时经导管向冠状动脉内注射。

④ 腔内注射：适用于胃肠道、尿道、子宫腔、病理性窦道、瘘管内或某一病变处注射。

（2）**注射方法** 采用静脉注射造影剂，有两种方式：弹丸注射法和连续滴注法。以往多采用弹丸注射法，但连续滴注法可避免回声扩散和声影伪像，且有利于定量分析局部组织的血流灌注，是更为可取的方法。

2. 超声造影成像技术

随着造影剂的不断发展、超声仪器分辨率的提高，组织声学造影成像质量显著提高，但采用常规显影方式（基波、灰阶）所获得图像质量仍欠佳。为了提高声像质量，同时减少造影剂的用量、延长造影剂成像时间和避免声影等伪像的产生，增强造影剂显影的新技术应运而生。目前常用的有：

（1）**二次谐波成像（second harmonic imaging）** 微泡造影剂在声波的作用下能产生较强的二倍于发射声波频率的二次谐波。通过改变探头的接收频率，只接收微泡产生的二次谐波信号，从而提高微泡造影剂成像的敏感性。

（2）**间隙谐波成像（intermittent harmonic imaging）** 实际上是爆破谐波成像技术和触发式成像技术的联合应用，其机制为每隔一定时间探头发射一次声波，以减少声波对造影剂微泡的破坏，提高组织内微泡造影剂的浓度。声波辐射时，大量的微泡由于空化作用瞬间破裂，产生高强度散射回声，从而明显增强造影效果。

其他如闪烁成像、三脉冲序列反向脉冲成像、反向脉冲谐波成像、实时谐波成像、声波激发成像、次谐波成像、微血管成像等均能增强造影剂的显影。在实际运用时，常需根据具体情况，综合应用以上技术，方能获得满意的显影效果。

四、超声造影在临床中的应用

（1）**实性肿块良恶性鉴别** 见图7-12。

（2）**右心造影** 通过右心造影诊断卵圆孔未闭、肺动静脉瘘、肺静脉畸形引流等（图7-13）。

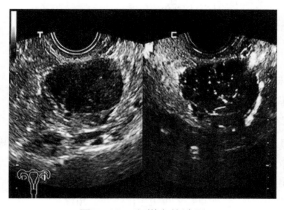
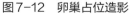
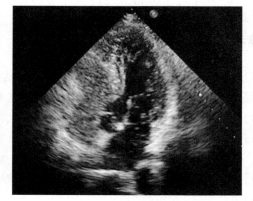

图7-12　卵巢占位造影　　　　　　　　　图7-13　右心造影

（3）**心肌造影** 冠心病心肌活性评估，心腔内占位性病变诊断等（图7-14）。

（4）**输卵管造影** 评估输卵管通畅情况（图7-15）。

（5）**消融前后评估** 通过造影评估消融后肿块活性及手术效果。

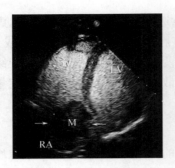

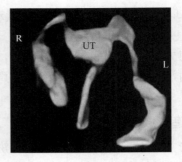

图7-14　心肌造影　　　　　　　图7-15　输卵管造影三维成像

RA—右心房；LV—左心室；M—心脏肿块　　　　　UT—子宫

肝脏超声造影（CEUS）
临床应用指南

肝脏超声造影报告
分类系统：LI-RADS 2016

（朱皖　谌芳群）

【本章小结】

　　本章介绍了介入超声、超声造影、声学定量与彩色室壁运动分析、超声弹性成像等超声新技术的基本原理和应用进展，从而了解未来医学超声技术发展趋势。

【问题思考】

1. 介入超声较传统介入有何优势？结合临床各专业，可运用于哪些疾病的治疗？
2. 超声造影如何鉴别实性占位性病变？
3. 超声弹性成像可运用于哪些疾病的诊断？
4. 声学定量和斑点追踪技术可为临床提供哪些有效信息？

参考文献

[1] 中国医师协会超声医师分会.中国介入超声临床应用指南.北京：人民卫生出版社，2017.

[2] 周永昌，郭万学.超声医学.6版.北京：人民军医出版社，2011.

[3] 刘延玲，熊鉴然.临床超声心动图学.3版.北京：科学出版社，2014.

[4] 袁丽君，邢长洋.二维斑点追踪成像技术应用于心肌定量分析的研究进展.中华医学超声杂志（电子版），2021, 18 (12): 1129-1131.

[5] 王新房.超声心动图学.4版.北京：人民卫生出版社，2009.

[6] 中国医师协会超声医师分会.中国超声造影临床应用指南.北京：人民卫生出版社，2017.

[7] Claudon M, Cosgrove D, Albrecht T, et al. Guidelines and good clinical practice recommendations for contrast enhanced ultrasound（CEUS）- Update 2008. Ultraschall in Med, 2008, 29: 28-44.

[8] Bamber J, Cosgrove D, Dietrich CF, et al. EFSUMB guidelines and recommendations on the clinical use of ultrasound elastography. Part 1: basic principles and technology. Ultraschall in Med, 2013 (02): 169-184.

第三部分

现代核医学诊断基础

第八章
核医学概论

【学习要求】

1. 掌握　放射性药物的特点及分类；SPECT/CT、PET/CT 工作原理和显像特点。
2. 熟悉　放射性核素示踪技术原理；核医学显像的特点；放射性药物的质量控制。
3. 了解　各种核医学仪器的特点。

第一节　核医学学科内容

核医学（nuclear medicine）是一门利用放射性核素及其标记物对疾病进行诊断、治疗和科学研究的学科。2020年全国医学专业学位研究生教育指导委员会明确核医学成为独立的二级临床医学专业学位点。

核医学学科分类及研究内容包括实验核医学和临床核医学两大部分。实验核医学有放射性核素示踪技术、放射性核素示踪动力学、体外放射分析、放射自显影术及活化分析技术等；临床核医学则以利用核医学的各种原理、技术和方法对疾病进行诊断和治疗为主要内容，随着学科的发展，临床核医学又逐步形成了亚专业核医学，如核心脏病学、核内分泌学、神经系核医学、肿瘤核医学、治疗核医学等（图8-1）。

第二节　放射性核素示踪技术

1934年，Hevesy 为了研究水分子在体内的平均停留时间，喝下了稀释重水。因为身体需要轻水，重水不会在体内消耗，因此只要测量最终排出的重水重量就能得知滞留时间，而通过排泄的比例变化也就能推测出身体的含水量。这个自体试验也是核素示踪技术第一次在临床科学的应用。

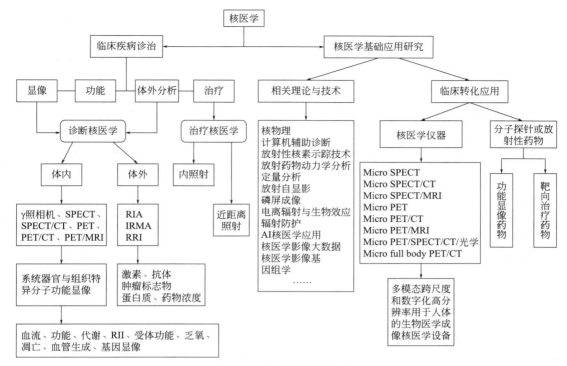

图8-1 核医学学科内容

一、放射性核素示踪技术的原理

示踪技术，就是为了显示特定物质的踪迹，在难以用直接检测方法观察某物质体内动态变化时，通常需要在该物质上引入放射性核素形成示踪剂，通过检测该示踪剂，间接反映该物质或其靶向的物质的体内代谢变化规律。放射性核素示踪技术是核医学显像、核医学诊疗技术和研究的方法学基础，它是以放射性核素或其标记物作为示踪剂，应用射线探测的方法来检查其体内外存在状态，以研究示踪剂在生物体内或体外的分布及其变化规律。放射性核素示踪技术的根本来源于两个特性：

1. 同一性

即示踪剂和相应的非标记物具有相同的化学及生物学性质。如用放射性同位素^{131}I来研究稳定性同位素^{127}I的分布和生物学行为等。

2. 可测量性

示踪剂中的放射性核素发出各种不同的射线，能够被放射性探测仪器所测定或被感光材料所记录，从而进行精确的定性、定位及定量测定。

二、放射性核素示踪技术的特点

1. 灵敏度高

放射性核素示踪法一般可测出的水平为$10^{-18} \sim 10^{-14}$g。而目前最精确的化学分析水平不超过10^{-12}g，这对于微量的生物活性物质测量具有特殊价值。

2. 方法简便、准确性好

采用各种类型的放射性探测仪器即可测量出示踪原子的数量，且不受其他非放射性杂质的干扰，因此，省略了许多复杂的分离、提纯步骤，也就减少了待测物化学量的损失。

3. 合乎生理条件

可使用低剂量（生理水平）放射性示踪物来研究物质在整体中的变化规律。如给大鼠注射1mg的药理剂量碘，1h后仅有5%～10%在甲状腺中固定，此剂量的碘大部分不能转变为有机碘化合物；而注射1μg以下的生理剂量的^{131}I时，大部分^{131}I在1h以内浓聚，而8～12h的过程中，几乎所有的^{131}I都定量地固定于甲状腺，由无机^{131}I转化为有机结合^{131}I。上述实验即可正确地反映甲状腺摄取碘的生理过程。

4. 定性、定量与定位

由于灵敏度高，化学量极少的示踪物质即可被探测器用来进行定量分析。采用核医学显像仪器如SPECT/CT、PET/CT、PET/MRI等可以探测放射性核素标记的示踪剂在体内脏器、组织或病灶的定位分布。用放射自显影技术可确定放射性标记化合物在动物组织体内或器官内的定位及定量分布，后一技术与病理组织切片技术结合起来可进行细胞水平的定位，与电子显微镜技术结合起来可进行亚细胞水平的定位观察等。

三、放射性核素示踪技术的类型

放射性核素示踪技术主要分为体内示踪技术和体外示踪技术两大类。体内示踪技术是以完整的生物机体作为研究主体，用于研究示踪剂在体内的吸收、分布、代谢、排泄等体内过程及其动态变化规律，如放射自显影技术。体外示踪技术是以从整体分离出来的组织、细胞或体液等简单系统为研究对象，又称为离体示踪技术。在临床核医学中，放射性核素显像和功能测定是最常用的体内示踪技术。体外放射分析是最常用的体外示踪技术。

第三节　放射性药物

放射性药物（radiopharmaceutical）是核医学持续发展的源泉，放射性药物的发展为核医学提供新的诊疗手段，而核医学在临床和研究中遇到的问题也对放射性药物提出了更高的要求，促使对放射性药物不断地探索创新，已形成了一门独立的分支学科——核药学。

一、放射性药物的基本概念

放射性药物是指分子中含有放射性原子，用于医学诊断、治疗和科研的放射性核素及其标记化合物。它与放射性药品概念不同，获得国家药品监督管理部门批准的具有批准文号、质量标准、规格标准和使用说明书，允许市场销售的放射性药物称放射性药品。放射性药物可以是放射性核素单质 [如氙（^{133}Xe）]，或其简单的无机化合物（如 $Na^{99m}TcO_4$、$Na^{131}I$），但大多数由放射性核素和非放射性被标记物质（一般称载体或配体）两部分组成。配体包括有机化合物 [如双半胱乙酯（ECD）等]、生物制品（多肽、激素、单克隆抗体等）、血液制品（红细胞、白细胞、血小板等）、抗生素等。

二、放射性药物的特点

放射性药物是一类特殊药物，具有以下特点：

1. 具有放射性

放射性药物主要利用其核素发出的射线达到诊断和治疗目的，归核医学科管理。但在放射性药物的制造、运输、贮存、制备过程中要严格执行国家制定的《放射性药品管理办法》等相关法规。

2. 不具备药理作用

放射性药物主要靠核素发出射线起示踪或治疗作用，微量的非放射性的配体主要起靶向作用，一般不具备普通药物的药理作用。

3. 不恒定性

放射性药物中的放射性核素都有其固定的半衰期，不仅放射性随时间增加而不断减少，其内在质量也不断变化。因此，在放射性药物的购买、储存和使用的时间方面，应考虑这一特性，尤其短半衰期核素，需对使用剂量做衰减校正。

4. 辐射自分解

储存过程中，放射性核素可能脱离被标记物，致使放射化学纯度及比活度改变；另外，某些被标记物对射线作用较敏感，在射线的作用下可发生化学结构变化或生物活性减弱、丧失，由此可能导致放射性药物在体内生物学行为改变。

5. 微量低浓

普通药物的一次用量多以 g 或 mg 计算，而放射性药物的引入量相对少得多，一般不用化学质量而用放射性活度表示。如 ^{99m}Tc 标记的放射性药物，一次静脉注射 370MBq（10mCi），其中 ^{99m}Tc 的化学质量仅为 $1.91 \times 10^{-9}g$，当溶液为 $1 \sim 10mL$ 时浓度仅为 $10^{-9} \sim 10^{-8}mol/L$。被标记物质组分也不过 mg 水平，因此几乎不会引起化学危害。

三、放射性药物的分类

放射性药物通常按照临床核医学的用途分为诊断用放射性药物和治疗用放射性药物两大类；按照使用方法分为体内放射性药物和体外放射性药物；按放射性核素的物理半衰期可分为长半衰期、中等半衰期、短半衰期和超短半衰期放射性药物；按放射性核素衰变类型可分为单光子、正电

常用的放射性药物的临床应用分类

子、β-粒子等放射性药物；按剂型可分为注射溶液、口服溶液、口服胶囊、气雾剂（气体、气溶胶）、胶体、颗粒悬浮制剂等。

核医学使用的放射性核素来源于核反应堆、回旋加速器、核素发生器。诊断用核素需要具备以下特征：最少的粒子发射、主要γ光子能量在100～500keV之间、物理半衰期大于准备材料到注射所需的时间、有效半衰期长于检查时间、合适的化学形式和反应、低毒性、产品的稳定性好。

1. 诊断用放射性药物

诊断用放射性药物按用途可分为脏器显像用药物（显像剂）和功能测定药物两类。显像剂通过服用或注射进入体内，特异性地聚集于靶器官或组织，所发出的γ射线穿出体外，利用显像仪器记录它在体内的位置及分布图像，并测量各组织器官中放射性活度随时间的变化情况以诊断疾病。示踪剂经各种途径引入机体后，将参与体内的某些代谢过程，选用脏器功能测定仪器测定有关脏器中的放射性随时间变化的动态过程，以评价其功能。诊断用核素主要是^{99m}Tc，占核医学诊断用药的80%以上。其他单光子放射性核素有^{81m}Kr、^{133}Xe、^{67}Ga、^{111}In、^{113m}In、^{123}I、^{201}Tl等，正电子放射核素如^{11}C、^{13}N、^{15}O、^{18}F、^{68}Ga、^{82}Rb等，还有少数单光子^{131}I药物既用于诊断又用于治疗。

2. 治疗用放射性药物

用于治疗的放射性药物主要由两部分组成，即载体和治疗用放射性核素。载体是指能将放射性核素载运到病变部位的物质，通常是小分子化合物或生物大分子，或某些特殊材料制成的微球或微囊等。治疗用放射性药物是指能够高度选择性浓聚在病变组织并产生局部电离辐射生物效应，从而破坏或抑制病变组织而发挥治疗作用的一类体内放射性药物。理想的体内治疗药物需要良好的物理特性和生物学性能，包括适合的有效半衰期、能量、射程及辐射生物效应等。主要有^{131}I、^{90}Y、^{89}Sr、^{153}Sm、^{32}P、^{198}Au、^{186}Re、^{2223}Ra、^{177}Lu等核素标记的化合物，用于甲状腺疾病、多种肿瘤、类风湿治疗等。从最初的^{131}I用于治疗甲状腺功能亢进症及甲状腺癌，^{89}Sr用于骨转移伴疼痛等，到近年来放射性治疗药物特别是^{177}Lu、^{223}Ra、^{225}Ac等核素的发展，陆续有治疗用放射性药物批准上市用于临床，例如：包括^{177}Lu-PSMA-617、^{225}Ac-PSMA-617在内的肽受体放射性核素疗法（PRRT），用于治疗转移性去势抵抗性前列腺癌。部分核素伴随β衰变放出γ射线而且能量（100～300keV）适合，便于通过SPECT显像探测药物的体内靶部位分布，如Na^{131}I、^{186}Re-HEDP、^{131}I-MIBG等。

四、放射性药物的质量控制

质量控制是药品生产管理规范的一部分，主要是通过取样和分析测试，对各个重要环节和最终制品的一些重要的质量指标进行经常的或定期的检测，以检查各个环节和最终制品的质量是否达到要求。

1. 物理鉴定

包括性状、放射性核素纯度及放射性活度。

（1）性状　绝大多数的放射性药物是无色透明的，少数呈半透明状（如^{99m}Tc-硫胶体），个别有颜色（如邻^{131}I马尿酸钠注射液为淡棕色液体）。还有个别为含有颗粒的悬浮剂，它们应具有大小适中的颗粒度，如^{99m}Tc-聚合白蛋白颗粒大小应该在$10 \sim 100\mu m$之间，颗粒度的检查一般使用光学显微镜或电镜检测。

（2）放射性核素纯度　是指所指定的放射性核素的放射性活度占药物总放射性活度的百分比。放射性药物中如果混有放射性核杂质，不仅会给患者增加不必要的辐射损伤，也可能影响显像的质量。如^{99m}Tc放射性药物的核纯度要求在99.9%上，是指^{99m}Tc淋洗液中其他放射性核素（主要指^{99}Mo）的放射性活度不超过0.1%。

（3）放射性活度（radioactivity）　是放射性药物的一个重要指标，使用前必须使用放射性活度计测量其活度。用药剂量不足会明显降低诊断质量或疗效，剂量过高则会使患者接受额外辐射剂量或治疗过度。比活度（specific activity）是指单位质量或体积的某种放射性物质的放射性活度。

2. 化学鉴定

包括pH值、放射化学纯度及化学纯度等。

（1）pH值　特定的pH值（$3 \sim 9$）对维持放射性药物的稳定非常重要。pH值的测定应采用精密pH试纸或酸碱度计检测，检测的pH值应该符合说明书的质量控制范围。

（2）放射化学纯度（radiochemical purity，简称放化纯度）　是指特定化学结构的放射性药物的放射性活度占总放射性活度的百分比。由于放射化学杂质可能对人体有害或者影响放射性药物的体内分布，因此要求放射化学纯度不低于$90\% \sim 95\%$。该指标是衡量放射性药物质量的最重要的指标之一，是常规质量控制项目。放化纯度测定法有纸层析法、聚酰胺薄膜层析法、快速硅胶薄层层析法、离子交换色谱法、高效液相色谱法以及凝胶电泳法。目前临床常用的是薄层层析法（thin-layer chromatography，TLC）。

（3）化学纯度（chemical purity）　是指特定化学结构化合物的含量，与放射性无关。过量的化学杂质存在可能对患者产生毒副作用，或影响放射性药物的制备和使用，如Na^{99m}TcO$_4$淋洗液中铝离子含量不得超过$10\mu g/mL$，过多的铝离子可能会和^{99m}Tc形成微胶体被肝、脾摄取影响显像质量。临床常用比色法来鉴定化学杂质。

3. 生物学鉴定

主要包括无菌、无热原、毒性鉴定和生物分布实验、药代动力学、内照射吸收剂量评估。

放射性药物必须是无菌、无热原。常用的方法是采用微孔滤过膜过滤法灭菌。其他灭菌方法如高压灭菌法、γ射线辐射消毒法以及环氧乙烷消毒法等。热原亦称为内毒素，是糖胺聚糖或微生物代谢产生的蛋白，目前主要通过在制备药物过程中严格无菌操作来预防，可用家兔法和试剂法查验，详见《中华人民共和国药典》。

放射性药物毒性包含被标记药物毒性和辐射安全性。被标记药物的一次性使用量很少，其化学毒性甚微，通常在获准临床应用前，已通过异常毒性及急慢性毒性试验。辐射安全性问题的评价指标是医用内照射量，其应用值要求符合国家有关法规的规定。

放射性药物体内生物学行为测定是获准临床使用前必须进行的工作。动物实验及放射自显影对放射性药物的生物活性检测有重要价值。

第四节　核医学仪器

核医学仪器是指在核医学诊疗中使用的能探测各种射线的仪器，它包括各种放射性探测仪器、显像仪器、剂量仪及用于防护的仪器。常由两大部分组成，即辐射探测器及对脉冲信号进行分析记录的电子测量装置和/或计算机装置。探测放射性核素的方法和仪器有很多，但基本原理都是基于射线与物质相互作用，如电离作用、光电效应、荧光现象、感光作用等。

一、γ照相机

γ照相机是核医学最基本的显像仪器，由探头（包括准直器、晶体和光导、光电倍增管等）、脉冲幅度分析器、信号分析及数据处理系统、显示及成像系统组成。γ照相机的探测原理也是其他核素显像仪的基本原理：引入人体的放射性核素发出的γ射线→晶体→荧光→光电倍增管光阴极→光电效应→光电倍增管光阳极→电脉冲→放大器→经计算转换成位置信号及能量信号→计算机处理→二维影像。

γ照相机为二维平面显像，是功能显像。γ照相机可进行静态及动态平面采集，因为γ照相机可以贴近体表，因而对于乳腺和甲状腺内结节的功能诊断更有优势。

二、SPECT、SPECT/CT

1. SPECT

单光子发射计算机断层显像仪（single photon emission computed tomography，SPECT），是γ照相机与电子计算机技术相结合的产物。它的数字化程度更高，并增加了探头的旋转装置及断层图像重建软件系统。探头能围绕躯体旋转360°或180°，从多角度、多方位采集一系列平面投影像，通过图像重建和处理，获得横断面、冠状面和矢状面的断层影像。SPECT按探头数目分为单探头、双探头和三探头。SPECT可进行静态、动态、断层、全身、门控采集。

2. SPECT/CT

为了弥补SPECT图像解剖定位信息不足的缺陷以及对γ光子进行精确的衰减校正，在SPECT上加装了X线CT系统。一种做法是在SPECT探头机架上安装一个简单的X线球管，对侧安装探测器。另一种做法是在SPECT机架后再并排安装一个多排螺旋CT（图8-2）。SPECT/CT具有SPECT和CT双重功能，一次显像可得到SPECT、CT及两者融合的图像，可用于全身各个系统疾病的诊断，全身骨显像、心肌灌注断层显像、肾动态显像、甲状腺显像等都有较高的临床应用价值。

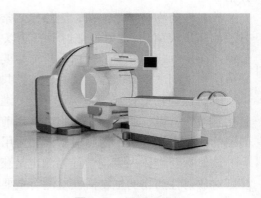

图8-2　SPECT/CT

三、PET、PET/CT、PET/MRI

将构成机体的基本元素的正电子核素（^{18}F、^{11}C、^{15}O、^{13}N）标记上葡萄糖、氨基酸、核酸、配体等形成显像剂，注射入人体内，通过PET、PET/CT及PET/MRI，在体外无创伤、动态地观察这些物质进入人体后的生理、生化变化，从分子水平显示活体的物质代谢、细胞增殖、受体分布、血流灌注及脏器功能等信息，并可进行定量分析，有助于疾病的早期诊断，因此，它们也被称为"活体生化显像"。PET是目前所有影像技术中最有前途的影像技术之一，是核医学发展的里程碑。

1. PET

正电子发射计算机断层显像仪（positron emission computed tomography，PET），主要由探测系统、电子学电路、计算机数据处理系统、扫描机架、图像显示和同步扫描床组成，其中探测系统是PET的最重要的组成部分，包括晶体、光电倍增管、电子准直、符合线路和飞行时间技术。

引入活体后的正电子发射性核素发射的β$^+$粒子，在体内湮灭辐射后同时发出两个方向相反、能量均为511keV的γ光子，被探测器接收，并按不同的角度分组，就得到各个角度的投影。通过置换成空间位置和能量信号，经计算机处理重建出示踪剂在体内的三维断层影像。

2. PET/CT

PET/CT是将PET和CT有机融合在一起的一体化的无创性影像检查设备（图8-3）。1998年，第一台专用PET/CT的原型机安装在匹兹堡大学医学中心，将CT图像转入PET计算机内为发射扫描数据提供衰减校正，然后获得PET图像和PET、CT融合图像，该技术实现了衰减校正与同机图像融合，可同时获得病变部位的代谢状况及精确解剖结构的定位信息，通过优势互补，产生了"1+1＞2"的效果。PET/CT的出现推动了分子核医学的快速发展。在肿瘤方面的应用很有优势，主要用于肿瘤的分期、疗效的监测、寻找肿瘤原发灶等。

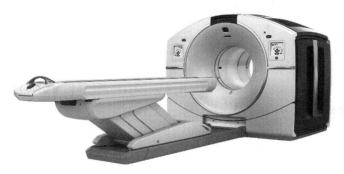

图8-3 PET/CT

3. PET/MRI

MRI与CT相比有更好的软组织对比度和空间分辨率，而且无电离辐射。PET/MRI的问世，提高了对神经系统、盆腹腔肿瘤等疾病的诊断及疗效监测的准确性，其在脑功能研究方面也具有很大的优势。

四、脏器功能测定仪

1. 甲状腺功能测定仪

甲状腺功能测定仪简称甲功仪，只有一个探头，主要由准直器、γ闪烁探测器、光电倍增管、前置放大器及定标器或计算机组成。主要用于测定甲状腺吸碘率，评价甲状腺摄碘功能。

2. 肾功能测定仪

肾功能测定仪又称肾图仪，由两套相同探头、计数率仪和一套自动平衡记录仪组成。通过记录、分析左右肾脏聚集和排泄放射性药物的时间 - 放射性曲线（即肾图），评价上尿路通畅情况及分肾功能等。

目前更常用的是核多功能测定仪，是由多套探头组成的功能测定仪，可同时测定一个脏器的多个部位或多个脏器的功能。核多功能测定仪的各个探头既可分别使用也可组合使用，完成多项不同的任务，达到一机多用的目的（图8-4）。

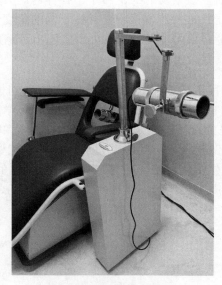

图8-4　核多功能测定仪

五、放射性药物合成、分装仪

1. 放射性药物合成模块系统

正电子药物合成模块系统以^{18}F-FDG合成模块最为常用，集成了靶水^{18}F离子富集与洗脱、脱水干燥、加热反应、纯化等功能，可通过电脑远程控制^{18}F-FDG合成。目前应用最多的是卡套式合成模块，即所有药盒集成到卡套上，这样可最大程度地保证整个药物生产过程中尽量避免接触细菌和热原。

2. 自动化正电子药物分装仪

可通过计算机控制步进电机、气动装置等机械模块进行自动化分装，并可自动化输出分装活度、抽取体积、抽取时间、抽取序号、操作者等参数，不仅可以尽可能地减少工作人员接受的辐射剂量，提高工作效率，同时也能保证药物分装的准确性与可重复性。

3. 单光子药物自动配制系统

近期中核高能（天津）装备有限公司与山西医科大学联合开发了集智能化、高精度、低辐射为一体的全自动单光子放射性药物自动配制设备（图8-5）。该设备可以提供精准稳定的放射性药物配制功能，不仅可实现自动淋洗、标记、分装，还具备自屏蔽、远程操控等诸多功能，具有安全、精准、高效等特点，可提升核药配制分装自动化、标准化水平，解决国内临床上单光子药物主要使用手工分装的现状，最大限度地降低操作人员的辐射吸收剂量。

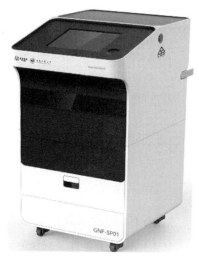

图8-5　放射性药物自动配制设备

4. ^{131}I自动分装仪

由储药罐及铅屏蔽防护装置、自动分装系统、内置活度计、计算机控制系统等部分组成，主要用于辅助医生实施甲状腺功能亢进症或甲状腺癌患者治疗量的自动化服药。操作员可以在本机界面或远程计算机设定样品的分配活度、体积和计划使用时间，系统会自动完成配药的全部过程，最大限度地降低操作人员的辐射吸收剂量。

第五节　核医学显像

一、核医学显像原理

核医学显像，又称为放射性核素显像（radionuclide scintigraphy），它是基于放射性核素示踪技术原理，利用能够选择性聚集在靶区（特定脏器、组织或病变）的放射性核素或其标记化合物，通过注射、口服或吸入等途径导入体内，然后用核医学显像仪器探测和记录放射性在靶区与邻近组织的浓度差，通过计算机成像技术即可显示出脏器、组织或病变的血流、功能、代谢、形态、位置和大小的一种显像技术。

用于显像的放射性核素或其标记化合物称为显像剂，不同脏器和目的的核医学显像需要不同的显像剂，不同的显像剂在相应脏器、组织和病变的选择性聚集的机制也不同（表8-1）。

表8-1　核医学显像定位机制及常用药物

显像机制	常用药物
细胞选择性摄取和排泄	^{201}Tl、^{99m}Tc-MIBI、^{99m}Tc-DTPA、^{131}I-邻碘马尿酸等
合成代谢	^{131}I、^{18}F-FDG
细胞吞噬	^{99m}Tc-硫胶体、^{99m}Tc-右旋糖酐、^{99m}Tc-植酸钠
通过化学吸附和离子交换	^{99m}Tc-MDP、^{18}F-NaF等

显像机制	常用药物
微血管栓塞	^{99m}Tc-MAA 等
特异性结合	^{99m}Tc-PSMA、^{68}Ga-DOTA-TATE、免疫显像等
循环通路或一过性通过	^{99m}Tc-RBC、^{99m}Tc-DTPA脑脊液显像
通透弥散	放射性气体^{133}Xe、^{81m}Kr 或放射性气溶胶^{99m}Tc-DTPA
趋化或拦截	^{99m}Tc-白细胞用于脓肿扫描、标记血小板定位受损的内皮、热变性红细胞用于脾功能亢进显像

二、显像类型

1. 根据显像采集的射线种类分类

（1）**单光子显像**（single photon imaging）显像剂中放射性核素发射γ光子，使用探测单光子的显像仪器（如γ照相机、SPECT）进行显像，是临床上最常用的核医学功能显像。

（2）**正电子显像**（positron imaging）显像剂中放射性核素发射正电子，使用探测正电子湮没辐射发出的一对能量相等（511 keV）、方向相反的光子的显像仪器（如PET、符合线路SPECT）进行的显像。主要用于代谢、受体和神经递质显像。

2. 据图像采集状态分类

（1）**静态显像**（static imaging）指显像剂在脏器或病变部位的分布达到相对稳定的状态时，通过核医学设备采集显像剂分布的显像。

（2）**动态显像**（dynamic imaging）指连续采集显像剂在体内脏器或病变部位随血流运行、摄取、吸收、排泄的过程。如肝胆系统显像、肾小球滤过率测定、胃排空显像、唾液腺显像等。

（3）**多时相显像**（multiphase imaging）将动态显像和静态显像联合进行，如骨骼三相显像（图8-6）。

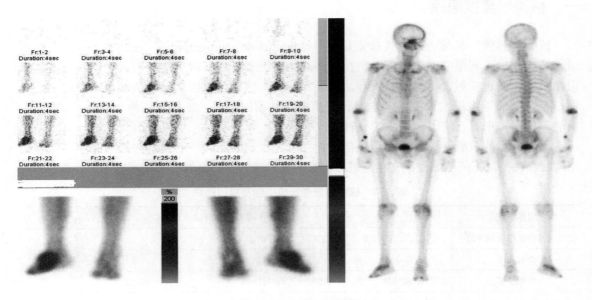

图8-6　骨骼三相显像

3.根据图像采集范围不同分类

（1）**全身显像（whole body imaging）** 显像剂引入体内后，进行全身采集，获取全身整体放射性分布信息的显像。

（2）**局部显像（regional imaging）** 显像剂注射后，图像采集局限于身体某一部位或脏器。该显像方式应用范围较广。

4.根据图像采集投影方式分类

（1）**平面显像（planar imaging）** 指将成像设备的探头置于体表一定位置，采集在探头投影方向上脏器放射性分布前后重叠而获得的二维影像。

（2）**断层显像（tomography）** 指将SPECT探头绕体表进行旋转采集多剖面信息，或用PET在躯体四周同时进行三维信息采集，此影像经过处理可以获得靶器官或病变的横断面、冠状面和矢状面等断层图像及三维立体图像。

5.根据显像剂摄取时机体状态分类

（1）**静息显像（rest imaging）** 指在受检者处于基础休息状态时，采集靶器官对显像剂的摄取和分布信息的显像，常与负荷显像匹配使用。

（2）**负荷显像（stress Imaging）** 指受检者在运动、药物介入状态下，采集靶器官对显像剂的摄取和分布信息的显像，用于探测静息显像不易发现的病变（图8-7）。

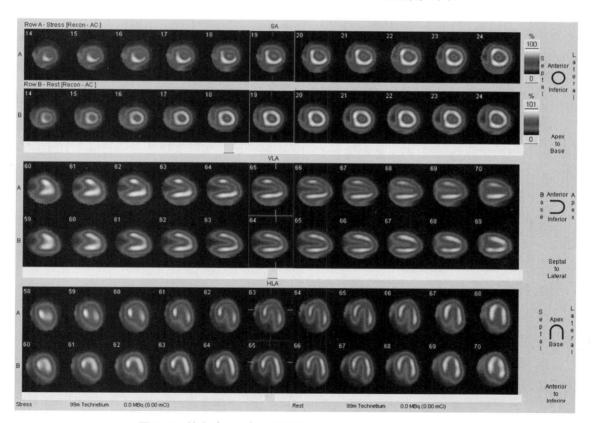

图8-7 静息（rest）和负荷（stress）心肌血流灌注显像

6. 根据病灶对显像剂的摄取能力分类

（1）阳性显像（positive imaging）　以病灶对显像剂摄取增加为异常指标的显像方法，又称为"热区"显像（hot spot imaging）。

（2）阴性显像（negative imaging）　以病灶对显像剂摄取减少或无摄取为异常指标的显像方法，又称为"冷区"显像（cold spot imaging）。

7. 根据图像采集的起始时间分类

（1）早期显像（early imaging）　指显像剂引入体内后2h内进行的显像，主要反映脏器或病变的血流灌注、血管床和早期功能状态。

（2）延迟显像（delay imaging）　指显像剂引入体内后2h以后或早期显像后延迟数小时、数天进行的再次显像。

以上显像方法分类是相对的，同一种显像方法从不同的角度出发，可以分成不同的类型。

三、核医学显像的特点

核医学显像是现代医学影像的组成之一，其与X线、CT和MRI等以反映解剖结构变化为主的检查有不同之处，但更多的是互补。

1. 核医学显像方式和内容

通过不同的显像剂和不同的显像方式反映脏器和病变的血流、功能、代谢甚至是分子水平的化学信息，如受体显像、基因显像等，有助于疾病的早期诊断、疗效观察和预后判断。同时它具有灵敏、简便、安全、无损伤等优点。几乎所有组织器官或系统的功能检查都可应用，如甲状腺显像、肺灌注显像、心肌灌注显像、肾动态显像及全身骨及肿瘤显像等。

2. 放射性核素动态显像

可通过连续采集获得显像剂在脏器内随时间动态变化的图像，通过勾画感兴趣区，生成"时间-放射活度曲线"，有助于观察脏器的功能随时间的变化以及脏器内病变和周围组织的差异。

3. 核医学显像的定量及半定量分析技术

可获得定量及半定量指标，如肾小球滤过率、葡萄糖标准摄取值（SUV）、心肌最大血流量、放射性受体密度等，这些指标能客观地评价脏器、组织和病灶部位的放射性变化，可作为指导诊断和疗效评估的重要指标。

4. 图像融合（fusion imaging）技术

可将CT、MRI解剖结构影像与核医学SPECT和PET获得的功能代谢影像相叠加（图8-8），更有利于病变精确定位和准确定性诊断。

5. 辐射剂量低

放射性核素显像所用的放射性核素物理半衰期（physical half life，$T_{1/2}$）短，显像剂化学量极微，患者所接受的辐射吸收剂量（absorbed dose）和化学量引起的毒副作用均极低，同时对于医务人员的外照射也很低。

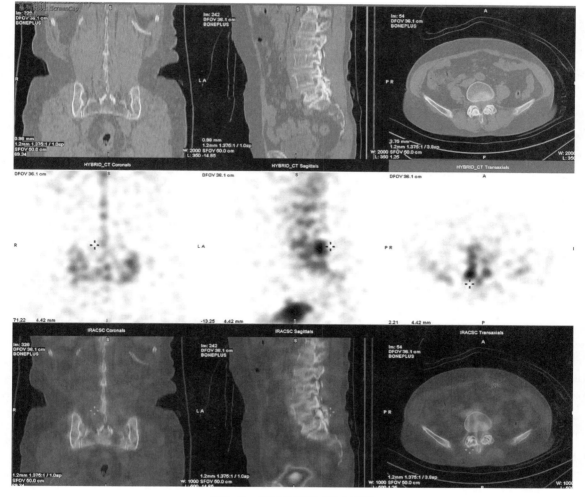

图8-8 SPECT/CT融合图像

（张庆）

【本章小结】

　　核医学包括实验核医学和临床核医学两部分。核医学的根基是放射性核素示踪技术，该方法灵敏度高，可以定性及定量。本章介绍了放射性药物的基本概念，包括定义、分类和与一般药物不同的特殊特点。介绍了核医学仪器的基本结构、原理，介绍了常用核医学显像仪器如SPECT、SPECT/CT、PET、PET/CT、PET/MRI的功能显像特点。介绍了器官功能测定仪（甲状腺功能测定仪、肾功能测定仪）等仪器。未来核医学的发展倡导多模态的显像，包括核医学与其他影像学的融合和核医学本身多样化的显像方式的融合。

【问题思考】

　　1.简述核素显像仪器基本结构、原理。

2. 简述核医学主要显像仪器的种类。

3. 简述放射性药物的定义、分类及其特点。

4. 简述放射性核素显像的特点。

5. 简述放射性核素显像常见的显像机制。

参考文献

［1］王雪梅.核医学.北京：中国医药科技出版社，2016.

［2］王荣福.核医学.9版.北京：人民卫生出版社，2018.

［3］黄钢.影像核医学.2版.北京：人民卫生出版社，2010.

［4］黄钢.核医学与分子影像临床操作规范.北京：人民卫生出版社，2014.

［5］Strauss HW, Mariani G, Volterrani D, et al. Nuclear Oncology–From Pathophysiology to Clinical Applications. New York：Springer, 2017: 1363-1400.

［6］Ahmadzadehfar H, Biersack H J, Leonard M, et al. Clinical Nuclear Medicine (2nd edition).Switzerland: Springer Cham, 2020.

第九章

SPECT/CT 功能显像

【学习要求】

1. 掌握 肿瘤显像、感染与炎症显像的原理和临床应用。
2. 熟悉 非特异性亲肿瘤显像的常用显像剂与体内生物分布。
3. 了解 骨科非肿瘤显像的应用、消化系统显像进展。

近年来，SPECT/CT作为一种双模态成像技术在临床应用的证据不断增加。SPECT/CT的主要优点表现为更好的灵敏度、更高的特异性以及准确描述疾病的定位和范围。SPECT/CT具有以下优势：扩展了影像检查的临床运用领域、准确实施半定量分析、实现个体化的诊断CT扫描、一站式提升医学检查的效价比。

第一节　肿瘤显像

一、放射性碘甲状腺癌显像

SPECT/CT大大改善了评估分化型甲状腺癌（DTC）的放射性碘显像的效能，联合使用治疗剂量和诊断剂量的[131]I显像，SPECT/CT改善了N和M分期，有助于风险分层和完善分期。从SPECT/CT获得的信息影响患者的管理，并有助于提供重要的预后信息。SPECT/CT新技术对改变目前甲状腺癌的管理方案和指南有很大潜力。

分化型甲状腺癌的诊疗简介

1. SPECT/CT放射性碘显像原理

DTC（甲状腺乳头状癌和滤泡状癌）及其转移灶保留有不同程度的主动摄取碘的能力，口服Na[131]I或者Na[123]I后行全身显像可显示其转移或复发灶，并由此判断转移癌是否适合[131]I治疗。由于转移灶的摄碘功能不如正常甲状腺组织，因此利用[131]I全身显像寻找转移灶之前常需通过手术切除绝大部分甲状腺或¹³¹I治疗去除残留甲状腺组织（简称"清甲"治疗），同时通过停服优甲乐2～4周或外源性注射重组促甲状腺激素（TSH）的方法提高TSH水平以增强病灶摄碘能力，提高对转移病灶的检出率。

2. 临床应用

¹³¹I SPECT/CT可准确区分平面显像上摄碘灶的性质。由于基于CT的衰减校正，与平面显像相比，SPECT/CT可以显示更多的病理活性灶。病灶的精确解剖定位更准确地将检查结果定为良性（甲状腺残留或正常生理分布）或颈部淋巴结、远处的转移（图9-1，彩图见插页）。根据SPECT/CT融合显像中CT和SPECT部分的分析，对转移病灶的大小和摄碘进行综合评估，可以了解对¹³¹I治疗反应的可能性，并指导对其他治疗方案的管理决策，如对大的转移病灶进行手术切除，或对不可切除的和不摄碘转移灶进行其他治疗。

诊断DTC转移灶的灵敏度为80%，特异性为96%。尤其是¹³¹I治疗剂量后3～7天的全身显像，不仅可显示术后残余功能性甲状腺组织，而且可能发现诊断剂量¹³¹I（3～5mCi左右）显像未能发现的转移灶，这对制订随访和治疗方案有重要意义。在第一次¹³¹I治疗时94%的小于0.9cm的摄碘淋巴结转移灶在治疗后被消除。

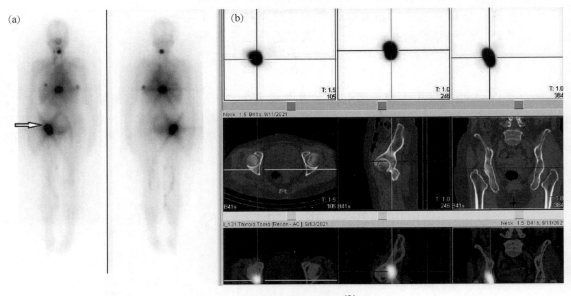

图9-1 甲状腺乳头状癌术后¹³¹I影像

（a）为全身显像；（b）为SPECT/CT融合图像

¹³¹I治疗前诊断剂量显像发现更多的转移灶从而改变了分期和治疗决策。在甲状腺全切除术后、第一次放射性碘治疗前进行¹³¹I SPECT/CT诊断，是为了完成手术后的分期并指导随后的¹³¹I治疗。在颈部区域，SPECT/CT对53/130（41%）的颈部病灶有增益价值，并描述了甲状舌管残余和甲状腺床残余的典型表现，在没有SPECT/CT的情况下，往往难以有把握地与颈部淋巴结转移相区分。使用SPECT/CT可以识别出561名患者中有14名发生（2.5%）咽旁转移；咽旁转移的存在与区域或远处转移有关。在SPECT/CT上识别咽旁淋巴结转移尤其重要，因为这些转移在常规颈部超声检查中很难被发现（图9-2）。还能发现之前未知的远处转移灶（图9-3）。

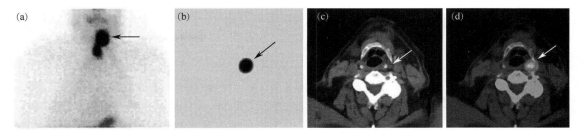

图9-2　一名71岁男性多灶性甲状腺乳头状癌治疗前 ^{131}I SPECT/CT扫描

左叶最大病灶3.0cm，侵出甲状腺，手术切缘阴性；切除了8个中央区和4个左侧转移淋巴结；pT$_3$N$_{1b}$Mx，Ⅱ期疾病。平面扫描（a）显示了颈部活动的两个病灶，在SPECT/CT［（b）～（d）］上，上病灶（箭头）对应于靠近舌骨角的一个小的碘摄取的颈部ⅡA区淋巴结（箭头）。颈部下方病灶位于甲状腺床，与残余甲状腺组织吻合

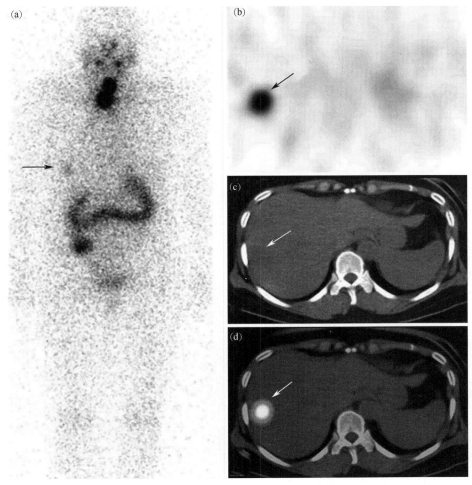

图9-3　患者56岁，诊断性 ^{131}I SPECT/CT显像

1.2cm的甲状腺乳头状癌，无包膜浸润，无甲状腺外侵犯，手术切缘阴性；中央区无淋巴结转移；pT$_{1b}$N$_0$M$_0$，Ⅰ期。平面扫描（a）显示颈部活性在SPECT/CT上定位于残留的甲状腺组织。在平面图像右下胸有一个微弱的摄碘灶。横断位SPECT（b）、CT（c）和融合SPECT/CT（d）显示肝脏有病灶活性，一个0.8cm的低密度病变在肝脏US和MRI上也得到证实，符合肝脏转移。重新分期为pT$_{1b}$N$_0$M$_1$，Ⅳb期。在治疗前的扫描中发现了未被怀疑的肝脏转移，因此进行高剂量 ^{131}I治疗，而不是低剂量 ^{131}I清甲。在200mCi ^{131}I治疗后6个月的后续 ^{131}I扫描证实肝转移治愈

二、^{99m}Tc-MIBI亲肿瘤显像

1. 原理

^{99m}Tc-MIBI是一种非特异性亲肿瘤显像剂，与肿瘤细胞膜和线粒体膜电位密切相关，注射后快速被肿瘤细胞摄取并滞留于其线粒体内而显影。此外，MIBI是P-糖蛋白多药耐药酶系统的酶作用底物，故^{99m}Tc-MIBI显像不仅可以诊断肿瘤，还能指导化疗及监测疗效。^{99m}Tc-MIBI全身影像可见口鼻腔、甲状腺、心脏及肝胆等正常摄取。全身显像出现病灶或肿块部位有异常放射性浓聚为异常，也可进行半定量分析评价。

2. 临床应用

（1）甲状旁腺功能亢进症　正常甲状腺和甲状旁腺均可摄取^{99m}Tc-MIBI，但正常组织对其清除速度较快，亢进的甲状旁腺组织滞留时间长。因此，用双时相显影技术可获得功能亢进的甲状旁腺影像。主要用于甲状旁腺功能亢进症的术前定位诊断。甲状旁腺显像诊断腺瘤的灵敏度主要取决于腺瘤大小及其代谢功能的活跃程度：一般重量10～15g者检出率为80%；重量>15g，阳性率可达100%，诊断的准确率可达90%～95%，高于超声和CT，是目前较好的诊断和定位的影像学方法。甲状旁腺显像可为手术提供病灶部位、数量、大小及功能等信息。约有10%的人群有异位甲状旁腺，大多位于气管后、胸骨后或纵隔内。显像时可见这些好发部位出现局限性显像剂浓聚区（图9-4），SPECT/CT显像对确诊异位甲状旁腺腺瘤尤其具有重要价值。使用移动式γ探头进行甲状旁腺腺瘤的术中定位最近得到了发展。手术前2h给患者注射小剂量的^{99m}Tc-MIBI，术者在手术过程中可以探测到活性较高的病灶。

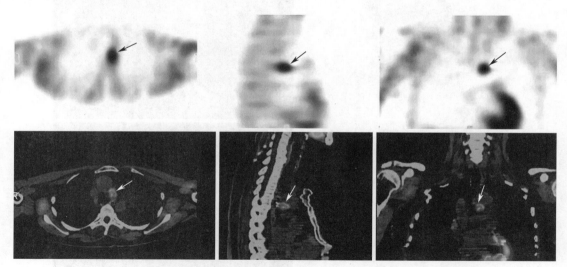

图9-4　主肺动脉窗内的异位甲状旁腺腺瘤SPECT和SPECT/CT融合图像

（2）乳腺癌　^{99m}Tc-MIBI显像对乳腺癌的诊断有肯定价值，呈单灶或多灶性，早期相和延迟相均可见显像剂滞留影像（图9-5）。同时，可以显示腋下甚至乳腺周围其他淋巴结及肋骨转移灶，有助于判断其分期。如果延迟显像剂清除较快，提示存在多药耐药（MDR）现象，可指导乳腺癌化疗的用药选择。

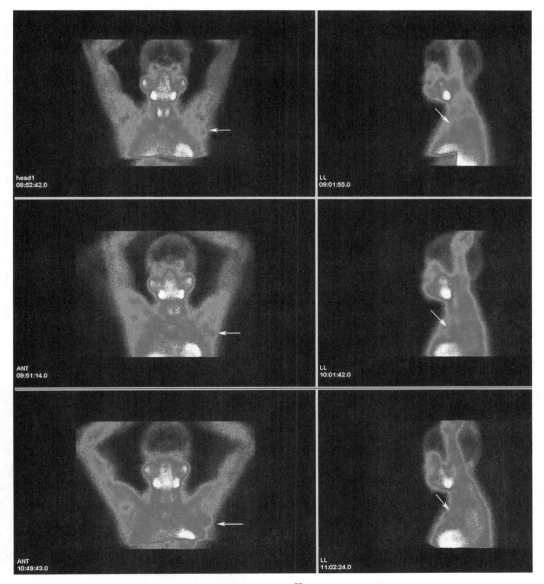

图9-5 左侧乳腺癌基线 ^{99m}Tc-MIBI显像

早期相及延迟相图像显示左侧肿瘤病灶摄取显像剂逐渐增浓

（3）**甲状腺癌** 甲状腺癌时，两叶甲状腺 ^{99m}TcO$_4^-$ 分布不对称，甲状腺病灶部位显像剂分布低于相应对侧部位。而 ^{99m}Tc-MIBI 显像相应部位放射性增高，或 ^{99m}Tc-MIBI 双时相显像，在正常甲状腺影褪去时，肿瘤部位依然摄取增高。注意，有些良性甲状腺肿瘤也会摄取 ^{99m}Tc-MIBI 增高并滞留，需要综合鉴别。该检查最大的价值在于阴性预测值接近100%。

（4）**多发性骨髓瘤** 研究表明 ^{99m}Tc-MIBI 摄取程度与骨髓恶性浆细胞增殖比例呈正相关，影像主要表现为弥漫型、混合型和局灶型三种类型（图9-6），因此能较好评估肿瘤负荷（范围＋程度）、发现骨髓外病变、评估疗效及监测复发。由于临床表现与甲状旁腺功能亢进症有重叠，临床上常在用于甲状旁腺功能亢进症显像时意外发现骨髓瘤（图9-7，彩图见插页）。

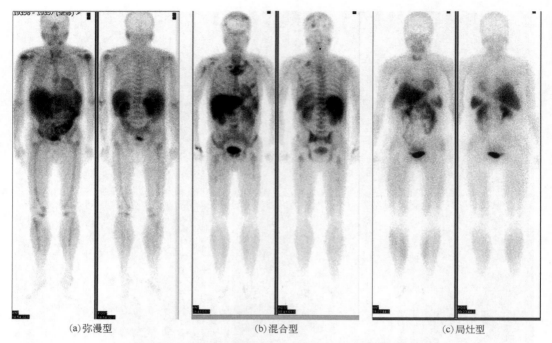

(a)弥漫型　　　　　(b)混合型　　　　　(c)局灶型

图9-6　多发性骨髓瘤^{99m}Tc-MIBI异常影像类型

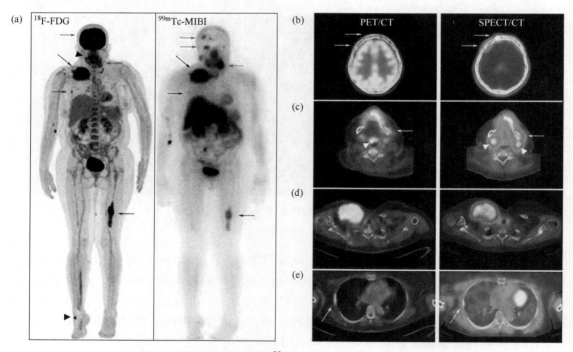

图9-7　骨髓瘤患者同期^{99m}Tc-MIBI与^{18}F-FDG对比

（a）颅骨和下颌骨左支的病变中，MIBI的摄取高于FDG的摄取（红色箭头）。右肋骨和左股骨远端病变中的MIBI摄取低
于FDG摄取（蓝色箭头）。FDG在口咽摄取与上呼吸道感染或生理性摄取（黑色箭头）有关，均未摄取MIBI。骨髓中弥
漫性FDG摄取（同期无MIBI摄取），与骨髓反应性增生有关。SPECT/CT对病变在颅骨（b）、下颌骨（c）、右锁骨伴有
连续软组织受累（d）和右肋骨（e）进行了精确定位

（5）**肾细胞癌**　由于肾上皮细胞瘤具有大量密集的线粒体，这些良性肿瘤强烈摄取 ^{99m}Tc-MIBI。而恶性的肾细胞癌（RCC）较少摄取 MIBI。首先，大多数 RCC 都缺乏线粒体，如 RCC 的透明细胞亚型，其具有透明的细胞质，而线粒体却很少。其次，许多 RCC 都表达 MDR 相关蛋白，它们会主动将 ^{99m}Tc-MIBI 泵出细胞外。SPECT/CT 肾癌成像的适应证主要用于评估大于 1cm 的性质不确定的实体肾肿块（图9-8，彩图见插页）。RCC 也较少摄取 FDG，因此 ^{99m}Tc-MIBI SPECT/CT 对其良恶性鉴别优于 FDG PET/CT。

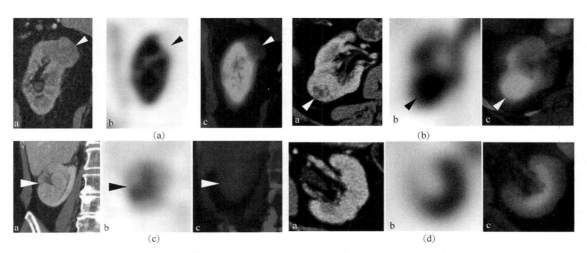

图9-8　^{99m}Tc-MIBI SPECT/CT 显像鉴别肾肿瘤良恶性

（a）为肾细胞癌不摄取显像剂；（b）为肾嗜酸性细胞瘤摄取显像剂；

（c）为肾嗜酸性细胞瘤摄取显像剂，中央瘢痕不摄取显像剂；（d）为正常的肾实质分布

三、神经内分泌肿瘤显像

神经内分泌
肿瘤简介

神经内分泌肿瘤（NEN）最常位于胃肠道和胰腺，NENs 大致可分为以下几类：胃肠胰肿瘤、支气管肺肿瘤、甲状腺髓样癌、交感肾上腺系统肿瘤、多发性内分泌肿瘤综合征和垂体肿瘤。

1. 原理及显像剂

对于交感肾上腺谱系肿瘤（嗜铬细胞瘤、神经母细胞瘤），儿茶酚胺通过位于髓质细胞膜表面的去甲肾上腺素转运系统摄入到细胞内进入突触体囊胞内储存。^{131}I 或 ^{123}I 标记的间碘苄胍（MIBG）是去甲肾上腺素的类似物，可被肾上腺髓质摄取而显影。生理摄取可以在肝、脾、心脏、唾液腺、肠道、膀胱和儿童棕色脂肪出现。这在寒冷的天气中比在温暖的天气中更常见，主要见于颈部和锁骨上区。

神经内分泌肿瘤细胞的另一个特征是生长抑素受体（sstr）在细胞表面的过表达。在已知的 5 种主要生长抑素受体类别中，sstr2 亚型在大多数 NENs 中占主导地位。即使在相同类型的肿瘤之间，sstr 表达也存在巨大差异。奥曲肽是一种半衰期为 120min 的生长抑素类似物，它与 sstr 亚型 2 和 5 结合。第一个市售示踪剂是 ^{111}In 标记的 DTPA-奥曲肽（OctreoScan），它被认为是 SPECT 闪烁显像中的金标准。^{99m}Tc-EDDA/HYNIC-TOC（^{99m}Tc-TEKTROTYD$^®$）

2008年被注册用于诊断生长抑素受体过度表达的病变。这尤其适用于胃肠胰神经内分泌肿瘤（GEP-NET）、垂体腺瘤、交感肾上腺谱系肿瘤和甲状腺髓样癌。奥曲肽的量约为20μg，不会引起任何相关的副作用或生物学效应。在静脉内给药后迅速从血液中清除。病变吸收通常很快，10min后可以看到特定的示踪剂摄取。在注射后4h观察到最高的肿瘤与本底比，24h后病变仍然可见。正常的显像分布模式（图9-9）包括垂体、肾脏、肝脏、脾脏、胆囊、肠道及尿路。

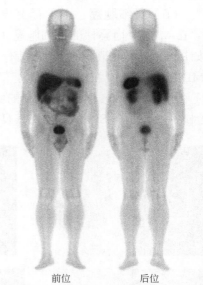

前位　　　后位

图9-9　正常的99mTc-EDDA/HYNIC-TOC全身扫描（4h）在前位和后位影像中的示踪剂生理性分布

2. 临床应用

（1）奥曲肽显像　常见适应证是NEN患者的分期、神经内分泌肿瘤病变的检测和定位、患者的随访以及正在考虑接受放射性核素肽受体介导治疗（PRRT）的患者的评估。早期显著的奥曲肽示踪剂摄取表明原发性肿瘤或转移（图9-10）。奥曲肽扫描对检测大于1.5cm的肿瘤高度敏感。99mTc-EDDA/HYNIC-TOC对肾上腺嗜铬细胞瘤具有中等敏感性，但对肾上腺外嗜铬细胞瘤具有高敏感性（96%）。与111In-戊曲肽相比，甲状腺髓样癌的敏感性高达80%、特异性83%。

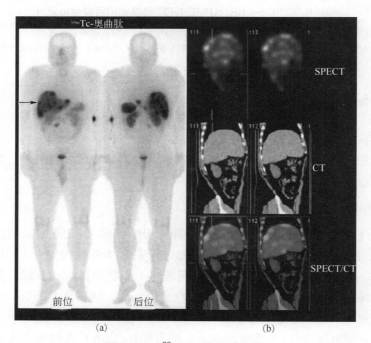

图9-10　99mTc-奥曲肽显像

注射后5h平面图像（a）中的多个异常摄取代表肝脏中类癌肿瘤病灶；SPECT/CT融合显像（b）有助于更好地定位诊断

（2）MIBG显像应用

① 嗜铬细胞瘤和副神经节瘤。诊断上首先对儿茶酚胺及其代谢物进行血浆或尿液检

测。如果生化检测呈阳性，则需要进一步成像，例如超声、腹部CT或MRI。用于检测嗜铬细胞瘤或副神经节瘤的MIBG显像据报道其敏感性和特异性分别约为83%～100%和85%～100%。MIBG SPECT/CT的特殊优势是检测局部复发、小的肾上腺外嗜铬细胞瘤、多灶性肿瘤或转移性疾病的存在。晚期或复发性的该疾病可使用高剂量的^{131}I-MIBG治疗，患者治疗前的MIBG显像肿瘤应有高度摄取。异常肾上腺髓质显像可表现为单侧或双侧肾上腺区域放射性浓聚，强度明显高于肝脏。双侧肾上腺髓质显影清晰或在注射显像剂后24h显影清晰，提示双侧肾上腺髓质增生；单侧或双侧肾上腺髓质明显显影或24h即清晰显影，多提示嗜铬细胞瘤。10%～20%的嗜铬细胞瘤于肾上腺以外部位出现异常团块状浓聚影，提示异位嗜铬细胞瘤，常异位于膈肌以下。若一侧肾上腺部位可见明显浓聚影，则肾上腺以外浓聚区应考虑恶性嗜铬细胞瘤转移灶（图9-11，彩图见插页）。对嗜铬细胞瘤诊断的敏感性为80%～90%，特异性超过90%。

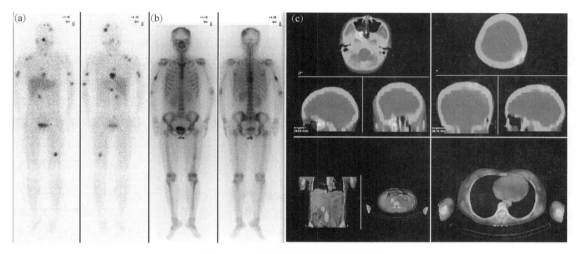

图9-11　恶性嗜铬细胞瘤多发转移

（a）为^{131}I-MIBG显像；（b）为^{99m}Tc-MDP骨显像；（c）为^{131}I-MIBG SPECT/CT融合显像

② 神经母细胞瘤。神经母细胞瘤是儿童期第三大恶性实体肿瘤，也是最常见的颅外恶性肿瘤（8%～10%）。这种肿瘤实体产生于肾上腺（65%）或交感神经系统，因为其细胞来源于胚胎期的神经嵴，并作为自主神经组织——神经母细胞保持在未成熟状态。大约40%的儿童在第一年被诊断出来；发病率随年龄增长而下降。90%的患者小于6岁。诊断时的中位年龄是2岁。在许多病例中，在诊断时已经有神经母细胞瘤的转移。它转移到肝脏、肾上腺、淋巴结、骨髓和骨骼，而原发部位可定位在颈部、胸部和腹部主干，以及副神经节。大约40%的患者在诊断时处于第4阶段（INSS分类），发现有远处转移。由于疾病的扩散与预后相关，从而影响到治疗的程度，准确检测所有的肿瘤病灶对于确定疾病的扩散至关重要。除了常规的放射学诊断，分期可以通过进行MIBG扫描完成，它的优点是通过一次给药进行全身评估。这可以提供关于肿瘤定位的重要信息，从而对治疗计划中的化疗策略或可能的手术计划产生影响。MIBG检测交感神经系统肿瘤的特异性几乎为100%。检测单个神经母细胞瘤病变的灵敏度是80%。使用SPECT/CT，灵敏度可提高到98%。通过在高危神经母细胞瘤患者的随访中使用SPECT/CT，可以显著改善平面显像，

在39%的病例中，SPECT/CT提供了额外的信息。

99mTc-MDP
骨肿瘤显像

四、^{99m}Tc-MDP骨肿瘤显像

放射性核素骨显像是评估肿瘤骨转移的常规检查。优点是广泛的可用性和一次扫描的全身骨检查。由于在良性骨病时的非特异性摄取，平面全身骨显像的特异性有限。随着SPECT/CT融合显像的出现，骨显像的特异性得到了显著改善。

五、^{67}Ga肿瘤显像

1. 原理

^{67}Ga-枸橼酸盐经静脉注入，随血流进入血管通透性增高的肿瘤组织内，与肿瘤细胞膜上的特异性转铁蛋白受体结合，与转铁蛋白、乳铁蛋白结合分别形成^{67}Ga-转铁蛋白复合物和^{67}Ga-乳铁蛋白复合物，浓聚于肿瘤细胞内而显像。^{67}Ga为非特异性亲肿瘤SPECT显像剂，可用于多种肿瘤的诊断和评价。^{67}Ga正常情况下主要分布在肝、脾、骨和骨髓，脾脏的摄取量少于肝脏。唾液腺，泪腺，鼻咽部，男性的阴囊、睾丸及女性乳房，儿童胸腺也可见不同程度的摄取。少量^{67}Ga经泌尿系统排泄，故12～24h可见肾及膀胱内出现显像剂；^{67}Ga也可经肠道排泄而在回肠、结肠、肝脾曲和乙状结肠等部位积聚。当采集区域内出现异常显像剂浓聚影即为异常影像。

2. 临床应用

（1）淋巴瘤 包括霍奇金病（Hodgkin's disease，HD）和非霍奇金淋巴瘤（non-Hodgkin's lymphoma，NHL）。没有PET/CT时可以利用^{67}Ga SPECT对其进行诊断、分期和疗效评价等（图9-12）。其中，NHL摄取^{67}Ga的量与其恶性程度呈正相关；在治疗中原阳性病灶转为阴

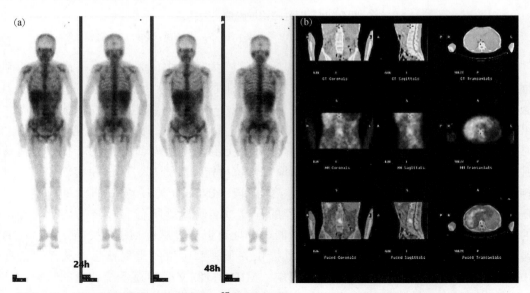

图9-12　29岁淋巴瘤患者评估疗效，^{67}Ga显像24h、48h显示多发腰椎、肝脏、腹部淋巴结摄取不均匀增高（a）；融合图像提示治疗后肿瘤存在残存活性（b）

性时表明治疗有效，且预后良好，如持续为阳性则预后差；术后残余组织摄取^{67}Ga表明预后不佳。

（2）恶性黑色素瘤　大多数恶性黑色素瘤及其转移灶（骨、脑、肺等）均特异性摄取^{67}Ga，对恶性黑色素瘤的定位诊断及分期有一定临床价值。

（3）其他　^{67}Ga显像对肺癌、肝细胞癌、头颈部肿瘤以及软组织肉瘤等有一定的诊断和辅助诊断价值。

六、前哨淋巴结显像

1. 原理

在肿瘤特定位置注射放射性大分子颗粒（直径＞5nm），经毛细淋巴管吸收后，随着淋巴循环流向各级淋巴结，利用SPECT或γ探头术中进行成像检测。它可以识别原发性肿瘤淋巴引流的节点。切除后对前哨淋巴结进行免疫组织化学染色可以识别是否有微转移。放射性核素或蓝色染料技术的前哨淋巴结定位阴性是保乳手术最可接受的替代方法。常用的淋巴系统显像剂有三类：胶体类物质（如^{99m}Tc-植酸钠和^{99m}Tc-硫胶体），蛋白类物质（如^{99m}Tc-人血清清蛋白），高分子聚合物类（如^{99m}Tc-右旋糖酐）。

2. 临床应用

前哨淋巴结（sentinel lymph node，SLN）是指原发恶性肿瘤发生淋巴结转移所必经的第一站淋巴结。肿瘤区域的SLN定位在恶性肿瘤的临床分期、治疗方案的选择和预后预测等方面发挥着重要的作用，如乳腺癌、恶性黑色素瘤、头颈部鳞癌和结直肠癌等（图9-13，彩图见插页）。

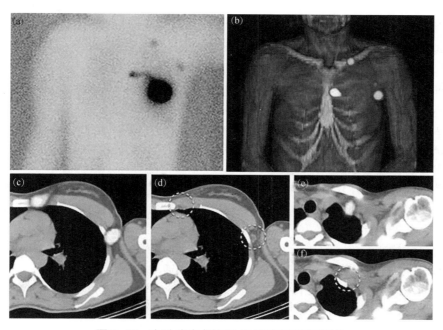

图9-13　左乳腺癌术前SLN SPECT/CT影像

肿瘤内注射^{99m}Tc-纳米胶体白蛋白后，平面显像（a），3D SPECT/CT融合（b），
确定了第2肋间隙和左腋窝水平的SLN位置［（c）、（d）］、左锁骨SLN位置［（e）、（f）］，如虚线圆圈所示

第二节 感染与炎症显像

一、原理和显像剂

几种核医学显像已用于诊断和定位软组织和骨骼感染。包括 ^{111}In 或 ^{99m}Tc 标记的白细胞、^{67}Ga-枸橼酸盐、标记的抗体（如抗粒细胞抗体）和 ^{18}F-FDG。放射性标记的白细胞（WBC）对隐匿性脓毒症部位进行无创检测。^{67}Ga 显像原理见第一节。两种放射性示踪剂都用于诊断和定位感染，具体取决于持续时间、合并症以及是否有定位。

WBC 显像用于急性感染、术后疑似感染和炎性肠病。^{67}Ga 显像更适用于持续时间较长的慢性感染和不明原因发热（FUO）、其他慢性炎症（结节病）和间质性肺病，以及疑似感染和炎症状态、艾滋病病毒感染者。WBC 显像是在从患者身上获取血液并在体外对其进行标记，然后再注射标记的细胞后进行。通常在脾脏、骨髓、肝脏和膀胱中有摄取。^{67}Ga 显像正常在肝脏、脾脏、唾液腺、肠、肾脏（早期）和骨骼中有生理摄取。

二、临床应用

感染的诊断、定位和随访。对软组织感染进行成像的策略取决于病理生理学和临床特征，包括是否存在局部体征和症状以及疑似感染的位置和持续时间。

1. 软组织感染

（1）腹部感染 腹部脓肿的快速准确诊断至关重要，接受治疗的患者的死亡率取决于诊断时间。如果定位体征提示腹部感染，首先使用的检查是超声和CT，具体取决于疑似感染在腹部的位置。这些方法的优点很多，但最重要的是它们提供了快速的结果和足够的解剖细节。当形态学方法的结果不确定时，核医学技术可用于检测腹部感染，并对全身进行一次性成像是核医学模式的主要优势。^{111}In-WBC 准确诊断腹部或盆腔脓肿具有高敏感性和特异性（分别为90%、95%），与 ^{67}Ga 相比，不会在结肠或无菌愈合的腹部切口内积聚，是评估疑似腹部感染患者的首选显像剂。

（2）炎性肠病（IBD） CT和超声检查最适合显示腹腔内脓肿和瘘管等并发症。评估疾病的程度和活动性通常很困难。利用放射性药物显示炎症，可以使用 ^{67}Ga-枸橼酸盐、放射性标记的WBC、抗粒细胞抗体和 ^{18}F-FDG。使用 ^{111}In 或 ^{99m}Tc 标记的WBC闪烁显像是感染和炎症成像的"金标准"核医学技术，它对上消化道疾病的敏感性低于下消化道，并且还可能受到类固醇药物的影响。SPECT/CT有助于准确定位活动性病灶（图9-14），主要有以下应用：疾病活动度评估、疾病程度评估、炎症性狭窄和纤维化狭窄的鉴别诊断、手术后疾病复发的早期评估、治疗反应评估。

（3）肺部感染 ^{67}Ga 被广泛用于艾滋病（AIDS）患者检测真菌感染，如肺孢子菌肺炎（PCP）。对于艾滋病相关感染，^{67}Ga 显像是首选方法。胸部的正常 ^{67}Ga 显像能确定地排除感染。局灶性摄取通常表明细菌性肺炎。而 ^{67}Ga 的弥漫性肺摄取与PCP有关，它高度敏

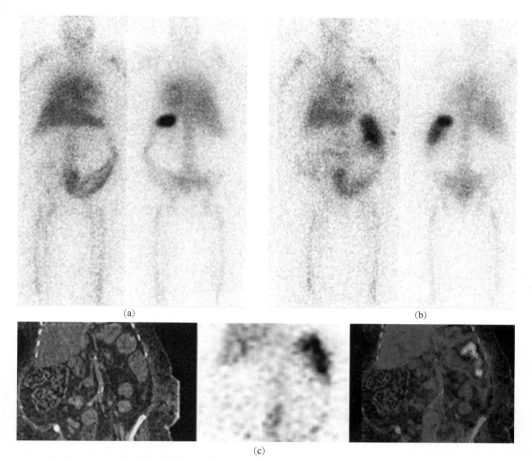

(a)   (b)

(c)

图9-14 炎性肠病：早期4h¹¹¹In-WBC图像（a），降结肠和乙状结肠有轻度弥漫性的WBC聚集。在延迟的24h图像（b）上，降结肠和脾曲也有标记的WBC聚集。符合降结肠和乙状结肠IBD，降结肠上部和脾曲更明显。SPECT/CT更清楚地显示结肠脾曲的摄取（c）。生理性分布可见于肺、肝脏、脾脏和骨髓

感，并与对治疗的反应相关。比较AIDS伴PCP患者的⁶⁷Ga、支气管冲洗和经支气管活检等方法，⁶⁷Ga和支气管冲洗的敏感性为100%，而经支气管活检的敏感性为81%。⁶⁷Ga在特发性肺纤维化、结节病和胺碘酮毒性中也有价值。它还可用于监测对包括结核病在内的其他感染的治疗反应（图9-15）。¹¹¹In-WBC显像价值较小，因为异常肺摄取（局灶性或弥漫性）的特异性较低。导致异常摄取的非感染性疾病包括充血性心力衰竭、肺不张、肺栓塞、急性呼吸窘迫综合征（ARDS）等。¹⁸FDG PET/CT可用于胸部感染和评估疾病活动性及其对治疗的反应。

（4）心血管系统感染 核医学显像可用于评估以下各项：感染性心内膜炎（IE）（评估疾病范围、疾病活动度和治疗反应）、疑似IE但超声检查可疑、评估某些IE中的脓毒性栓塞和血管移植物感染。超声心动图很容易获得并准确诊断细菌性心内膜炎。使用放射性标记的WBC核素显像可以准确地检测出感染性心内膜炎和心外脓毒性栓塞。人工血管移植感染（VGI）也首先通过CT进行诊断，放射性标记的WBC显像是一个有用的补充（图9-16，彩图见插页），诊断人工血管移植物感染的准确性在90%以上。

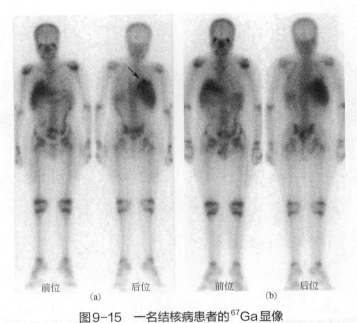

前位　(a)　后位　　　前位　(b)　后位

图9-15　一名结核病患者的^{67}Ga显像

（a）显示右肺中放射性异常积聚的病灶（箭头）和后续随访显像（b）提示治疗后几乎完全消退

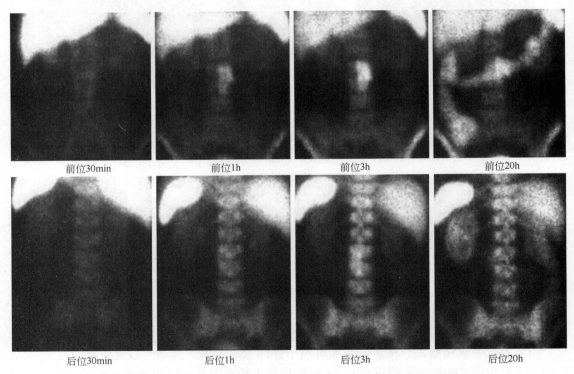

前位30min　　　前位1h　　　前位3h　　　前位20h

后位30min　　　后位1h　　　后位3h　　　后位20h

图9-16　注射^{99m}Tc-WBC 30min、1h、3h和20h采集的前后位显像

这一系列图像清楚地表明WBC的早期聚集发生给药后的前3h内。VGI在晚期图像（20h）上容易被肠道活性掩盖

（5）肾脏感染　　CT扫描对肾脏感染的诊断具有良好的敏感性和特异性。尿路感染时，静脉肾盂造影（IVP）的价值非常有限，敏感性仅为25%。超声经常用于评估疑似感染的肾

脏，但其准确性不如皮质闪烁显像，后者的敏感性为86%，特异性为81%。^{99m}Tc-二巯基丁二酸（^{99m}Tc-DMSA）被认为是诊断儿童急性肾盂肾炎最敏感的方法。阳性超声检查可以避免对^{99m}Tc-DMSA的使用。然而由于大量假阴性结果报告的敏感性为42% ~ 58%，并且低估了肾盂肾炎病变，超声不能替代^{99m}Tc-DMSA。已发现CT和MRI增强对检测急性肾盂肾炎很敏感。MRI是不实用的，因为成本高，而且需要长时间镇静才能进行显像。肾皮质显像是利用缓慢通过肾皮质的显像剂^{99m}Tc-DMSA，被肾实质细胞摄取并可较长时间滞留，可以清晰显示肾的位置、大小、形态与实质功能。急性肾盂肾炎时，肾静态显像表现为局灶性显像剂分布稀疏或缺损，可为单发或多发，可发生于一侧或双侧肾脏（图9-17）。当炎症迁延不愈，可形成肾瘢痕，体积收缩减小而萎缩。肾静态显像，如表现有楔形缺损，肾皮质变扁、变薄，肾影变形甚至缩小，则为瘢痕征。

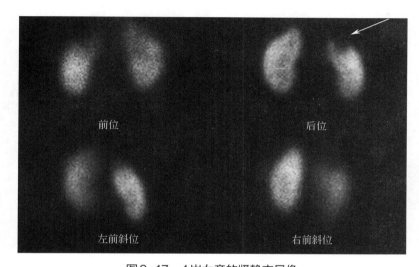

图9-17　4岁女童的肾静态显像
^{99m}Tc-DMSA显像显示右肾上极有核素缺损（箭头），符合急性肾盂肾炎

2. 外周骨感染

肌肉骨骼系统感染并不少见，尤其是两种严重的骨骼感染：外周骨感染（包括假体植入后）和糖尿病足感染。确定正确的诊断可能非常具有挑战性，尤其是在慢性潜伏期，对日常生活产生巨大影响，因为需要长期的治疗方案，通常需要多次手术，复发率很高，可能导致截肢，或在感染播散和败血症的情况下可能危及生命。可以将其分为骨折后骨感染、菌血症引起的骨骼感染、感染的血行播散、糖尿病足感染。

（1）**三相骨显像**　三相骨显像可作为排除外周骨感染的首选筛查方法，骨扫描包括三个阶段（灌注、血池和延迟放射性药物进入骨基质），阴性预测值高。骨折和/或手术后骨扫描呈阳性的时间范围尚不清楚，但可能在创伤或手术后的头2年内仍可见成骨细胞活性增加。在此期间，阳性骨闪烁扫描必须谨慎解释，当阳性时，需要其他成像方法更好地区分真正感染和成骨细胞活性增加的其他原因。无菌性松动、脱位、骨折和感染是假体植入术后最重要的并发症。由于感染和无菌性松动的临床表现和组织病理学变化非常相似，常需要多模态成像。

（2）**标记WBC显像**　根据WBC在血液、骨髓、炎症和感染中的不同生物分布和动力学，最好获取三组图像："早期"图像（注射后30min至1h）、"延迟"图像（注射后2～4h）和"晚期"图像（注射后20～24h）。当大小或强度随时间增加时，应考虑感染阳性。这种成像方式被认为是外周骨感染的金标准。WBC显像对肌肉骨骼系统感染（脊椎间盘炎除外）具有很高的诊断准确性（图9-18）。WBC显像可以在创伤和/或手术后的早期进行。此外，抗生素的使用不会影响WBC显像的结果。但本身有几个局限性：完整的检查需要在2天内进行多次扫描，需要进行血液操作，标记过程需要时间（2～3h），并且该技术并非在每个核医学科都可用。

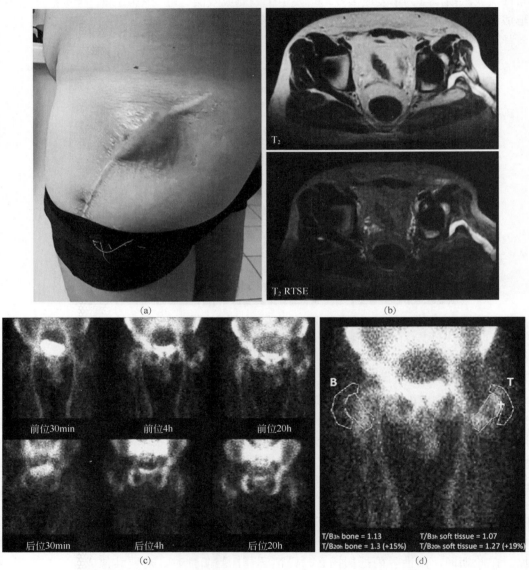

图9-18　一名左髋假体感染和皮下脓肿的患者（a），脓肿被引流并开始口服抗生素治疗。6个月后，骨盆MRI显示从股骨颈到皮肤的窦道持续存在（b）。^{99m}Tc-WBC显像显示在平面图像（c）中摄取随时间非常轻度地增加；但半定量分析（d）显示轻度感染主要存在于假体周围软组织中，需要进一步抗生素治疗但不需要移除

（3）抗粒细胞抗体显像　作为WBC显像的替代方法，标记的抗粒细胞抗体（AGA）已有两种可商购的抗体：Fab片段，Sulesomab（Leukoscan®）和全鼠IgG Besilesomab（Scintimun®）。具有完整抗体（Besilesomab）的图像应在注射后2～4h和16～24h进行，可以使用与WBC相同的采集方案执行平面图像。带有片段化抗体（Sulesomab）的图像应在注射后1～3h和6～8h进行骨髓闪烁显像。当WBC（或AGA）扫描存在疑问时，骨髓显像可用于疑似肌肉骨骼系统感染的患者。当WBC和骨髓扫描（在同一区域摄取）之间存在一致性时，这可能是由于生理性骨髓活动所致，例如有利于鉴别糖尿病足与Charcot关节，不一致的发现（WBC扫描阳性，骨髓扫描阴性）表明存在感染。

3. 脊柱感染

脊柱感染包括椎体骨髓炎、化脓性椎间盘炎和脊椎间盘炎。脊柱感染可以是原发性的（由于血源性扩散）或继发性的（由于术后等）。MRI是原发性脊柱感染的一线诊断方法。在继发性脊柱感染或有MRI禁忌证的患者中，放射性核素显像很有价值。标记自体WBC不能用于脊柱感染，因为椎体感染部位通常表现为"冷区"。可用于脊柱感染的放射性药物以 ^{99m}Tc-MDP/HDP、枸橼酸镓（^{67}Ga或^{68}Ga）和 ^{18}F-FDG为代表。相对较差的图像质量和放射性药物给药后的长时间采集是骨显像和 ^{67}Ga的重要限制。骨显像显示出良好的灵敏度（81.4%），但特异性低（40.7%）。该技术的优点是成本低、辐射剂量低和单日成像。然而特异性较低。与骨扫描相比，^{67}Ga显示出更好的敏感性（86.3%），但特异性仍然较低（35.8%）。^{99m}Tc-MDP骨显像与 ^{67}Ga的组合可用于提高诊断准确性，特别是在手术后感染的情况下，或在原发感染的情况下MRI结果可疑时。当 ^{67}Ga摄取高于 ^{99m}Tc-MDP时，诊断为感染（图9-19），而当 ^{99m}Tc-MDP摄取高于 ^{67}Ga摄取时，椎体病理学可能有退行性改变。联合使用总体准确性约为65%～80%。FDG PET/CT更常用于继发感染中。PET/MRI的出现可能会取代PET/CT，从而提高诊断脊柱感染的诊断准确性。

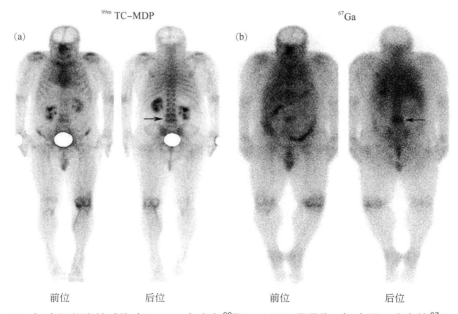

图9-19 （a）疑似脊柱感染（L$_4$～L$_5$）患者 ^{99m}Tc-MDP骨显像；（b）同一患者的 ^{67}Ga显像。与 ^{99m}Tc-MDP相比，显示 ^{67}Ga的吸收更高，符合脊柱感染

4. 结节病

结节病是一种多系统、多器官受累的肉芽肿性疾病，最常见于年轻人，更常见于黑人和生活在温带地区的人。确切的病因尚不清楚，认为是由于辅助性T淋巴细胞对外源性或自身抗原的过度细胞免疫反应所致。该疾病的特征是器官中存在可能导致纤维化和器官功能障碍的上皮样肉芽肿。^{67}Ga SPECT/CT已用于确定疾病活性、监测对治疗的反应、检测以前未知的疾病部位。超过90%的病例累及肺，^{67}Ga扫描上可以看到λ标志，表现为双侧肺门和右侧气管旁淋巴结通常受累。"熊猫征"被认为是^{67}Ga在炎症区域积累的结果。当放射性核素在鼻咽部正常蓄积时，随着腮腺和泪腺对称积累的增加，图像显示出与大熊猫斑驳的颜色相似（图9-20）。

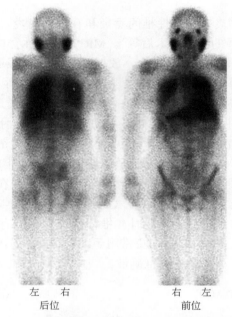

左　右　　　　　　　右　左
后位　　　　　　　　　前位

图9-20　在结节病患者中进行的^{67}Ga显像

5. 不明原因发热

对于不明原因发热（FUO），当不存在局部临床症状时（在癌症和免疫抑制患者中很常见），核医学显像通常是首选的成像方式。对于许多此类情况，筛查全身的能力尤为重要。放射性示踪剂的最佳选择同样取决于感染的持续时间。^{111}In-WBC是急性感染最特异的检测方法（图9-21），一些肿瘤、吞咽感染的痰液、胃肠道出血和无菌性炎症会出现假阳性结果。^{67}Ga的特异性不如标记的WBC，因为它被许多肿瘤吸收，也可能被无菌性炎症摄取。

当患者患有FUO感染概率低（ESR、WBC计数和CRP低），第一次扫描应该是^{18}F-FDG PET/CT以寻找其他病因（肿瘤和炎症过程），阴性预测值（NPV）＞90%。如果患者有很高的临床感染概率，他们应该在疾病早期进行放射性标记的WBC扫描，而^{67}Ga像在疾病后期会更加敏感（图9-22）。

不明原因发热

SPECT/CT
的其他临床应
用进展

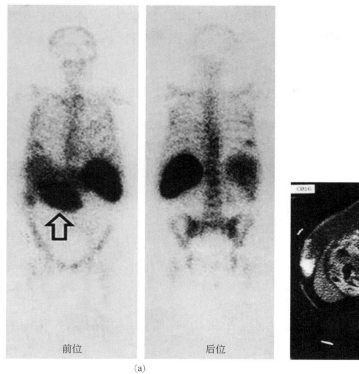
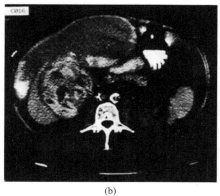

图9-21 ^{111}In-WBC显像

图像（a）上看到腹部脓肿（箭头），于随后的CT检查证实（b）

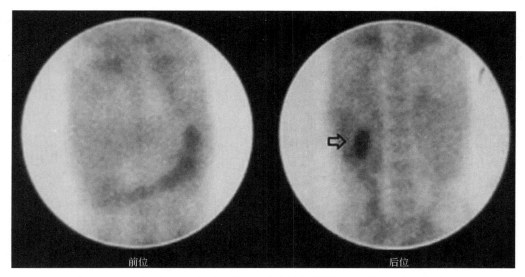

图9-22 对一名不明原因发热6周患者进行的^{67}Ga显像显示肾周摄取

箭头代表脓肿

（张庆）

【本章小结】

本章主要介绍了SPECT/CT功能显像在肿瘤（甲状腺癌、乳腺癌、肾细胞癌、多发性骨髓瘤、神经内分泌肿瘤、淋巴瘤等）、感染与炎症（软组织感染、外周骨感染以及脊柱感染、结节病、不明原因发热等）的应用进展等内容。

 【问题思考】

1 分化型甲状腺癌术后 ^{131}I SPECT/CT 的临床价值有哪些？

2. ^{99m}Tc-MIBI 非特异性亲肿瘤显像的主要临床应用有哪些？

3. 奥曲肽神经内分泌肿瘤显像的原理和临床应用如何？

4. 标记WBC和 ^{67}Ga 感染显像各自的优点和缺点是什么？

参考文献

［1］石洪成.SPECT/诊断CT操作规范与临床应用.上海：上海科学技术出版社，2015.

［2］曾令鹏，张庆，关晏星，等.成人梅克尔憩室并发症的诊断和手术治疗.上海交通大学学报（医学版），2020, 40 (2)：242-246.

［3］Abdelhamid H, Elgazzar. Orthopedic nuclear medicine (Second Edition). Gewerbestrasse: Springer Cham, 2017.

［4］Hojjat A, Hans-Jürgen B, Ken H. Clinical applications of SPECT-CT (Second Edition). Gewerbestrasse: Springer Cham, 2022.

［5］Abdelhamid H, Elgazzar, Alenezi S. A concise guide to nuclear medicine (Second Edition). Gewerbestrasse: Springer Cham, 2020.

［6］Signore A, Andor W.J.M. Glaudemans.Nuclear medicine in infectious diseases. Gewerbestrasse: Springer Cham, 2020.

第十章
PET/CT 分子显像

【学习要求】

1. 掌握　^{18}F-FDG肿瘤糖代谢显像、PET脑显像的原理和临床应用。
2. 熟悉　PET心肌灌注显像、心肌糖代谢显像原理和临床应用。
3. 了解　多巴胺系统显像在精神疾病和药物滥用方面的应用。

第一节　^{18}F-FDG肿瘤糖代谢显像

一、原理及影像分析

1. 原理及显像剂

^{18}F-2-氟-2脱氧-D-葡萄糖（^{18}F-FDG）是与葡萄糖结构类似的放射性核素显像剂。当^{18}F-FDG经静脉注入人体后，与天然葡萄糖生物学性质一样经细胞膜上的葡萄糖转运体摄取进入细胞，同样在己糖激酶的磷酸化作用下，生成6-磷酸-4^{18}F-FDG。但是，由于^{18}F-FDG分子中^{18}F取代了羟基，不能被磷酸己糖异构酶识别、催化转变为6-磷酸氟代果糖，不能进一步进入糖酵解过程，也不能转变为糖原和进入葡萄糖代谢旁路，因而滞留在细胞内。当在葡萄糖代谢平衡状态下，6-PO-4^{18}F-FDG的滞留几乎与组织细胞葡萄糖耗氧量一样，因而可以反映体内葡萄糖的利用和摄取水平。由于肿瘤细胞生长活跃，细胞分裂速度比正常细胞快2～20倍，需要大量的葡萄糖作为能源，因此，肿瘤细胞内会聚集大量的^{18}F-FDG。在体外，^{18}F所发射的正电子可被正电子探测器PET捕获显影，可以显示肿瘤的部位、形态、大小、数量及肿瘤内葡萄糖代谢的分布。

常用剂量为0.1mCi/kg。检查前禁食4～6h，最好是晚餐后禁食，以获得最佳基础胰岛素水平。检查前24h应避免剧烈运动以减少肌肉摄取。测血糖、身高和体重，血糖应低于150mg/dL。脑显像患者注射前需要视听封闭10～15min。注射后安静休息45～60min。检查前排空尿液。

2.影像分析

（1）生理性分布 通过视觉对图像中 ^{18}F-FDG 摄取程度进行分析（图10-1）。常有以下脏器正常摄取 ^{18}F-FDG 的特征。

脑灰质尤其皮质、基底节和丘脑摄取最多。

头颈部：眼肌、鼻咽部、舌根部、扁桃体、唾液腺等生理摄取；说话、吞咽较频繁时，声带及喉部肌肉摄取较多。

心脏摄取多变，不控制血糖时心脏摄取较多，禁食状态下（血糖减低时）仍有30%～40%人会显影。

胃肠摄取变异较多，以结肠、盲肠为著；肠中的 ^{18}F-FDG 活性位于黏膜中，而不是在管腔内容物中，FDG不会被肝胆系统排泄到肠道中。肝脏少量摄取。泌尿生殖道中活性十分常见，尤其是肾脏和膀胱。

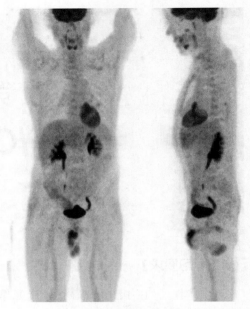

图10-1 正常人的 ^{18}F-FDG PET 显像

胸腺摄取通常可见于儿童，但偶尔也可见于30岁以下的年轻人。化疗后胸腺反跳会导致摄取增加。老年人有时可见纵隔及肺门淋巴结少量摄取。

乳腺通常高于血池，在年轻女性和接受激素替代治疗的绝经后女性中更为常见。乳腺活性与腺体体积和密度有关。哺乳期女性的乳腺活性明显更强。

剧烈运动后、寒冷或紧张等导致肌肉摄取，常表现对称、线状。女性和儿童出现棕色脂肪的摄取，通常是双侧的、对称的，片状分布。

骨髓和脾脏摄取很弱，但贫血或接受过刺激疗法或者近期化疗后可能弥漫性摄取增加。

（2）定性分析 在PET/CT中，衰减校正的PET图像和CT图像可单独使用，也可作为融合图像显示在三个断面中：轴向、冠状和矢状。还提供了一个最大强度投影（MIP）旋转显示。视觉分析需要审查这些图像以定位可疑病理区域。MIP图像对于放射性药物分布总览和区分病理和生理病灶特别有帮助。应将PET/CT图像与其他最近的解剖成像（如MRI）进行比较。虽然大多数病灶会在衰减校正图像上看到，但如果在CT扫描中已知或怀疑有病灶，但在衰减校正图像上看不到，那么查看非衰减校正图像可能会有所帮助。如果在透射扫描和PET扫描之间存在患者运动导致的伪影，则尤应如此。注意深部病变在未经校正的图像上通常不太明显，相反，皮肤癌等浅表病变可能更明显。全面了解生理分布、正常变异、放射性药物摄取的常见原因和技术伪影对于准确的视觉解释至关重要。与 ^{18}F-FDG 积聚相关的良性病变包括增生、缺血、良性肿瘤和任何炎症或感染（包括肉芽肿病和真菌感染）。此外，需要掌握临床病史，包括疑似或已知的病变部位、肿瘤组织学、任何治疗类型和时间，以及潜在的干扰药物。

（3）定量分析 在PET扫描的分析中，通过量化潜在病变或组织实际吸收了多少放射性，进一步评估在图像上看到的可疑活性增加区域通常很有帮助。当PET相机经过适当校准后，它能够评估每毫升组织的毫居里而不需要采血。虽然有很多方法可以量化摄取，但最常见的是标准化摄取值（standardized uptake volume，SUV），由以下等式定义：

$$SUV=病灶的放射性浓度（kBq/mL）/注射剂量（MBq）/体重（kg）$$

目前SUV已被广泛用于肿瘤良恶性鉴别及疗效评价，预后预测。除血糖水平、受检者的体重和成分、病灶的大小、感兴趣区的勾画、注射后显像时间、^{18}F-FDG在血液循环中的清除率等因素外，SUV还受设备性能、成像条件、采集模式、重建算法、操作方法（例如勾画ROI的大小）、衰减校正等因素的影响。但是，只要ROI包含最大活性像素，那么ROI的大小就与确定SUV_{max}无关。一般来说肿瘤的恶性程度越高，则SUV越高。

二、临床应用

1. 对已知肿瘤进行分期及治疗后再分期

^{18}F-FDG PET/CT一次扫描即可完成全身多部位检查，除可提供原发部位信息外，还可提供淋巴结转移和远处脏器转移情况，大大提高了肿瘤分期的准确性，为临床的下一步有效治疗提供可靠的依据（图10-2，彩图见插页）。尤其FDG PET在肿瘤特别是淋巴结受累的分期方面具有更高的准确度。淋巴结受累分期的CT标准主要取决于淋巴结大小。如果它们在纵隔超过1cm或在腹部超过1.5～2cm，则认为淋巴结是转移阳性。然而，这些淋巴结的微观转移与其大小无关。转移性恶性细胞可累及小淋巴结，大淋巴结可因炎症反应而无转移性受累。MRI具有功能验证和确定引流淋巴结是否受转移侵袭的优势。例如，X线和CT对肺癌纵隔病变分期的准确率约为70%，MRI略高于80%，而FDG PET/CT准确率优于90%。在肿瘤分期中使用PET/CT显像会导致多达25%～50%的患者改变治疗方案。在大约10%～15%的患者中，会发现未预料到的远处转移。

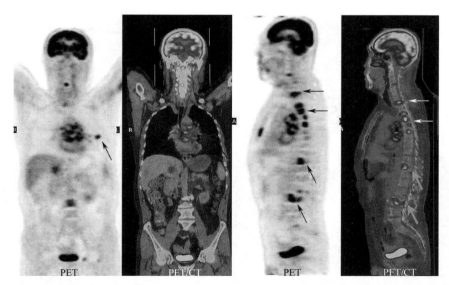

图10-2　患者全身疼痛3个月余。^{18}F-FDG PET/CT提示：全身多发异常显像剂浓聚，诊断左肺上叶周围型肺癌伴多发淋巴结转移，多脏器转移及全身多发骨转移。临床分期：$T_1N_3M_1$

2. 评估肿瘤治疗反应

为了监测治疗反应，标准化方案（禁食时间、葡萄糖水平、水合作用等）以确保扫描具有可比性非常重要，因为评估涉及视觉和定量评估。最简单的定量方法是肿瘤与正常组织或本底（如纵隔血池）的比率，但更好的方法是确定SUV。SUV反映了肿瘤的糖酵解活性，因此是肿瘤生长速度的间接标志。SUV的任何治疗后改变都可以提供较早的肿瘤治疗反应并提供有关治疗成功或失败的预后信息，指导在适当时改变治疗方法。¹⁸F-FDG摄取的减少或消退是反应良好的早期指标。CT或MRI评估治疗的反应是基于肿瘤体积的变化，但即使在肿瘤肿块被切除或根除后，残留的细胞仍可能持续存在。没有显著变化或¹⁸F-FDG摄取量反而增加提示对治疗缺乏反应，可能表明应尝试其他疗法。

　　治疗后扫描的解释需要慎重，手术、化疗和放射治疗可导致正常组织和肿瘤组织中的¹⁸F-FDG增加。由于存在炎症、手术部位变化和伤口愈合、胸腺反弹或由于化疗后免疫抑制而发生的感染区域，治疗后扫描可能会变得复杂。因此，必须全面了解患者的治疗史，以提供准确的报告解读。由于炎症和肉芽反应，受照射的肿瘤最初可能显示FDG摄取增加，以及邻近正常组织的摄取增加。一般来说，照射后区域¹⁸F-FDG摄取增加会在2～3个月内充分消退以便通过PET/CT显像重新评估。一般来说，放射治疗后6个月以上FDG仍然高摄取表明肿瘤持续存在或复发。化疗后无论是否使用粒细胞集落刺激因子（G-CSF）治疗，骨髓反弹都能在骨髓中产生强烈的弥漫性摄取。这种活性通常在治疗后2～4周内恢复到基线水平。

　　由于治疗后肿瘤组织形态学的改变晚于其代谢的改变，因此反映代谢变化的¹⁸F-FDG PET/CT在评价疗效方面更具优势（图10-3）。FDG疗效评价标准如下。完全代谢缓解

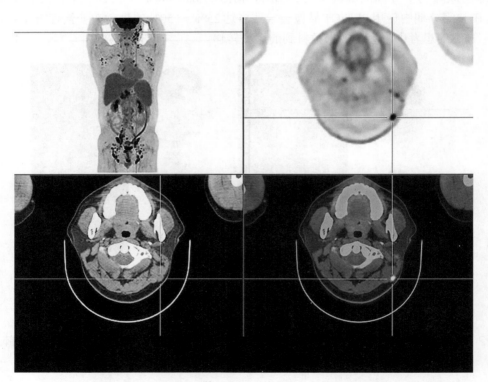

图10-3　淋巴瘤复发化疗4个疗程后。¹⁸F-FDG PET/CT提示左侧腮腺区、双侧颈部Ⅱ～Ⅴ区、双侧锁骨上下区、双侧腋窝、双侧胸骨旁、纵隔（1～6区）、左肺门区、腹膜后、腹主动脉旁、双侧髂血管旁、双侧腹股沟区多发淋巴瘤浸润，提示治疗后肿瘤活性尚存

（CMR）：可测量病灶的^{18}F-FDG摄取完全消失，标准瘦体重摄取峰值（peak uptake value of lean body weight，SULpeak）与周围血池本底基本相似。部分代谢缓解（PMR）：可测量患者病灶的^{18}F-FDG摄取较基线^{18}F-FDG PET/CT的摄取值（SULpeak）至少降低30%，绝对值降低大于0.8SUL单位，且无新病灶出现。代谢进展（PMD）：可测量患者病灶的^{18}F-FDG摄取较基线^{18}F-FDG PET/CT的摄取值（SULpeak）至少增加30%以上，绝对值增加大于0.8SUL单位，或出现新病灶。代谢稳定（SMD）：非CMR、PMR及PMD。

3. 肿瘤良恶性鉴别

一般来说，^{18}F-FDG PET对分化较差的细胞类型更敏感，由于^{18}F-FDG摄取减少，分化良好的病灶有时可能成为假阴性的来源。大多数恶性肿瘤常表现为^{18}F-FDG摄取增高（SUV增高），而大多数良性肿瘤^{18}F-FDG相对减低（SUV较低）。

乳腺癌：大部分乳腺癌均表现为局灶性^{18}F-FDG摄取增高，导管癌^{18}F-FDG的摄取明显高于小叶癌。恶性程度较高的Ⅲ级乳腺癌摄取明显高于恶性程度稍低的Ⅰ、Ⅱ级乳腺癌（图10-4）。

头颈部肿瘤：大多起源于黏膜结构的鳞状细胞，主要有鼻咽癌、喉癌、上颌窦癌、口腔癌、涎腺癌、甲状腺癌等；最常见的病理类型为鳞癌（＞90%）；其次为各类腺癌，肉瘤少见。^{18}F-FDG PET/CT显像PET表现为高代谢病灶，CT于相应部位可见软组织肿块或组织增厚。囊腺癌、黏液表皮样癌可以表现为低或无代谢。分化较好的甲状腺乳头状癌也表现为低或无代谢。

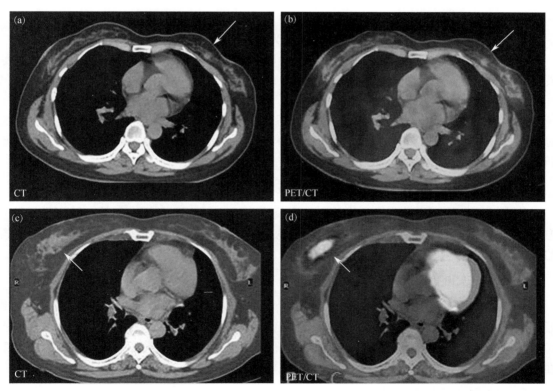

图10-4　不同患者体检均发现乳腺结节。^{18}F-FDG PET/CT提示：左乳软组织结节，未见异常显像剂浓聚，考虑左乳腺瘤 [（a）、（b）]。^{18}F-FDG PET/CT提示：右乳软组织结节，异常显像剂浓聚，考虑右乳腺癌，无腋窝淋巴结转移 [（c）、（d）]

肺癌：绝大多数起源于支气管黏膜上皮，少数起源于支气管的腺体上皮或肺泡上皮细胞。主要包括鳞状细胞癌、腺癌、大细胞癌、肺腺鳞癌、肺神经内分泌肿瘤等。^{18}F-FDG PET/CT 显像 PET 表现为高代谢病灶，CT 于相应部位可见占位。乳头状腺癌、黏液性腺癌可以表现为低或无代谢，磨玻璃结节多无明显的代谢。

食管癌：^{18}F-FDG 显像大部分表现为高代谢病灶，但黏膜下肿瘤也可以表现为低或无代谢。

胃癌：较高的平均 SUV 与肠型胃腺癌有关，黏液腺癌和印戒细胞癌 ^{18}F-FDG 显像表现为低或无代谢。

结直肠癌：主要病理类型为管状腺癌，^{18}F-FDG 表现为高代谢病灶。

胰腺癌：腺癌占所有胰腺恶性肿瘤的 85%，胰腺导管腺癌表现为高度局灶性摄取；导管内乳头状瘤根据侵袭性表现为局灶性高/低代谢；浆液性囊腺瘤一般无摄取。

原发性肝癌：肝细胞肝癌表现为同等或低代谢；分化差可以表现为高代谢；胆管细胞型一般表现为高代谢。

肾细胞癌：以透明细胞癌为主，占 85%，^{18}F-FDG PET/CT 显像表现为低至无摄取；但转移癌摄取往往很高。

膀胱癌：超过 90% 的膀胱癌为尿道上皮肿瘤（移行细胞），5% 为鳞癌，不足 2% 的患者为腺癌。^{18}F-FDG 显像表现为高代谢病灶，需要进行延迟显像。

前列腺癌：98% 为腺癌，以高分化腺癌最多见，^{18}F-FDG 显像表现为低或无代谢。

宫颈癌：包括鳞状细胞癌、腺癌及腺鳞癌，其中鳞状细胞癌占 90%～95%，主要表现为高代谢特征。

子宫内膜癌：增殖活跃，对 ^{18}F-FDG 表现为高摄取。

卵巢癌：主要为浆液性囊腺癌和黏液性囊腺癌，其他病理类型的卵巢癌较少见，其中浆液性囊腺癌最为多见，占全部卵巢恶性肿瘤的 40%～60%。实性部分可表现为低至高不同程度摄取，囊性表现为不摄取。

淋巴瘤：弥漫性大 B 细胞淋巴瘤表现为高度摄取；惰性淋巴瘤中仅滤泡性淋巴瘤（FL）对 ^{18}F-FDG 具有一定的摄取活性，小 B 细胞淋巴瘤和边缘区淋巴瘤（MZL）的摄取活性极低，而 T 细胞淋巴瘤的摄取活性差异较大。

4. 鉴别恶性肿瘤治疗后残留、纤维化或坏死、复发

肿瘤组织经放疗后易形成纤维化、坏死及瘢痕组织，依靠 CT、MRI 等其他影像学检查方法很难从形态及密度上与肿瘤细胞残留或复发鉴别。PET/CT 利用肿瘤 ^{18}F-FDG 代谢显影的特点，能较好地进行鉴别（图 10-5）。

5. 寻找未知的原发肿瘤

使用常规诊断程序只能在不到 40% 的患者中检测到原发肿瘤。当发现转移灶或出现副肿瘤综合征及肿瘤标记物水平持续增高时，可选择全身 ^{18}F-FDG PET/CT 寻找肿瘤原发灶（图 10-6）。但仍有一些低糖代谢的肿瘤如前列腺癌不易被诊断，此时可以使用其他靶点的放射性药物（见第十一章）。

6. 指导肿瘤活检部位的选取

通过 ^{18}F-FDG PET/CT 代谢显像提供的信息，选择肿瘤内最可能获得诊断信息的活检区域，进行病理性诊断，做到有的放矢（图 10-7）。

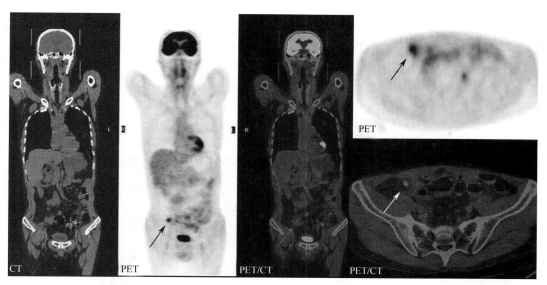

图10-5　结肠癌术后肿瘤标记物CEA持续增高，^{18}F-FDG PET/CT提示：右侧回盲部高代谢结节影，考虑术后残留，后经手术证实

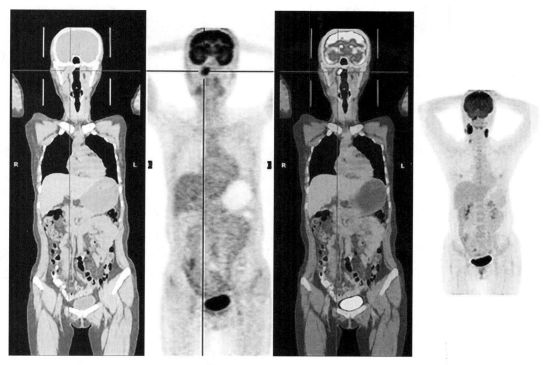

图10-6　穿刺活检诊断为转移性鳞癌。^{18}F-FDG PET/CT显示右侧鼻咽部高代谢病灶，双侧颈部淋巴结转移，提示原发灶为鼻咽癌

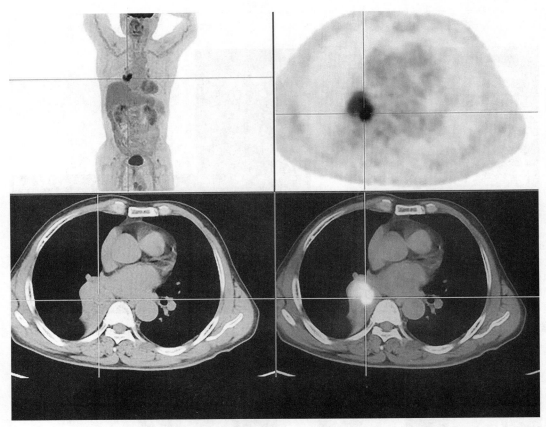

图10-7 患者，男，54岁。咳嗽，咯血2个月余。^{18}F–FDG PET/CT提示：右肺软组织密度影，肿物偏侧代谢增高，建议高代谢处穿刺活检。穿刺结果：中分化鳞癌

7. 指导放疗计划

PET显像在制订放射治疗计划中具有重要的价值，使用PET/CT勾画肿瘤解剖和代谢靶区获得更精确的生物靶区定位，可以更准确地确定计划的治疗量。可通过以下分子影像信息精确规划肿瘤生物靶区（BTV）：糖代谢等能量代谢；乏氧及血供；增殖、凋亡及细胞周期调控；癌基因和抑癌基因改变；浸润及转移特性。首先，^{18}F-FDG PET/CT显像可提供有糖代谢活性肿瘤的大小范围，确定肿瘤边界，给BTV提供依据；其次，可以发现更多的肿瘤外部侵犯和远处转移，从而扩大治疗计划；再者，通过鉴别肿瘤与周围的良性病变（如肺不张、组织坏死等）而缩小由CT确定的肿瘤放疗靶区，有效提高控制肿瘤部位、降低正常组织放射损伤的可能性（图10-8，彩图见插页）。

8. 判断肿瘤的预后

^{18}F-FDG PET可以提供肿瘤生物学信息（包括肿瘤等级和预后）。一般来说，^{18}F-FDG PET对分化较差的细胞类型更敏感，因此，由升高的SUV反映的肿瘤中的高摄取经常与更具侵袭性的癌症和较差的预后相关。SUV是PET显像中定量分析的重要参数，具有较高的稳定性和客观性，应用^{18}F-FDG PET/CT的SUV$_{max}$等肿瘤显像中定量分析的重要参数对治疗早期（多数为2～3周期）的代谢变化来预测其预后（图10-9）。

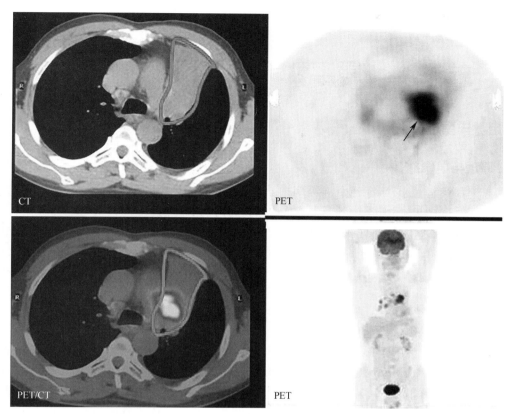

图10-8　58岁患者，左肺癌放疗后半年。^{18}F-FDG PET/CT提示：左肺上叶癌放疗后复发伴周围阻塞性
肺不张，显示了真正有活性的病灶区，缩小了之前CT确定的放疗靶区

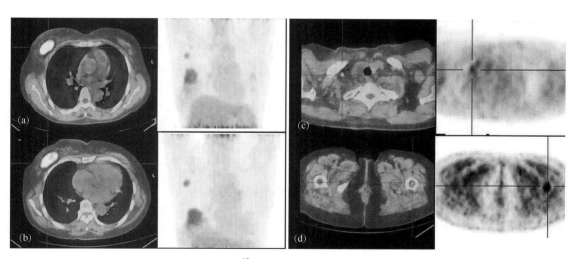

图10-9　乳腺癌。（a）为新辅助化疗前，^{18}F-FDG PET/CT提示：右乳腺癌伴右侧腋窝淋巴结转移。
（b）为新辅助化疗后，PET/CT提示上述病灶显像剂摄取较前增高且右乳腺病灶体积增大，表明肿瘤细胞
对新辅助化疗不敏感。图（c）、（d）为右乳腺癌术后1年，^{18}F-FDG PET/CT提示右侧锁骨下淋巴结转移
（c）及左侧股骨转移瘤（d），患者预后差

第二节　PET脑显像

一、淀粉样蛋白显像

1. 原理与显像剂

阿尔茨海默病（AD）有两个神经病理学特征，即大脑中的β-淀粉样蛋白和过度磷酸化的tau蛋白蓄积。一些用于β-淀粉样蛋白显像的选择性PET放射性药物最近已在美国、欧洲和日本获批用于临床。使用这些放射性药物进行PET脑显像旨在可视化和量化神经退行性疾病中β-淀粉样蛋白和异常tau蛋白的积累。因此，β-淀粉样蛋白和tau蛋白PET扫描不仅可用作临床诊断工具，而且还可用作临床治疗试验中的成像生物标志物，从而可以针对这些蛋白质选择合适的受试者并监测疾病治疗药物的疗效。此外，使用这些放射性药物进行的PET脑研究有助于进一步了解神经退行性疾病的病理生理学，从而改进临床诊断和鉴别诊断，并改进治疗这些疾病的策略。

^{11}C-PIB已经成功用于AD。在^{18}F标记的化合物中，[^{18}F]flutemetamol和[^{18}F]NAV4694是^{11}C-PIB的衍生物。[^{18}F]florbetapir和[^{18}F]florbetaben具有相似的结构，源自另一个^{11}C标记的淀粉样蛋白配体[^{11}C]SB-13。在这些放射性药物中，[^{18}F]flutemetamol、[^{18}F]florbetapir和[^{18}F]florbetaben已获得美国、欧洲和日本监管机构的批准，并广泛用于临床检查和研究以及临床治疗AD的试验。

[^{18}F]-FDDNP是第一种tau蛋白放射性药物。[^{11}C]-PBB3于2013年推出，作为tau蛋白显像的高选择性放射性药物，此后开发了另外两种tau蛋白放射性药物[^{18}F]flortaucipir（又名T-807或AV1451）和[^{18}F]THK-5351。过度磷酸化的tau蛋白不仅存在于AD中，还存在于其他tau蛋白病变中，例如进行性核上性麻痹、皮质基底节变性等。这些异常tau蛋白以6种病理亚型存在，并且tau蛋白亚型谱在各种tau蛋白病理中有所不同。tau蛋白PET放射性药物可以对6种同工型中的每一种具有不同的结合亲和力。在第一代tau蛋白放射性药物中[^{11}C]PBB3以显著的亲和力与所有6种tau蛋白亚型结合，可以对不同的tau蛋白病理进行成像。尽管放射性药物具有快速代谢和复杂的体内动力学，但[^{11}C]PBB3 PET可准确量化tau蛋白负荷。

由于使用^{18}F标记，[^{18}F]flortaucipir和[^{11}C]THK-5351可能广泛使用，并已用于许多临床研究。这两种放射性药物不与所有6种同工型结合，仅允许对某些类型的tau蛋白病变进行成像。最近的研究发现，这两种放射性药物显示出与其他非tau蛋白的结合（脱靶结合），包括单胺氧化酶和黑色素，从而影响PET扫描的解释。不具有脱靶结合的第二代tau蛋白PET放射性药物目前正在大力开发。有前途的放射性药物包括[^{18}F]PI-2620、[^{18}F]MK-6240和[^{18}F]PM-PBB3。[^{18}F]PI-2620和[^{18}F]PM-PBB3可以与所有tau蛋白异构体结合。

2. 临床应用

（1）神经退行性疾病的早期诊断　神经退行性疾病最常见的原因是AD，在AD中，β-淀粉样蛋白沉积的时间过程传统上是通过检查死后的AD大脑来研究的。β-淀粉样蛋白PET的出现提供了活体AD患者中β-淀粉样蛋白沉积的可视化（图10-10）。β-淀粉样蛋白沉积始于颞基底区和额内侧区，然后扩散到剩余的联合新皮质、初级感觉运动区和内侧颞叶，最后是纹状体。对具有常染色体显性遗传的AD遗传变异患者及其认知正常的家庭成员进行的β-淀粉样蛋白PET研究表明，β-淀粉样蛋白的积累比认知衰退的发展早十年开始。尽管β-淀粉样蛋白沉积是AD的两个病理特征之一，但认知健康的老年受试者可能会随着年龄的增长而出现β-淀粉样蛋白沉积（12%的60多岁受试者和30%的70多岁的受试者）。因此，单独的β-淀粉样蛋白PET扫描阳性并不构成AD的诊断。鉴别诊断时阴性的β-淀粉样蛋白PET扫描实际上排除了AD患者和其他类型的神经退行性疾病的可能性。β-淀粉样蛋白PET成像也已被证明可用于预测轻度认知障碍（MCI）受试者的预后。在MCI中，大约70%的受试者具有高淀粉样蛋白积累，其中70%的受试者在3年内进展为临床诊断的AD，而低于5%的低淀粉样蛋白积累的受试者进展为临床诊断的AD，20%的低淀粉样蛋白积累在同一时间间隔内进展为其他痴呆症。

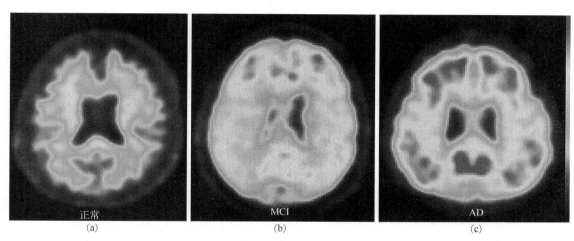

图10-10　β-淀粉样蛋白显像

横断面^{11}C-PIB PET图像显示认知正常受试者的整个白质有轻微的示踪剂摄取（a）；轻度认知障碍（MCI）患者的额叶、顶叶和扣带回皮质中等示踪剂摄取（b）；在AD患者的灰质中均匀地显著摄取示踪剂（c）

（2）神经退行性疾病鉴别诊断　额颞叶痴呆患者为β-淀粉样蛋白阴性，而AD患者和约60%的路易体痴呆（DLB）患者是β-淀粉样蛋白阳性。美国痴呆症影像—淀粉样蛋白扫描研究（IDEAS）的中期分析表明，β-淀粉样蛋白PET发现促使三分之二受试者的治疗建议发生变化，其余三分之一的诊断发生变化。tau蛋白过度磷酸化导致的神经原纤维缠结反映了功能神经元的丧失，而神经炎斑块则代表β-淀粉样蛋白的神经元外积累。因此，与β-淀粉样蛋白显像相比，tau蛋白显像有望成为AD临床试验中疾病进展的更合适的生物标志物（图10-11），因为一旦疾病发生，β-淀粉样蛋白的积累可能与AD症状的进展无关。tau蛋白积累也见于其他神经退行性疾病。tau蛋白显像在非AD tau蛋白病变中也有临床价值，如额颞叶痴呆（图10-12）、进行性核上性麻痹和创伤性脑损伤。

二、^{18}F-FDG脑显像

1. 原理及显像剂

葡萄糖为脑组织的唯一能量来源，能够反映脑功能的情况。具体见本章第一节。

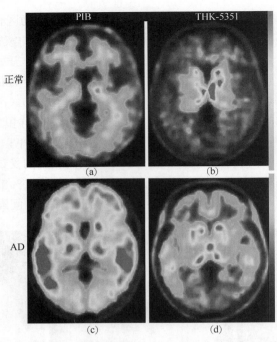

图10-11　脑中 β-淀粉样蛋白和tau蛋白蓄积的评估：PET 显像显示在认知正常者［（a）、（b）］中，由于脱靶[¹¹C]PIB（a）结合在白质中，[¹⁸F]THK-5351（b）在纹状体和脉络丛中蓄积。AD患者在皮质和皮质下灰质中显示出高示踪剂摄取，[¹¹C]PIB表明 β-淀粉样蛋白的积累（c），[¹⁸F]THK-5351表明tau蛋白的积累和由神经胶质增生引起的单胺氧化酶密度增加（d）

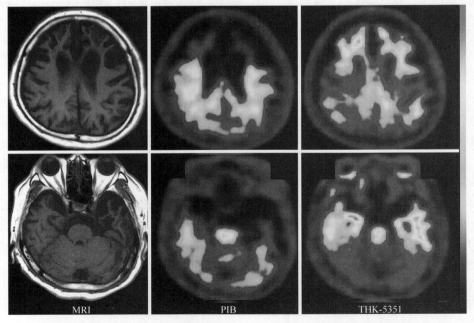

图10-12　行为变异额颞叶痴呆患者的PET成像：T₁ MRI显示双侧额颞叶皮质严重萎缩。[¹¹C]PIB PET显示大脑皮质中没有 β-淀粉样蛋白的积累。[¹⁸F]THK-5351 PET在双侧额颞叶皮质中显示出高摄取，表明胶质增生导致高tau蛋白积累和单胺氧化酶相结合

2. 临床应用

（1）痴呆的鉴别诊断 FDG PET具有近100%的敏感性和特异性，可以从正常受试者中诊断出可能的AD患者。轻中度AD患者脑葡萄糖代谢显像示双侧颞叶和顶叶代谢减低，双侧颞叶和顶叶代谢减低与痴呆程度和病程呈正相关；多发性脑梗死性痴呆表现为脑内散在的、多发和不规则的代谢减低区。进行性豆状核变性（Wilson病）典型的特征性表现是豆状核葡萄糖代谢下降明显，也可伴随全脑葡萄糖代谢下降。FDG PET还可以预测MCI患者向AD的转化。常规显像结果与淀粉样蛋白成像之间有时存在差异。被称为疑似非阿尔茨海默病病理生理改变（SNAP）的新临床概念由阴性淀粉样蛋白PET定义，但神经元损伤生物标志物异常如FDG或MRI。SNAP患者被认为处于非AD理生理过程的临床前阶段。最近更新了DLB的诊断标准，它是痴呆的第二个常见原因，也有震颤麻痹，它包括了基底节多巴胺转运蛋白减少的SPECT、PET显像和[123]I-MIBG心肌闪烁显像中的低摄取作为指示性生物标志物，MIBG摄取减少反映了疾病引起的局部心肌交感神经损伤。通过灌注SPECT或FDG PET观察到的枕叶低灌注和低代谢以及FDG PET上的"扣带岛征"也作为支持性生物标志物纳入指南（图10-13）。

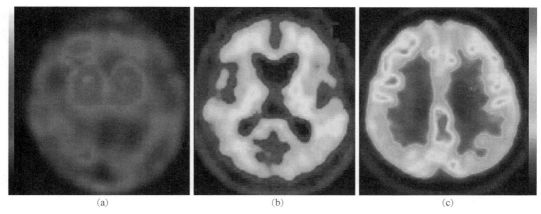

(a)   (b)   (c)

图10-13　路易体痴呆患者的PET与SPECT显像：[123]I-FP-CIT的摄取减少表明纹状体中多巴胺转运蛋白（DAT）的密度降低（a）。[11]C-PIB摄取增加表明β-淀粉样蛋白在颞叶皮质（b）局部积聚。FDG摄取在顶枕叶皮质中减少，显示扣带回有一个保留的摄取岛（"扣带岛征"）（c）

（2）癫痫灶的定位诊断 FDG PET可用于癫痫手术前致癫灶的定位诊断，提高癫痫灶的检出率，有助于选择手术方式和预测手术效果。癫痫发作期病灶的能量代谢和血流均增高，病灶部位呈异常FDG浓聚。发作间期病灶的能量代谢和血流均减低，病灶部位呈异常FDG减低或缺损（图10-14），可采用贝美格介入试验提高癫痫致癫灶定位的阳性率。FDG PET在颞叶癫痫和颞叶外癫痫中的敏感性分别为84%和33%。

（3）帕金森病和亨廷顿病的诊断 帕金森病（Parkinson's disease，PD）早期脑葡萄糖代谢显像表现为纹状体葡萄糖代谢和血流灌注均减少，随病情进展表现为全脑葡萄糖代谢率逐渐减低，呈弥漫性分布；慢性进行性亨廷顿病（Huntington disease，HD）是基底节和大脑皮质变形的一种显性遗传性疾病，临床上表现为慢性进行性舞蹈样动作和痴呆。HD早期脑葡萄糖代谢显像表现为尾状核葡萄糖代谢明显减低，随病情发展可波及壳核，但全脑葡萄糖代谢并不下降。

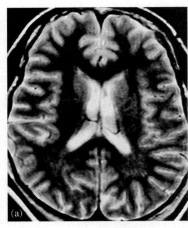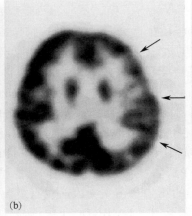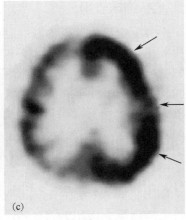

图10-14　癫痫的定位诊断：（a）为MRI检查阴性；（b）为发作间期^{18}F-FDG PET示左额叶和顶叶代谢弥漫性减低；（c）为发作期^{99m}Tc-HMPAO SPECT显示与PET代谢减低灶对应区域的高血流灌注

　　（4）^{18}F-FDG显像在中枢神经系统的其他应用　　^{18}F-FDG显像在脑肿瘤（如高级别胶质瘤）、脑卒中、精神疾病以及新生儿缺血缺氧性脑病、酒精滥用或可卡因等药物成瘾脑功能的改变或机制方面有研究和初步应用。

^{18}F-FDG 显像在中枢神经系统的其他应用

三、多巴胺系统显像

1. 原理和显像剂

　　PET和SPECT已能对多巴胺系统进行定量成像，以评估帕金森病和其他运动障碍的患者，例如进行性核上性麻痹（PSP）和多系统萎缩（MSA）（图10-15）。这些疾病的病理特征是起源于黑质并投射到纹状体的多巴胺神经元进行性退化。使用靶向多巴胺系统的放射性配体的PET和SPECT显像是运动障碍疾病的早期诊断和鉴别诊断、监测疾病进展和监测PD中神经保护治疗功效的有用方法（表10-1）。靶向多巴胺转运蛋白（DAT）的[^{123}I]altropane、[^{99m}Tc]TRODAT-1、[^{123}I]FP-CIT或DATSCAN和多巴胺D_2受体[^{123}I]IBZM的SPECT放射性配体已可在临床使用。PET放射性配体通过使用[^{18}F]-FDOPA研究多巴胺合成和使用，[^{11}C]DTBZ的2型囊泡单胺转运蛋白（VMAT2）的密度来评估额外的突触前功能。

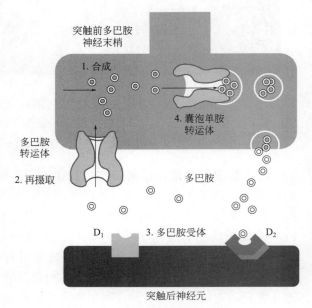

图10-15　多巴胺显像的靶点

有四种不同类型的PET或SPECT放射性配体可以结合：
①多巴胺合成；②多巴胺再摄取位点（多巴胺转运体）；
③多巴胺受体；④单胺再摄取或转运蛋白位点

表10-1　用于多巴胺系统的PET和SPECT显像的放射性药物

	靶点	PET	SPECT
突触前	1.合成	[^{18}F]FDOPA	—
	2.多巴胺转运体	[^{11}C]cocaine	[^{123}I]β-CIT
		[^{11}C]methylphenidate	[^{123}I]FP-CIT
		[^{11}C]WIN-35,428	[^{123}I]altropane
		[^{11}C]PE2I	
		[^{18}F]FE-PE2I	
	4.单胺再摄取或转运蛋白	[^{11}C]DTBZ	[^{99m}Tc]TRODAT-l
突触后	3.多巴胺受体	—	
	D$_1$	[^{11}C]Scheme23390	—
		[^{11}C]NNC 112	
	D$_{2/3}$	[^{11}C]raclopride	[^{123}I]IBZM
		[^{11}C]FLB 457,[^{18}F]fallypride	[^{123}I]IBF,[^{123}I]epidepride
		[^{11}C]（+）-PHNO	

2. 临床应用

（1）帕金森病的诊断与鉴别诊断　PD患者纹状体DAT放射性配体摄取的减少表现出两个特征：临床上受影响较大的一侧纹状体的放射性配体摄取减少更多，而壳核中的放射性配体摄取比尾状核减少更多。壳核DAT结合的减少与PD的肢体运动迟缓和僵硬呈负相关，但与静止性震颤严重程度无关。此外，多巴胺转运蛋白SPECT可能足够敏感，可以检测到PD中多巴胺投射的亚临床受累，40%～50%的这些投射丢失发生在PD患者出现帕金森病症状之前。突触前显像以大约100%的敏感性将临床上可能的早期PD与正常受试者或特发性震颤患者区分开来。因此，当临床上存在诊断疑问时，阳性的突触前显像支持PD的诊断（图10-16）。

多巴胺神经元在其他帕金森综合征如MSA和PSP中也会退化。评估突触后多巴胺D$_2$受体的PET和SPECT显像研究表明，纹状体多巴胺D$_2$受体的结合在PD中是完整的，但在MSA和PSP以及其他运动障碍（如亨廷顿病）中可以减少（图10-17）。然而，多巴胺D$_2$受体的正常SPECT或PET扫描不能排除非典型帕金森综合征。使用[^{18}F]FDOPA PET显示广泛的黑质纹状体受累，这可以区

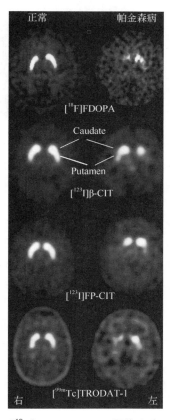

图10-16　[^{18}F]FDOPA PET显像和多巴胺转运蛋白（DAT）SPECT图像，使用[^{123}I]β-CIT（注射后24h），[^{123}I]FP-CIT（注射后4h），正常对照（左列行）和帕金森病患者（右列）的[^{99m}Tc]TRODAT-1（注射后3h）。在这两列中，显示的扫描来自不同的正常人和帕金森病患者

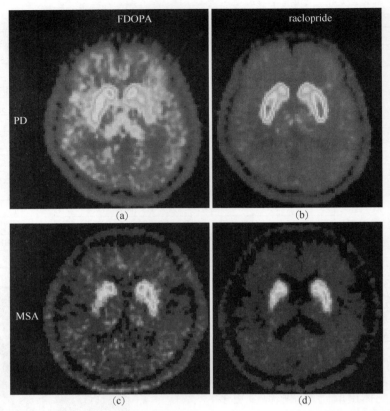

图10-17 帕金森病和多系统萎缩患者纹状体中多巴胺能神经元的突触前和突触后评估。[^{18}F]FDOPA
PET显示帕金森病（a）和多系统萎缩（c）患者壳核中的不对称突触前损伤。[^{11}C]raclopride PET显示
帕金森病患者的突触后D$_2$受体完整（b），而多系统萎缩患者的突触后D$_2$受体密度降低（d）

分PD患者和PSP患者，但在区分PD患者和MSA患者方面不太可靠。

突触前黑质纹状体多巴胺系统的PET显像作为PD的"状态"标志物，可能用于神经保护疗法的临床试验以监测其疗效。影像学作为临床试验中的替代标志物或主要终点与作为辅助终点的生物标志物之间存在区别，影像数据最好被视为临床数据的有力补充。

多巴胺系统显像在精神疾病和药物滥用方面的应用

（2）在精神疾病和药物滥用方面的应用　尽管在精神疾病中的诊断效用有限，但神经传递系统的PET显像已被证明是一种非常有价值的研究工具，可进一步加深对精神分裂症、抑郁症和药物滥用等重要精神疾病的病理生理机制的理解。同时可以在解释精神病学中的药物作用和新药开发方面发挥重要作用。

第三节　PET心血管显像

PET能获得体内重要的定量信息，例如心肌灌注和代谢、炎症、神经支配、受体密度等。心脏PET已用于检测冠状动脉疾病（CAD）、评估浸润性疾病（如结节病、淀粉样变性）、评估心肌活力、感染心内膜炎以及动脉粥样硬化和斑块形态的信息。PET的一个独特优势是它能够以mL/（min·g）心肌组织的形式对心肌血流进行绝对量化。定量血流信息提高了心肌灌注成像的诊断价值，改善了风险分层并有助于指导患者管理。

一、PET心肌灌注显像

1. 原理和显像剂

心肌灌注显像（myocardial perfusion imaging，MPI）是指静脉注射显像剂后通过 Na^+-K^+-ATP 酶或自由扩散被心肌选择性摄取和分布，用来反映静息和负荷状态下左心室心肌的血流灌注情况。负荷试验的原理基于人体剧烈运动或药物使正常冠状动脉扩张，相应区域冠状动脉血流量增加 3 ～ 5 倍，而病变冠状动脉不能有效扩张，供血区域血流量明显低于正常部位。常用药物有腺苷、双嘧达莫和多巴酚丁胺。门控心肌断层显像应用 ECG 作为门控信号，R波为触发信号，一次投影，每个心动周期可采集 8 ～ 16 帧图像。该显像方法可以在一次采集的信息基础上同时获得心脏的心肌血流灌注、心肌活力、室壁运动、射血功能和收缩协调性等有关参数。主要的心肌灌注显像剂见表10-2。

表10-2　PET心肌灌注显像剂及剂量

英文缩写	名称	剂量	半衰期
^{82}Rb	铷82	1259 ～ 1850MBq（35 ～ 50mCi）	75s
^{13}N-NH_3 · H_2O	^{13}N-氨水	555 ～ 740MBq（15 ～ 20mCi）	10min
^{15}O-H_2O	^{15}O-水	740 ～ 925MBq（20 ～ 25mCi）	2min

^{18}F-Flurpiridaz：目前正在Ⅲ期临床试验中进行评估（^{18}F-BMS747158-02，NCT03354273），它比 ^{82}Rb 和 ^{13}N-氨水具有更高的心肌首过提取率。

2. 正常影像

短轴（short axis）断层图像是垂直于心脏长轴从心尖向心底的依次断层影像，呈环状，可显示左心室各室壁；水平长轴（horizontal long axis）断层图像是平行于心脏长轴，由横膈面向上的依次断层影像，呈马蹄状，可显示左心室间壁、侧壁及心尖；垂直长轴（vertical long axis）断层图像是垂直于上述两个轴断层，由室间隔向左侧壁的依次断层影像，形同横位马蹄状，可显示左心室前、下后壁及心尖（图10-18）。短轴断层、水平长轴断层和垂直长轴断层，与冠状动脉供血区的关系见图10-19。

3. 异常图像

某心肌节段在≥2个不同方向的断面影像上出现≥2个连续层面的显像剂分布稀疏或缺损判定为异常；根据静息和负荷心肌灌注影像的对比分析，分以下类型。

（1）可逆性缺损　指负荷心肌灌注影像存在稀疏或缺损，而静息影像出现显像剂分布或填充，提示局部心肌缺血。

（2）不可逆性缺损或称固定性缺损　指负荷和静息影像都存在稀疏或缺损，且没有变化，提示局部心肌梗死或严重缺血。

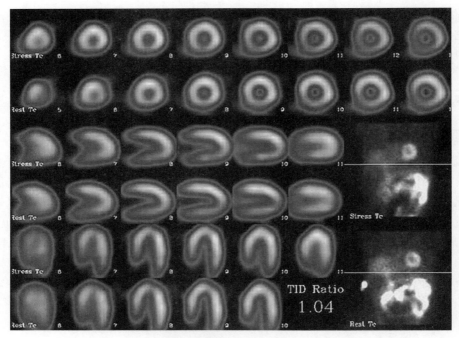

图10-18　正常负荷和静息心肌灌注影像

1、3、5排为负荷影像；2、4、6排为静息影像

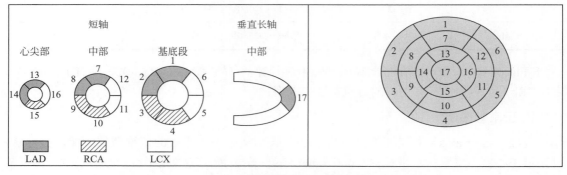

图10-19　心肌灌注显像17节段模式图

1、7、13代表前壁的基底段、中部、心尖部；2、8代表前间壁的基底段、中部；3、9代表下间壁基底段、中部；4、10、15代表下壁基底部、中部、心尖部；6、12代表前侧壁基底部、中部；5、11代表下侧壁基底部、中部；14、16分别是间壁和侧壁的心尖部；17代表心尖。条纹区表示右冠状动脉(RCA)支配区，灰色区为左前降支(LAD)支配区，白色区为左回旋支(LCX)支配区

（3）**混合性缺损**　负荷心肌灌注影像显示稀疏或缺损，而静息显像时该区域范围缩小或摄取增加，提示局部心肌梗死伴缺血。

（4）**反向再分布**　早期或负荷显像放射性分布正常，但静息显像出现放射性稀疏或缺损。或者早期或负荷态显示放射性分布稀疏缺损，而静息显像出现新的更严重的缺损。排除技术因素的影响，大多见于冠状动脉痉挛的患者，也见于溶栓治疗或经皮冠状动脉腔内成形术（PTCA）治疗的心肌梗死患者，或X综合征患者，也可见于部分正常人。

（5）**花斑型缺损**　早期、负荷态影像和静息态影像都呈现为心室壁内散在的斑片样放射性缺损或稀疏。此模式多见于心肌病、心肌炎。

4.心肌定量分析

极坐标靶心图分析（polar's eye analysis）是根据圆周剖面分析法的原理将短轴断层影像以极坐标展开成二维图像，并以不同的颜色显示心肌各壁相对计数值的半定量分析法。可获得左心室心肌灌注、室壁活动及增厚率等影像（图10-20，彩图见插页）。

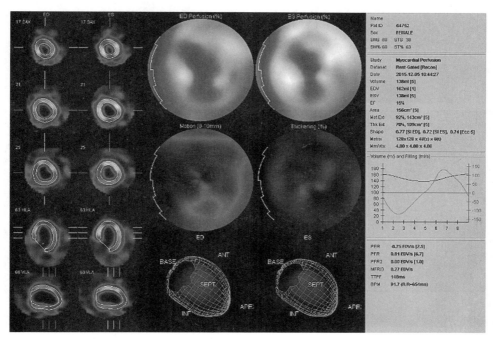

图10-20　心肌灌注影像极坐标靶心图（心功能参数、舒张末期和收缩末期血流灌注率、
室壁活动、室壁增厚率）

PET心肌灌注显像定量分析可获得心肌血流量（myocardial blood flow，MBF），正常静息MBF为（0.98±0.23）mL/（min·g），负荷MBF＞2.5mL/（min·g），如果负荷＜2.5mL/（min·g）可诊断为冠状动脉血流储备减低，为临床行冠状动脉血流重建的可靠标准。通过计算最大扩张冠状动脉MBF/静息MBF的比值，可获得冠状动脉血流储备（coronary flow reserve，CFR）（图10-21）。

二、心肌代谢显像

心肌可利用游离脂肪酸、葡萄糖、丙酮酸、酮体、氨基酸等作为能量来源。其中葡萄糖和脂肪酸是心肌细胞代谢最主要的能量物质。因而心肌葡萄糖代谢显像成为最常见的心肌代谢显像。

1.显像原理

空腹时游离脂肪酸是心肌的主要能量底物，而进餐后正常心肌细胞则主要利用葡萄糖。心肌细胞发生坏死后，心肌的所有代谢活动均停止，葡萄糖是缺血心肌的唯一能源。如心肌FDG糖代谢显像均表现为局部缺损区，表明该区域心肌无存活或为瘢痕组织。FDG目前用

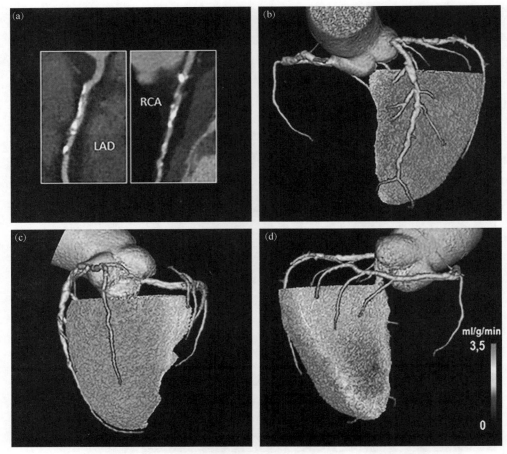

图10-21　冠心病患者的序贯冠状动脉CTA和PET心肌灌注显像

在冠状动脉计算机断层扫描血管造影（CCTA）中，LAD近段和RCA中段显示出闭塞病变（a）；在PET/CCTA融合图像中，LAD供血区的负荷MBF正常，表明病变血管没有明显的血流动力学异常［(b)、(c)］；在RCA供血区负荷MBF则明显减少，表明病变血管存在明显血流动力学异常（d）

于心肌活力评估和心肌炎症/感染的诊断。

2. 其他心肌代谢显像

包括心肌脂肪酸代谢显像和有氧代谢显像。

其他心肌代谢
显像

三、心肌灌注和代谢显像的临床应用

冠状动脉粥样硬化性心脏病（CAD）简称冠心病，其临床表现包括心绞痛、心肌梗死、充血性心力衰竭和猝死，可能是长期无症状的。大多数诊断方法无论是侵入性的还是非侵入性的，都依赖于检测心外膜冠状动脉管腔狭窄。横截面积75%以下的动脉狭窄（或<50%的管腔狭窄）不会影响静息冠状动脉血流。由运动或药物负荷引起的冠状动脉流量增加通过增加代谢需求或血管舒张扩大了血流分布的不均匀性。增加冠状动脉血流的最简单方法是运动负荷，使用跑步机或踏车试验。在不能充分运动的患者中，药物负荷（腺苷、双嘧达莫、多巴酚丁胺、阿布他明）用于短暂增加冠状动脉血流。

1. 冠心病心肌缺血的诊断

MPI诊断CAD的平均敏感性和特异性分别接近90%和70%。冠状动脉造影虽然是诊断CAD的金标准，但是它有明显的局限性并可能低估疾病的程度。MPI能准确评价心肌缺血的部位、范围、程度和冠状动脉的储备功能及心室各局部室壁运动（图10-22）。急性心肌梗死后6h心肌灌注显像均出现灌注缺损，联合心肌代谢显像可有效判断相应部位心肌存活情况及梗死范围。

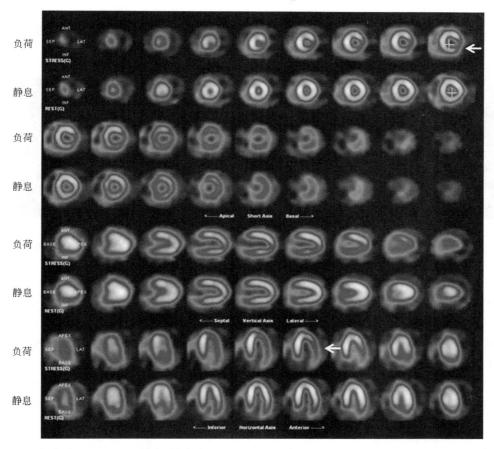

图10-22　负荷（1、3、5、7排）/静息（2、4、6、8排）心肌血流灌注影像示侧壁心肌缺血（箭头）

在多支血管病变中确定"罪犯"血管无论对于有创的冠状动脉造影还是无创的冠状动脉CTA均是一件困难的工作，因为"罪犯"血管并非总是狭窄程度最重的血管，而"罪犯"血管却是PTCA等血管重建治疗的首选处置血管。心肌灌注显像可以准确显示心肌的缺血部位及状况，为检测"罪犯"血管提供最有效的手段。冠状小动脉病变所致的微血管性心绞痛（如X综合征）表现为冠状动脉造影正常，而心肌血流灌注显像异常。

2. 冠心病危险度分级

负荷心肌灌注显像可预测冠心病患者心脏事件的危险性，做出危险度分级。高危心肌灌注影像具如下特征：①在≥2支冠状动脉供血区出现多发性可逆性缺损或者出现较大范围的固定缺损；②门控显像中测定的左心室射血分数（EF）值＜40%；③运动负荷后肺摄取显像剂增加；④负荷试验心肌显像可见左心室暂时性或持续性扩张；⑤左主干冠状动脉供血区心肌显像呈可逆性缺损。影像异常患者的年平均心脏事件发生率是影像正常患者的12倍。固定缺损是死亡的预测因子，而可逆性缺损是非致死性心肌梗死的重要预测因子。

3. 冠心病治疗前后评价

急性心肌梗死治疗的关键是及时对阻塞冠状动脉进行重建和再通，恢复局部心肌血供，挽救可逆转的缺血心肌，改善患者预后。心肌灌注/代谢显像评价局部梗死心肌的存活情况，对冠状动脉重建和再通治疗起着决定性作用。鉴于经皮血运重建后可能出现再狭窄、冠状动脉搭桥手术后主动脉-冠状动脉旁路移植物闭合的可能性，以及经常缺乏可靠症状，MPI是确定是否需要额外和/或重复干预的有效手段（图10-23）。

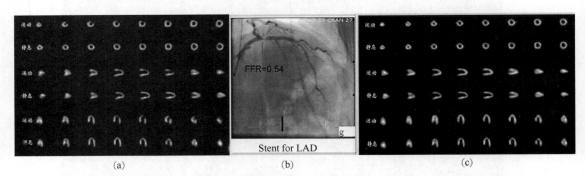

图10-23　心肌缺血冠状动脉重建前心肌灌注（a），次日冠状动脉造影（b）治疗后左心室心尖部、前壁缺血明显改善（c）

4. 存活心肌的判断

存活心肌主要有缺血心肌、冬眠心肌及顿抑心肌等。坏死心肌，即不可逆性心肌损害形成瘢痕组织。评价存活心肌的核素显像方法包括：心肌灌注SPECT显像，双核素心肌灌注/代谢SPECT显像，心肌PET显像。显像原理各不相同，包括评价心肌的血流、葡萄糖代谢、脂肪酸代谢、线粒体功能、细胞膜的完整性等。^{18}F-FDG PET目前被认为是判断心肌活性的"金标准"。正常心肌葡萄糖代谢影像表现为显像剂分布均匀，发生心肌梗死时出现显像剂分布缺损，当心肌血流灌注显像局部稀疏或缺损区，但^{18}F-FDG摄取正常或相对增加，呈"灌注/代谢不匹配"影像，即可诊断该区域心肌存活，若"灌注/代谢匹配"，则诊断该区域无存活心肌图。有明显存活心肌，冠状动脉血管重建将显著提高患者的心功能、改善临床症状、提高生活质量和改善预后；没有存活心肌，冠状动脉血管重建治疗不能改善患者的预后。

5. 心脏结节病

结节病在前述感染与炎症章节已经介绍，是一种多系统疾病，其组织学特征为非干酪样、非坏死性肉芽肿。虽然它最常见于肺部或淋巴结肿大，但它可以影响任何器官。在尸检时诊断出的心脏结节病（CS）患者中只有40%～50%在其一生中做出了诊断。活动性心脏炎症区域显示葡萄糖代谢增加，因此PET上的FDG摄取增加。MPI可以显示由炎症、水肿或心肌纤维化和瘢痕引起的血管受压导致的低灌注区域。根据FDG PET上的活动性炎症程度和MPI上的静息灌注缺损程度，疾病可分为非活动期（无炎症或瘢痕）、早期（活动性炎症伴轻度或无瘢痕）、进行性疾病（有中度瘢痕的活动性炎症）或纤维化疾病（伴有严重瘢痕的轻微炎症或无炎症）。FDG PET评估心脏结节病的操作方法并不简单，因为葡萄糖的代谢利用可以是生理性的，缺血可能会影响心肌摄取。因此，必须进行旨在抑制心肌利用的充分准备。通过负荷显像、CT血管造影或在需要时进行侵入性冠状动脉造影来排除阻塞性冠状动脉疾病和心肌缺血的存在。当存在多个与FDG摄取相关的非连续性灌注缺损或存在多个局灶性FDG摄取和心外FDG摄取的区域时，心脏结节病的FDG PET可能性很高（＞90%）（图10-24～图10-26，彩图见插页）。

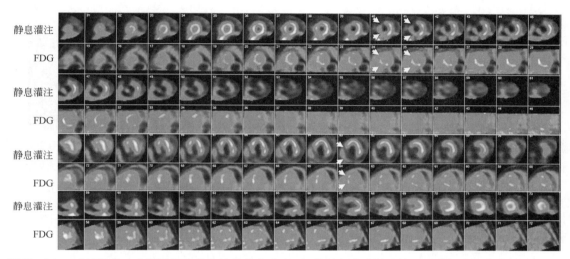

图10-24　55岁男性，有活检证实的心外结节病病史和近期诊断为非缺血性心肌病，被转诊评估心脏结节病。行静息 ^{99m}Tc-MIBI SPECT心肌灌注和 ^{18}F-FDG PET/CT显像：MPI显示有一个中等大小、严重的灌注缺损，涉及中部和基底前间隔、下间隔和下壁。心脏FDG图像显示几乎所有低灌注区的葡萄糖摄取增加（灌注/代谢不匹配）

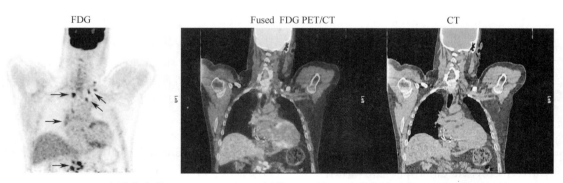

图10-25　上述患者的FDG PET显示双侧纵隔、肺门和上腹部多个摄取FDG的淋巴结

四、心肌淀粉样变性显像

1. 原理

淀粉样变性的特征在于蛋白质前体的天然结构丧失和随后不溶性纤维状化合物的聚集。淀粉样蛋白沉积物存在于许多器官的细胞外组织中，沉积物可以是局灶性的，也可以是全身

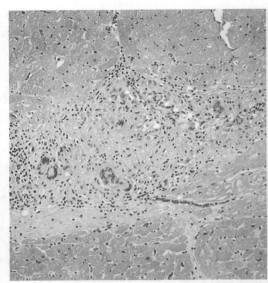
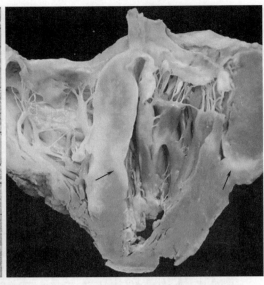

图10-26　随后的移植心脏手术发现四腔切面大体照片显示结节病弥漫性累及心肌。右心室广泛受累，室间隔也是如此，左心室受累更多。苏木精和伊红（H&E）染色切片的显微照片显示心肌具有含有大量巨细胞的非坏死性肉芽肿。肉芽肿周围有纤维化和淋巴细胞浸润（原始放大倍数为200倍）

性的。心脏受累是系统性淀粉样变性引起死亡的主要原因。心肌、传导系统和血管结构会受到影响。通常显示出限制型心肌病的特征，但舒张和收缩功能均受到损害。

心脏受累最常见的系统性淀粉样变性类型是：①获得性单克隆免疫球蛋白轻链淀粉样变性（AL），由于浆细胞增殖产生轻链γ球蛋白。AL心肌淀粉样变性的治疗需要用化疗治疗潜在的浆细胞病变并治疗心力衰竭。②遗传性转甲状腺素蛋白淀粉样变性（ATTR），可由100多种转甲状腺素蛋白（TTR）突变引起，转甲状腺素蛋白是一种主要由肝脏合成的转运蛋白。TTR主要在肝脏中形成，原位肝移植是治疗这种淀粉样变性的合理有效的方法。③野生型（非突变型）转甲状腺素蛋白相关淀粉样变性或系统性"老年"淀粉样变性（SSA），主要影响老年男性的心脏。SSA的治疗通常仅限于通过常规心力衰竭治疗来缓解症状。然而，一些年轻的SSA患者可能适合进行心脏移植。在所有这三种形式中，心肌受累都很常见，并带来严重的临床后果。心脏淀粉样变性的诊断基于：活检阳性刚果红/硫黄素+偏振光显微镜检查；遗传分析/质谱鉴定蛋白质前体；MR增强显示心肌延迟增强、非心内膜下分布。

2. 临床应用

ATTR和AL诊断：骨显像剂 ^{99m}Tc-3,3-diphosphono-1,2-propanodicarboxy acid（DPD）、hydroxymethylene diphosphonate（HMDP）、焦磷酸盐（PYP）对ATTR具有高敏感性和特异性；当排除单克隆丙种球蛋白病时，可用于诊断ATTR。有两种方法可以量化心肌 ^{99m}Tc的摄取：半定量方法是在注射药物后2～3h根据Perugini分级对心肌与骨骼（肋骨）的摄取进行视觉比较。定量方法包括通过在心脏和对侧胸部绘制圆形感兴趣区域来测量每个区域的平均计数，从而计算心脏与对侧肺的比率（H/CL）。大于1.5被认为是异常的（图10-27）。约20%～25%的AL患者可能在 ^{99m}Tc成像中表现出Perugini 2/3级摄取。^{18}F靶向淀粉样蛋白示踪剂对检测心脏淀粉样变性具有高灵敏度（图10-28）。然而，AL和ATTR都对 ^{18}F-β-淀粉样蛋白示踪剂强烈摄取，这使得该技术对心脏淀粉样变性表型的特异性降低。

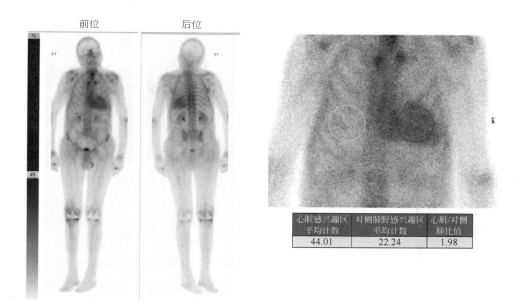

心脏感兴趣区平均计数	对侧肺野感兴趣区平均计数	心脏/对侧肺比值
44.01	22.24	1.98

图10-27　72岁患者因劳力性呼吸困难加重、小腿肿胀和疲劳以及超声心动图异常被转诊进行 99mTc-PYP扫描以评估心肌淀粉样变性。检查发现：全身和胸部平面 99mTc-PYP图像显示心脏摄取增加。心脏摄取大于肋骨摄取（Perugini 3级）。平面图像上的心脏与对侧肺的比率为1.98

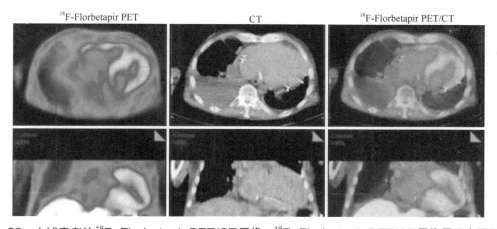

图10-28　上述患者的 18F-Florbetapir PET/CT显像。18F-Florbetapir PET/CT显像显示有强烈的心脏摄取。超声心动图的心尖4腔切面显示左心室壁增厚和双心房扩大。心肌的回声也增强。全局纵向应变（GLS）量化的17段极坐标图显示了心脏淀粉样变性的典型表现，左心室（LV）中部和底部的全局GLS减少，而LV心尖段不受影响

（张庆）

【本章小结】

　　本章主要介绍了 18F-FDG肿瘤糖代谢显像、PET脑显像的原理和临床应用、PET心肌灌注显像及糖代谢显像原理和临床应用等内容。

【问题思考】

1. 简述 ^{18}F-FDG 肿瘤糖代谢显像的原理和正常生理分布。
2. 简述 ^{18}F-FDG 肿瘤糖代谢显像的主要临床价值。
3. 简述 ^{18}F-FDG 脑显像的主要临床价值。
4. 简述多巴胺系统显像的主要临床价值。
5. 简述 PET 心肌灌注 / 糖代谢显像的主要临床价值。

参考文献

［1］Vaz SC, Oliveira F, Herrmann K, et al. Nuclear medicine and molecular imaging advances in the 21st century. Br J Radiol, 2020, 93 (1110):20200095.

［2］Grachev ID, Meyer PM, Becker GA, et al. Sigma-1 and dopamine D2/D3 receptor occupancy of pridopidine in healthy volunteers and patients with Huntington disease: a [^{18}F] fluspidine and [^{18}F] fallypride PET study. Eur J Nucl Med Mol Imaging, 2021, 48 (4): 1103-1115.

［3］Wu D. Clinical nuclear medicine neuroimaging: an instructional casebook. Gewerbestrasse: Springer Nature Switzerland AG, 2020.

［4］Duccio V, Paola AE, Ignasi C, et al. Nuclear medicine textbook. Gewerbestrasse: Springer Nature Switzerland AG, 2019.

［5］Marcelo F, Carli D, Dondi M, et al. IAEA atlas of cardiac PET-CT.Heidelberger: Springer, 2022.

［6］Starzer AM, Berghoff AS, Traub-Weidinger T, et al. Assessment of central nervous system lymphoma based on cXCR4 expression in vivo using 68Ga-pentixafor PET/MRI. Clin Nucl Med, 2021, 46 (1): 16-20.

第十一章
核医学分子影像进展

【学习要求】

1. 掌握　核医学分子影像的概念和特点。
2. 熟悉　核医学分子影像的主要内容。
3. 了解　人工智能和影像组学在核医学分子影像中的应用。

核医学分子影像（molecular imaging of nuclear medicine）是放射性核素示踪技术和分子生物学技术相互交融而形成的新的核医学分支学科，也可称为分子核医学（molecular nuclear medicine）。分子核医学可以在活体揭示人体内发生于细胞、亚细胞和分子水平的生化反应和变化过程，探索和揭示生命的奥秘和疾病发生发展的机制，实现从分子水平上认识疾病，为精准医学和医学研究提供分子水平的关键信息。分子核医学为反映机体内能量代谢、基因表达、蛋白质相互作用、细胞分裂增殖等过程提供了一种新的影像学方法。分子核医学是当今分子影像中最为重要和成熟的组成部分，不仅包括显像诊断，还包括由基因、受体、抗体等介导的核素靶向治疗等，本章主要介绍核医学分子影像进展。

第一节　分子核医学

一、基本概念

分子识别（molecular recognition）是分子核医学的重要理论基础。分子核医学的技术和研究手段的共同理论基础就是"分子识别"。例如抗原与抗体的结合；受体与配体的结合；许多多肽类药物与相应靶细胞的结合；反义探针与癌基因的分子识别；酶与底物的识别等。因此，核医学诊断与治疗的本质都是建立在放射性药物与靶器官或靶组织特异性结合基础之上的，用这些放射性药物进行显像，兼具解剖学影像和功能性分子影像的特点，成为核医学分子影像的独特优势。

核医学分子影像的内容丰富广泛，从生理、生化水平显像达到认识疾病、阐明病变组织生物过程变化、病变细胞基因表达、代谢活性高低、病变细胞是否存活以及细胞内生物活动的状态等目的，其中有两个最重要的研究领域，一是受体研究，二是基因研究。受体、基因水平的变化（或生化变化）是导致各种疾病的代谢、功能及解剖学结构异常的根本原因。受体显像是分子核医学的代表性工作，运用放射性配体可以准确显示受体的分布、密度与功能，是分子核医学影像开拓的一种十分精细的诊断领域，它可以精确反映细胞间和细胞内的生物学过程，特别是观察执行基因编码指令的蛋白质生化过程。受体的研究涉及细胞之间和细胞与其他分子之间的识别，信息跨膜转导和细胞的生理病理反应等生命基本过程。疾病的发生往往反映在受体数目和亲和力的改变、信息转导功能的异常，而这些均与受体基因缺陷和突变有关。分子核医学不仅可以通过体外受体放射分析测定生物样品中受体的容量、亚型及其活性，还可应用显像仪器在活体内直接探测到受体的密度、功能与分布，这也是目前在活体内能安全、无创性获得受体功能与分布信息的唯一方法。研究表明，用放射性核素标记的配体可以显示脑内神经受体分布（图11-1）。

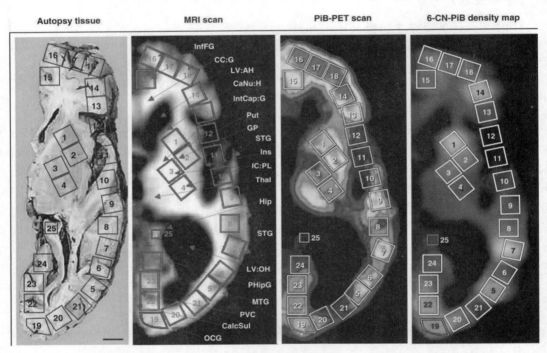

图11-1　放射性核素标记的配体活体显示脑内淀粉样蛋白沉积分布：阿尔茨海默病患者死亡前10个月时^{11}C-Pittsburgh Compound-B（PiB）PET显像摄取水平与死后病理的β-淀粉样蛋白（Aβ）斑块密度图之间高度相关

二、特点

分子核医学的核心理论基础是分子识别。建立无创性的分子影像技术需要具备三要素：一是必须选择合适的结合靶点；二是设计与该靶点能特异性结合、高亲和力的标记探针或配体，且具备足够的放大信号便于实现高灵敏的探测；三是需要灵敏度高、分辨率好的成像仪器。细胞内常见的靶点包括DNA、mRNA序列、受体蛋白质、酶以及抗原等，而相应的探针有反义寡核苷酸、受体配体、抗体、多肽类物质以及底物等。在分子核医学中，理想的放射性药物需具备以下条件：药物进入体内后靶与非靶的比值高、血中清除速度快，射线的种类、射线能量合适，药物在病变组织蓄积的量和滞留的时间合适、药物来源方便等。但是用于分子靶向治疗的放射性药物则要求放射性药物在靶组织内有较长滞留时间。通常大多数标记探针（特别是核医学使用的探针）能够自由穿过细胞膜定位于细胞内或参与细胞代谢，使整个细胞被标记而显影。

分子核医学的最大优势和特点是能够从细胞和分子水平对体内的生物化学变化过程进行在体、无创、时空动态可视化。分子核医学相对于其他影像手段，显像剂种类繁多。分子核医学的显像方法较多，许多分子显像剂在临床上已应用多年，成为当前某些疾病诊断的重要方法，其中代谢显像、受体显像、多肽药物显像、单抗放射免疫显像、乏氧显像等已经成功地用于临床诊断，而处于临床前期研究阶段的分子核医学还有反义与基因显像、细胞凋亡显像等。

三、主要内容

（一）代谢显像

代谢显像（metabolism imaging）是目前在临床应用最为广泛、成熟的核医学技术之一，也是分子核医学显像的一项重要内容，主要包括葡萄糖、氨基酸、核酸等生物大分子的代谢研究及应用。其中，^{18}F-FDG是最常见、最重要的糖代谢显像剂，已广泛应用于肿瘤、心血管、神经精神疾病以及脑功能研究（图11-2）。除目前葡萄糖代谢显像外，还可进行氨基酸、脂肪酸、乙酸、胆碱、核酸、乏氧的代谢显像，用以反映正常或病变组织的不同代谢行为。

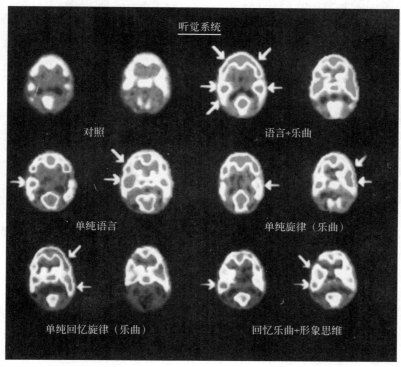

图11-2　^{18}F-FDG PET听觉功能研究，活体显示不同的听觉刺激下脑皮质对应中枢神经活跃区域

1. 氨基酸代谢显像

^{11}C-甲基-L-甲硫氨酸（^{11}C-methyl-L-methionine，^{11}C-MET）已在临床上广泛应用，^{11}C-MET和^{18}F-FET是氨基酸类似物，它们通过氨基酸转运蛋白转运穿过细胞膜并掺入蛋白质中，对于检测脑肿瘤非常有用。甲硫氨酸是唯一含硫必需氨基酸，是蛋白合成和细胞转甲基化作用的必需成分，也是同型半胱氨酸的前体物质。肿瘤细胞由于缺乏甲硫氨酸合成补救途径，往往表现出对外源性甲硫氨酸的依赖性。MET的一个重要特征是它比FDG更准确地检测低级别脑肿瘤，主要用于脑肿瘤或放疗后复发、坏死的鉴别诊断（图11-3）。^{18}F-Fluciclovine（Axumin®）是一种亮氨酸类似物1-氨基-3-氟代环丁烷羧酸（FACBC），于2016年获得FDA批准，2017年获得欧洲药品管理局（EMA）批准。根据欧洲核医学协会（EANM）和美国核医学和分子影像学会（SNMMI）的指南，其临床适应证与PSMA配体PET/CT相似。^{18}F-谷氨酰胺是一种氨基酸代谢类显像剂，谷氨酰胺是人体最丰富的重要氨基酸，对细胞增殖非常重要。肿瘤细胞谷氨酰胺的体内合成途径往往不能满足快速增殖的需求，往往依赖于外界大量摄取谷氨酰胺。谷氨酰胺可以补充肿瘤细胞糖酵解途径无法完全提供的碳源，进入三羧酸循环，合成其他氨基酸和脂肪酸；而且可以提供糖酵解途径所不能提供的氮源，供核苷酸合成需要，满足细胞增殖。

近年开发的氨基酸显像剂还有^{11}C-Tyrosine、3-0-methyl-b^{18}F-fluoro-L-DOPA（OMFD）、^{18}F-fluoro-amino-meghypropanonicacid（FAMP）、^{18}F-fluorothyl-thyrosine（PET）等。在肿瘤细胞中浓聚较高，图像清晰、对比度好，特别是在炎性病灶部位摄取明显低于^{18}F-FDG，有利于鉴别原发肿瘤、肿瘤复发、坏死和炎症。

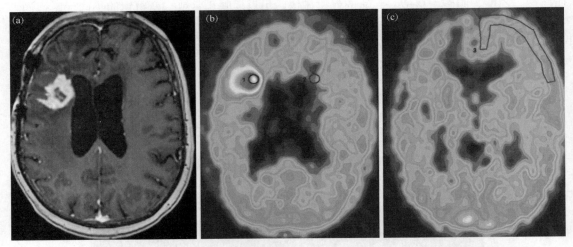

图11-3　脑胶质瘤术后：与对侧颞叶和额叶皮质相比，右侧颞叶可见^{11}C-MET异常显像剂浓聚，考虑该部位术后复发

2. 胆碱代谢显像

细胞中普遍存在磷酸胆碱反应，血液中的胆碱被细胞摄取后可参与氧化反应、神经递质的合成和磷酸化反应等生化过程，是磷脂胆碱的合成前体。磷脂胆碱是细胞膜的重要组成成分，肿瘤细胞摄取^{11}C-胆碱的速率可以直接反映肿瘤细胞膜的合成速率，成为评价肿瘤细胞增殖的指标，胆碱在肿瘤细胞内被磷酸化后就停留在细胞中，因此胆碱可用于肿瘤显像。常

用显像剂是^{11}C-胆碱（^{11}C-choline，^{11}C-CH）、^{18}F-氟胆碱（^{18}F-F-choline，^{18}F-FCH），其血液清除快，可在较短时间内得到清晰的肿瘤影像。主要经肝胆系统排泄，几乎不经泌尿系统排泄，是较好的泌尿系统肿瘤的PET显像剂，并已应用于前列腺癌诊断。正常情况下显像剂主要分布在肝胆系统，其次在骨、肠道及腮腺有一定的显像剂摄取。大部分经肝脏代谢，泌尿系统早期不显影。近期开发的磷脂代谢药物还有^{18}F-乙基胆碱、^{18}F-甲基胆碱等。

主要用于诊断脑肿瘤和腹、盆腔肿瘤。尤其可用于^{18}F-FDG显像摄取不高的肿瘤，如分化程度好的原发性肝癌及前列腺癌等；与^{18}F-FDG联合应用可提高一些病变的诊断准确性并能更好地进行肿瘤分期（图11-4）。

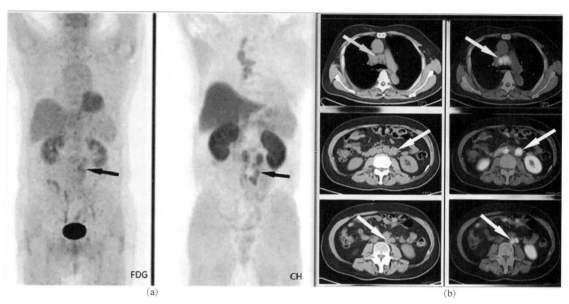

图11-4 前列腺癌去势术+^{125}I粒子近距离内照射后。MIP图（a）和断层融合（b）显示腹膜后、纵隔成串淋巴结放射性摄取异常增高，与同期FDG显像（a）对比摄取明显更高，提示前列腺癌去势术+^{125}I粒子治疗后发生了腹膜后、纵隔的淋巴结转移

3. 核苷酸代谢显像

^{18}F-3-脱氧-3-氟胸腺嘧啶脱氧核苷（3-deoxy-3-^{18}F-fluorothymidine，FLT）是一种胸腺嘧啶类似物，借助被动扩散和Na$^+$依赖的载体进入细胞，随后在细胞分裂周期的S期增加的胸腺嘧啶核苷激酶1（thymidine kinase-1，TK1）磷酸化，由于3位上的羟基被^{18}F取代，不能同胸腺嘧啶核苷一样参与DNA的合成，最终像FDG一样滞留细胞内。FLT主要用于反映细胞增殖，有助于对肿瘤进行良恶性鉴别、疗效评估和预后判断，并能够更好地表现放疗化疗治疗的早期效果，是^{18}F-FDG的有效补充（图11-5）。

4. 脂肪酸代谢显像

脂肪酸代谢显像剂^{11}C-乙酸盐（^{11}C-acetate）和^{11}C-棕榈酸（^{11}C-PA）应用较多，可用于测定三羧酸循环流量和局部心肌耗氧量，估测心肌组织细胞的活性和肿瘤的研究，目前用于肝、肾、前列腺肿瘤的检查。肿瘤摄取^{11}C-乙酸盐的机制目前尚不清楚。乙酸盐主要参与三羧酸循环，反映细胞内有氧代谢，而低度恶性、生长缓慢的肿瘤细胞以有氧代谢为主，恶性

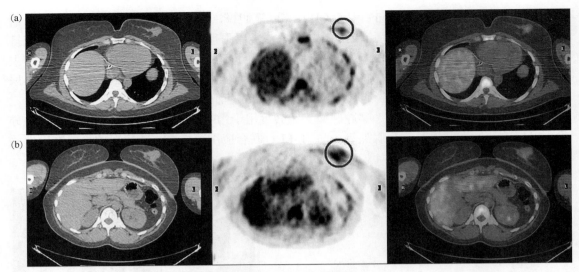

图11-5　^{18}FLT PET/CT乳腺癌显像提示：第一个化疗周期开始后10天（a），与治疗前病灶（b）相比，SUV$_{max}$降低 > 39%

程度高的肿瘤细胞以乏氧酵解（葡萄糖代谢）为主，这种假设可解释某些临床现象。乙酸盐可被低度恶性肿瘤摄取。乙酸盐在人体内的分布：早期显像，肝、脾、胰腺及肾皮质显影清晰，肝、脾对^{11}C-乙酸盐中度摄取，肾及胰腺摄取较高。^{11}C-乙酸盐比FDG有更高的T/N比值，作为脑肿瘤显像剂较^{18}F-FDG更为灵敏。所有对^{18}F-FDG PET呈假阴性的肝细胞癌对乙酸盐都呈阳性，单一使用乙酸盐对肝细胞癌的检测灵敏度达到87%，与^{18}F-FDG合并使用对肝细胞癌的检测灵敏度更高达100%（图11-6）。此外，乙酸盐对于区分肾细胞癌和非典型性的肾血管平滑肌脂肪瘤（AML）也有一定的临床价值。

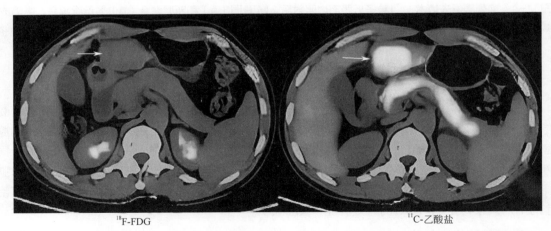

^{18}F-FDG　　　　　　　　　　　　　　　^{11}C-乙酸盐

图11-6　^{18}F-FDG显像示肝左叶外下段示肿块与肝本底相近，^{11}C-乙酸盐显像示病灶代谢明显增高。考虑肝恶性病变。术后病理：肝细胞癌

5. 乏氧显像

　　肿瘤细胞乏氧（hypoxia）是影响放疗和化疗疗效的一个主要因素。乏氧示踪剂最常见

的是 ^{18}F-FMISO（^{18}F-fluoromisonidazole）、^{18}F-FAZA（^{18}F-fluoroazomycin-arabinozide）和 ^{64}Cu-ATSM（^{64}Cu- 二乙酰 - 双 - 甲基氨基硫脲）。FMISO可通过主动扩散通过细胞膜进入细胞，其中的硝基在硝基还原酶的作用下被还原，在非乏氧细胞内，硝基还原产物可立即被氧化，而在乏氧细胞内，硝基还原产物则不能发生再氧化，还原产物与细胞内大分子物质发生不可逆结合，滞留于乏氧细胞中，其浓聚程度与乏氧程度成正比。乏氧显像能在活体水平上整体、无创性评价肿瘤的乏氧程度，为鉴别肿瘤的良恶性、制订最佳治疗方案、评估预后提供依据（图11-7）。

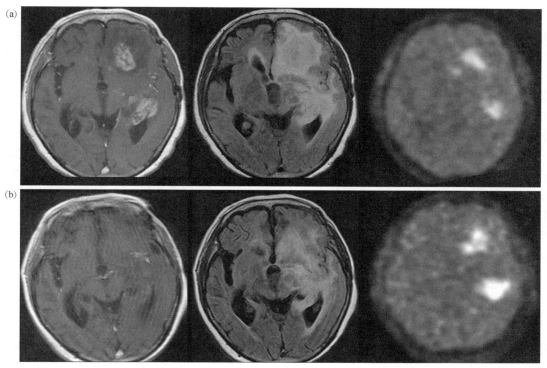

图11-7 高级别脑胶质瘤靶向治疗前后：靶向治疗前病灶MRI T_1增强和FLAIR序列呈高信号，^{18}F-FMISO代谢增高（a）；靶向治疗3个疗程后，增强MRI显示病灶范围明显缩小，而^{18}F-FMISO代谢活性和体积均增加（b），提示靶向治疗后病灶乏氧加重，病灶进展

（二）放射免疫显像

放射免疫显像（radioimmunometric imaging，RII）与放射免疫治疗（radioimmunometric tharepy，RIT）一直是分子核医学的研究热点。RII是一种高亲肿瘤性的显像方法，将放射性核素标记某些特定的单克隆抗体，注入体内后能够特异地与相应的靶抗原结合使其显影。但近些年的临床实践表明，该法还有许多技术难题尚未解决而影响到进一步的发展，如产生人抗鼠反应（HAMA）、分子量大血液清除慢、肿瘤与非肿瘤比值（T/NT）低、穿透能力差、靶组织分布不均匀等缺点。随着这些缺点的暴露，研究方向转移到Fab′、F（ab′）$_2$、Fab、scFv，甚至超变区肽段（分子识别单元）。scFv是由重链可变区与轻链可变区连接起来的多肽链，分子量大约为Fab的一半，但其亲和力和特异性与Fab相同。scFv的肿瘤穿透能力较为完整的抗体分子高（约100倍），T/NT高达40，为Fab′的3倍和Fab的2倍。并且，scFv能

均匀分布于肿瘤，而完整抗体分子则主要聚集于接近血管部分。此外，利用基因工程重组技术合成双价的微型抗体，以及生物素（biotin，B）-亲和素（avidin，A）预定位技术被引入放射免疫显像技术，可望克服放射免疫显像与治疗的某些不足。

近年来抗体的研究取得了重要进展，具有前景的技术主要有以下几种：

1. Affibody

Affibody的功能类似于抗体，其分子量较小，仅有7kDa左右，但其结合位点与抗体相似，具有稳定性好、耐高温、易大量生产、价格低等特点。目前研究较多的有放射性核素^{18}F、^{99m}Tc和^{111}In标记针对抗人表皮生长因子受体2（human epidermal growth factor receptor 2，HER2）的Affibody分子影像探针，已被成功地用于PET显像和SPECT显像，应用于肿瘤HER2表达的分子显像。在SKOV3肿瘤模型中，一些放射性标记的Affibody蛋白，如^{99m}Tc-maEEE-ZHER2∶342、^{99m}Tc-ZHER2∶2395-Cys、^{111}In-CHX-A-DTPA-ZHER2∶2395-Cys在注射后1h显示高成像对比率，成像效果较好。其中，^{99m}Tc-ZHER2∶2395-Cys具有最高的靶/非靶组织比值，并显示了高度肾脏摄取、中度肝脏摄取和所有其他器官的低摄取。在HER2中度表达的LS174T结肠癌模型中，^{99m}Tc-ZHER2∶2395-Cys也显示了较好的显像效果。

表皮生长因子受体（EGFR）靶向的基于Affibody分子的探针也已开发。基于抗EGFR Affibody的探针显像的研究，如^{111}In-BZ-DTPA-（ZEGFR∶1907）和^{111}In-BZ-DTPA-（ZEGFR∶1907）2，表明此类探针可用于表皮生长因子受体阳性表达的肿瘤显像。^{111}In-BZ-DTPA-（ZEGFR∶1907）表现的体内生物学活性与放射性标记的抗HER2 Affibody分子探针相似，如快速的肿瘤靶向性和高肾脏摄取等，提示放射性核素标记的Affibody分子是探测恶性肿瘤EGFR表达具有前景的分子探针。

2. 微型抗体

双链抗体（diabody）也是目前研究的热点之一。研究证明，^{18}F标记的抗HER2 diabody（微型双功能抗体）能够与乳腺肿瘤细胞产生的HER2受体结合，用于肿瘤显像。也有报道应用^{18}F标记的抗癌胚抗原（CEA）T84.66微型双功能抗体用于肿瘤模型的显像。这种微型双功能抗体比天然抗体的分子量小，体内清除迅速。应用基因工程技术生产的抗体（片段）都可以称为基因工程抗体，目前的基因工程抗体都是在单链抗体的基础上改进的，如diabody、miniantibody、（scFv）2等。单链抗体主要来源于抗体库筛选以及从杂交瘤细胞中克隆抗体轻重链进行组装获得。现在较多的都用人源抗体库，筛选人源单链抗体，而很少采用鼠源的抗体。由于微型双功能抗体对靶抗原亲和性高，因此还可用放射性核素标记后应用于恶性肿瘤的治疗。

3. 纳米抗体

纳米抗体（nanobody）也逐渐成为分子核医学的研究热点之一，一些纳米抗体已展示良好的生物学特性。在不同的肿瘤均可见到表皮生长因子受体（EGFR）的高表达，而这种致癌受体的表达为免疫显像诊断和治疗开辟了新的途径。体内外的研究表明，^{99m}Tc-8B6纳米抗体能够与EGFR高表达细胞的EGFR选择性结合，在鼠肿瘤模型SPECT显像显示出肿瘤病灶较高的摄取（5.2%±0.5%），具有特异性高、血液清除迅速（半清除时间1.5h）的优点。应用^{99m}Tc-8B6纳米抗体SPECT显像能够分辨出体内中、高度EGFR过度表达的肿瘤，其良好的生物分布特性适合于体内肿瘤的显像诊断。使用针对程序性细胞死亡蛋白1（PD-1）或其配体（PD-L1）的单克隆抗体进行的免疫检查点抑制疗法已成为NSCLC等肿瘤的标准治疗方法。检测肿瘤细胞PD-L1表达可预测是否适合免疫治疗。⁹⁹ᵐTc标记的抗PD-L1单域抗体（NM-01）SPECT/CT定量分析与NSCLC中PD-L1的表达呈正相关（图11-8），为无创性评估提供了新方法。利用基因工程技术生产的微型抗体或纳米抗体必将取代传统的完整抗体和单抗，成为分子核医学探针研究的新亮点。

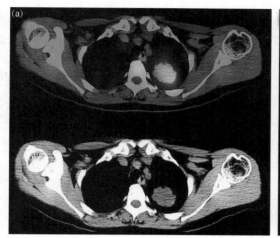
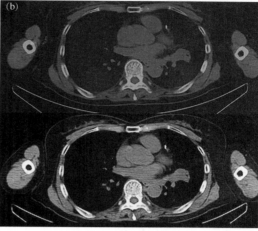

图11-8　⁹⁹ᵐTc标记的抗PD-L1纳米抗体显像

（a）为左肺上叶肿瘤T ∶ BP=3.12（PD-L1表达50%）；（b）为左肺上叶肿瘤T ∶ BP=1.06（PD-L1表达0%）

（三）受体显像

受体显像（receptor imaging）是利用放射性核素标记的某些配体与靶组织中某些高亲和力的受体产生特异性结合，反映体内受体空间分布、密度和亲和力的一种无创性方法，具有配体-受体结合的高特异性以及放射性探测的高敏感性。目前，受体显像主要应用于肿瘤、心血管疾病和神经精神疾病。神经受体显像研究发展迅速，主要神经受体显像剂有各种放射性核素标记的靶向多巴胺受体、乙酰胆碱受体、5-羟色胺受体、γ-氨基丁酸-苯二氮䓬受体、肾上腺素受体和可卡因受体等的显像剂。其中，多巴胺受体显像剂研究最活跃也较成熟，主要应用于各种运动性疾病、精神分裂症、认知功能研究和药物作用及其疗效评价等。¹⁸F-DOPA是左旋-多巴（L-DOPA）的类似物，在体内代谢过程与L-DOPA相似，经多巴脱羧酶转化为6-¹⁸F-多巴胺，能反映体内多巴胺的合成情况，近年已用于多种神经内分泌肿瘤。根据EANM指南及SNMMI 2019年嗜铬细胞瘤和副神经节瘤放射性核素成像指南，¹⁸F-FDOPA可用于检测小的和散发性嗜铬细胞瘤以及副神经节瘤，包括头颈部血管球瘤。

其次，DOTA偶联生长抑素类似物（SSA）（即DOTA-NOC、DOTA-TOC和DOTA-TATE）对生长抑素受体具有高亲和力，大多数神经内分泌肿瘤都表达这种受体。EANM指南和2016年神经内分泌肿瘤学会（ENETS）神经内分泌肿瘤诊断和治疗共识指南均建议在高（Ki-67＜2%）和中分化（Ki-67＜20%）神经内分泌肿瘤中使用⁶⁸Ga-DOTA标记肽PET/CT来检测原发肿瘤部位、分期和再分期、评估预后以及选择适合接受¹⁷⁷Lu-DOTA-SSA生长抑素受体放射性核素治疗的患者。其他一些实体瘤和血液系统恶性肿瘤也能够表达生长抑素受体，在心血管研究中使用⁶⁸Ga-DOTA进行分子成像也有新的临床试验（例如心脏结节研究——NCT01729169，残余的梗死后心肌炎症研究、动脉壁动脉粥样硬化中的炎症可视化显像研究——NCT02021188.24）。此外，^{18}F-FES（fluoroestradiol）雌激素受体显像可对乳腺癌患者抗雌激素治疗进行监测与治疗评估。[^{11}C]-flumazenil（氟马西尼）还用于对γ-氨基丁酸（GABA）受体进行成像，其中癫痫病灶中的氟马西尼摄取减少。

受体显像的发展也促进了受体介导的放射配体治疗的研究。配体与相应的膜受体结合，除能传递细胞信息、引起细胞发生生理及生化改变等生物效应外，还可通过内化过程与受体一起不断地进入细胞内。进入细胞质的配体和受体可在溶酶体酶的作用下被降解，而受体也可再循环返回至胞膜，成为影响和调节细胞膜受体浓度的重要环节。某些配体与受体之间的结合还可诱导细胞凋亡，若用合适的放射性核素标记能抵抗生物降解的特异性配体，则放射性配体通过与受体结合而聚集在细胞质内，利用其放射性核素衰变时发射的射线，便可有效地杀伤细胞，达到治疗肿瘤疾病的目的。最近的研究表明，^{68}Ga-PSMA在检测前列腺癌患者软组织和骨转移性疾病方面取得了良好的效果。^{68}Ga-PSMA PET可能优于^{18}F-NaF PET，用于评估骨转移灶对^{223}Ra治疗的反应。^{68}Ga-PSMA PET导致显著百分比（50%）生化复发患者的管理发生重大变化。更多近年来，应用小分子蛋白质和多肽类放射性药物进行受体显像也是分子核医学研究的重要课题。

小分子多肽受体显像及其在精神疾病药物研发中的应用

（四）凋亡显像

凋亡显像（apoptosis imaging）指通过体外显像的方法检测细胞自发及诱发性凋亡的位置及程度。细胞凋亡（程序性细胞死亡）是细胞死亡的一种特殊形式，其细胞的消失不伴有炎症反应出现，而坏死则是混乱无序的，没有能量需求，导致局部炎性改变，常常继发于突发的细胞内成分释放。凋亡可以由细胞核受到严重损伤（如射线照射）或线粒体内受到各种病毒侵袭等诱导产生，也可通过外部的信号诱导产生，如fas配体与fas受体之间的相互作用诱导。许多疾病都与细胞凋亡失调有关（分别为过多或过少）。心肌梗死、神经退行性疾病（例如帕金森病和阿尔茨海默病）、移植排斥等都以细胞凋亡过多为特征。反之，癌症通常以细胞凋亡过少为特征，而逃避细胞凋亡的能力被认为是癌症的标志之一，并且与癌症发展相关。目前，诸如末端脱氧核苷酸转移酶（TdT）介导的dUTP-生物素缺口末端标记（TUNEL）检测等组织学方法代表了检测细胞凋亡的"金标准"。然而，这些主要是离体方法。

凋亡不仅参与疾病的发生与发展，还对疾病的治疗起重要作用，对这些疾病的治疗也旨在直接或间接地预防或诱导细胞凋亡。凋亡细胞发生的特定生化变化可能为细胞凋亡的分子显像提供潜在的生物标志物。例如细胞膜上磷脂酰丝氨酸（phosphatidylserine，PS）的异常表达是用于凋亡监测目的的靶物质，而35kDa的生理蛋白-磷脂蛋白（AnnexinV，又称膜联蛋白）对细胞膜上的磷脂酰丝氨酸残基具有很高的亲和力。细胞内区室中的活化半胱天冬酶（半胱氨酸-天冬氨酸特异性蛋白酶），通过标记的酶底物或抑制剂检测。凋亡膜印记，通过一组新的小分子探针检测，如ApoSense家族的DCC、NST-732和dansyl-ML-10。线粒体膜电位的崩溃，可通过正常积累在健康线粒体中的磷阳离子水平降低来检测。Annexin V可以通过螯合剂HYNIC（hydrazinonicatinamide）和N2S2与^{99m}Tc直接耦合到巯基基团上进行放射性标记。通过PET、SPECT等核医学影像设备进行探测，可了解活体内肿瘤部位的放射性摄取、细胞的凋亡情况（图11-9，彩图见插页）。目前，凋亡显像主要用于肿瘤治疗效果监测、心脏移植排异反应监测、急性心肌梗死与心肌炎的评价等，尤其是在肿瘤化疗疗效的监测中具有重要的价值。还有一些 ^{18}F-ML-10、^{18}F-CP18 和 ^{18}F-ICMT-11 目前正在多种疾病的临床试验中。

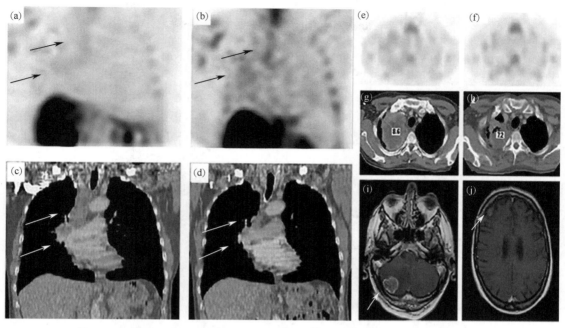

图11-9　晚期肺癌铂类化疗期间肿瘤反应的 ^{99m}Tc-Annexin V SPECT 成像

（a）、（b）基线和随访 ^{99m}Tc-Annexin V 成像显示化疗诱导的肿瘤示踪剂摄取增加（箭头）；（c）基线CT显示右上叶肿大的实性肿块为纵隔淋巴结（箭头）；（d）化疗开始后8周的CT随访显示完全缓解（箭头）；（e）、（f）基线和随访 ^{99m}Tc-Annexin V 成像显示治疗诱导的 Annexin V 摄取减少；（f）基线CT显示右上叶不均匀肿块；（g）～（j）4周后的随访CT和MRI显示局部稳定疾病、右小脑和右额顶叶区域的脑转移（箭头）

（五）基因显像

PET和SPECT显像技术对于识别治疗基因的特异性靶向、定位基因表达的量级以及最终监测对基因治疗的反应非常重要。

基因显像

（六）成纤维细胞激活蛋白显像

成纤维细胞激活蛋白（fibroblast activation protein，FAP）是一种丝氨酸蛋白酶，在多种肿瘤相关的成纤维细胞中过度表达。一些实体肿瘤如乳腺癌、结肠癌和胰腺癌等，具有很强的促纤维增生反应的特性，使得肿瘤相关的成纤维细胞和细胞外纤维化可占肿瘤总质量的90%，而原始肿瘤细胞仅占少数。放射性 ^{68}Ga 标记的FAP抑制剂（gallium-68 labeled fibroblast activation protein inhibitor，^{68}Ga-FAPI）使FAP在人体组织中的显像成为可能，并且已经有大量研究证实FAPI显像在多种相关疾病中的应用：①SUV在所有肿瘤实体中都是不同的。由于肌肉和血池本底较低（$SUV_{max} < 2$），中等强度摄取组 T/N（肿瘤与背景）> 3，高强度摄取组 T/N > 6。②28种不同类型的肿瘤，高摄取（最高平均 $SUV_{max} > 12$）肿瘤：肉瘤、食管癌、乳腺癌、肝内胆管细胞癌和肺癌；低摄取（平均 $SUV_{max} < 6$）：嗜铬细胞瘤、肾细胞癌、分化型甲状腺癌、腺样囊性癌和胃癌；肝细胞癌、结直肠癌、头颈部癌、卵巢癌、胰腺癌、前列腺癌等则表现为中等摄取（平均 SUV_{max} 6～12）（图11-10）。

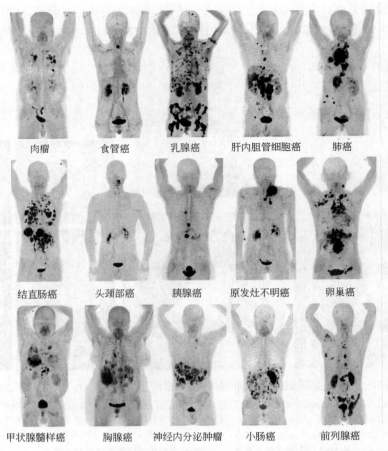

| 肉瘤 | 食管癌 | 乳腺癌 | 肝内胆管细胞癌 | 肺癌 |

| 结直肠癌 | 头颈部癌 | 胰腺癌 | 原发灶不明癌 | 卵巢癌 |

| 甲状腺髓样癌 | 胸腺癌 | 神经内分泌肿瘤 | 小肠癌 | 前列腺癌 |

图11-10　15种不同类型肿瘤患者的 ^{68}Ga-FAPI PET/CT最大强度投影图

FAPI显像可以作为 ^{18}F-FDG显像的主要补充，与目前广泛应用的 ^{18}F-FDG PET相比具有以下特点：① ^{68}Ga-FAPI PET/CT显像无需禁食，可提高患者舒适度；可在给药后10min到1h内进行显像，可以加快显像流程。②主要通过泌尿系统排泄，在体内清除迅速，其余器官放射性摄取较低。③肝脏本底（SUV 1.7）显著低于 ^{18}F-FDG（SUV 2.8），有利于肝转移灶的检测。④在胰腺癌与胰腺炎鉴别诊断中有一定优势。⑤ ^{18}F-FDG在腹盆腔显像中常受肠道生理性（非特异性）摄取干扰，而FAPI具有非常低的非特异性肠/腹膜摄取，显示腹膜转移有优势。⑥头颈部肿瘤常伴有局部炎症。 ^{18}F-FDG因受摄取重叠的影响，难以精准确定肿瘤边界，而 ^{68}Ga-FAPI PET/CT在这方面有独特优势，可用于鉴别残余/复发性疾病和放化疗后纤维化，应用于生物靶区的勾画。⑦ ^{18}F-FDG PET/CT在肾细胞癌、嗜铬细胞瘤和神经内分泌肿瘤（包括甲状腺髓样癌和胰岛素瘤）中常呈假阴性（低或无代谢），而FAPI PET/CT则呈中等摄取。⑧生物分布表明FAPI可能适用于放射性配体治疗。

（七）新生血管显像

从先前存在的血管形成新生血管是肿瘤进展中发生的基本过程。调节血管生成的因素包括整合素，整合素是一个异二聚体跨膜糖蛋白家族，参与广泛的细胞-细胞外基质和细胞-细胞相互作用。整合素在内皮细胞上的过表达，在血管生成过程中调节细胞迁移和存活，而整合素在癌细胞上的过表达通过促进血管的侵袭和移动来增强转移。使用精氨酸-甘氨酸-天冬氨酸（RGD）肽类似物能对 $av\beta_3$ 整合素受体进行 SPECT 或者 PET 显像。最近，已经研究了几种 RGD 多聚肽。新型 RGD 肽在体外显示出更高的整合素 $\alpha v\beta_3$ 结合亲和力，高于单个 RGD 三肽序列，它们表现出显著增加的肿瘤摄取。其中，具 PEG 连接的二聚肽 [^{99m}Tc]Tc-HYNIC-PEG4-E[PEG4-c（RGDfk)]2（[^{99m}Tc]Tc-HYNIC-3P-RGD2）在临床研究中取得了进展。在中国使用这种环状 RGD 二聚体在不同癌症类型（食管癌、肺癌、乳腺癌）和类风湿关节炎中进行研究。2012 年发表的对肺癌患者评估疗效的多中心研究从 6 个中心招募了 70 名患者 [51 名男性，19 名女性；（63±9）岁]，疑似肺部病变并最终获得明确的病理诊断（恶性，n=58；良性，n=12）。全身平面扫描和胸部 SPECT/CT 分别在静脉注射后 1h、4h 进行。示踪剂在肺和纵隔中显示低背景，大多数肺部恶性肿瘤在 1h 图像上很明显（T/B 比在平面成像为 1.65±0.47，SPECT 为 2.78±1.52）。良性病变 T/B 比值显著降低。半定量分析的灵敏度为 88%，考虑到容积效应、坏死和转移，视觉分析的灵敏度可达 93%～97%，特异性为 58%～67%。大多数淋巴结和骨转移也可以检测到。后来在另一项多中心研究（4 个中心）中，与传统的 [^{99m}Tc]-MDP 骨扫描相比，评估其对肺癌患者骨转移显像的效能。共招募了 44 名疑似肺癌患者 [29 名男性，（59±10）岁]，[^{99m}Tc]-MDP 全身骨扫描常规在 1 周内进行比较。18 例患者 89 处骨病灶被诊断为转移灶，9 例患者 23 处骨病灶为良性。在基于病变的分析中，[^{99m}Tc]Tc-HYNIC-3P-RGD2 显像的敏感性、特异性和准确度分别为 92.1%、91.3% 和 92.0%。在同一患者中 MDP 骨扫描的相应诊断值分别为 87.6%、60.9% 和 82.1%。RGD 对溶骨性转移灶的检测灵敏度显著高于 [^{99m}Tc]-MDP（80.9% vs. 46.6%，$P<0.01$），当它与 SPECT/CT 结合时提高到 96.2%（126/131）。[^{99m}Tc]Tc-HYNIC-3P-RGD2 也促进了未知原发性病灶的检测和转移。由于破骨细胞和大多数肿瘤细胞上整合素 $\alpha v\beta_3$ 的高表达水平，很适合检测溶骨性骨转移（图 11-11）。

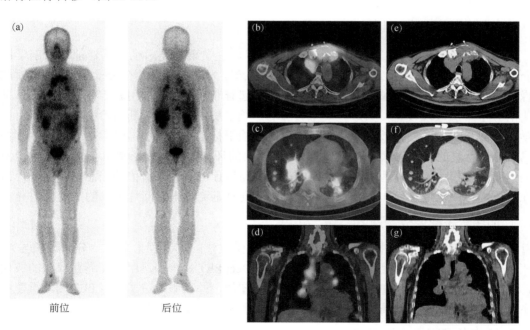

图 11-11　碘难治性分化型甲状腺癌 RGD 显像：肺转移、胸骨转移和纵隔淋巴结转移显著摄取 RGD，提示新生肿瘤血管生成

第二节　人工智能和影像组学在核医学分子影像中的进展

一、人工智能与分子影像

（一）人工智能概述

人工智能（artificial intelligence，AI）是研究、开发用于模拟、延伸和扩展人智能的理论、方法、技术及应用系统的一门新的技术科学，其领域研究包括机器人、语言识别、图像识别、自然语言处理和专家系统等。随着科学技术及经济社会的不断进步，特别是在移动互联网、大数据、超级计算、传感网、脑科学等新理论新技术的持续推动下，AI加速发展，呈现出深度学习、跨界融合、人机协同、群智开放、自主操控等新特征。大数据驱动知识学习、跨媒体协同处理、人机协同增强智能、群体集成智能、自主智能系统成为AI的发展重点，受脑科学研究成果启发的类脑智能蓄势待发，芯片化硬件化平台化趋势更加明显，AI发展进入新阶段。当前，新一代AI相关学科发展、理论建模、技术创新、软硬件升级等整体推进，正在引发链式突破，推动经济社会各领域从数字化、网络化向智能化加速跃升。

近年来，随着语音识别、图像识别和自然语言处理等技术的惊人突破，AI深入到医疗健康的各个领域，包括精准医疗、智能诊疗、健康管理、医疗数据收集、医学影像分析以及新药研发等。AI算法，特别是深度学习，已经在分子影像识别任务中取得了显著进步；尤其是从卷积神经网络到变分自动编码器的各种方法已经在分子影像领域进行了大量的应用，并迅速推进了分子影像的发展。

（二）分子影像与AI技术

分子影像是21世纪医学影像技术发展的方向，医学影像技术也将从目前以解剖学影像诊断为主的阶段逐步走向以分子水平的功能影像诊断为主的阶段。在分子影像发展过程中，影像技术设备的发展及图像分析诊断水平的提高起着非常重要的作用。首先，作为信息采集源头的分子影像成像设备，其成像质量会显著影响疾病的检测、诊断与治疗。AI技术可提升医学影像成像质量及扫描效率，并使其成像质量趋于标准化。其次，医学图像分析判读并提取具有诊疗意义的关键信息是临床工作中非常重要的环节。AI辅助诊断和治疗可以承担繁琐的病灶筛查工作，并迅速地从海量数据中提取出与诊疗相关的有价值的信息，从而挖掘出隐藏在分子影像图像信息后面的深度特征及联系，同时避免了人工阅片带来的主观性差异。

1. 加快分子影像成像速度

在分子影像扫描过程中，成像速度始终是备受关注的重要因素之一。分子影像与AI技术相结合，提升其成像速度是目前的研究热点。DeepPET是一种运用深度卷积算法的成像技术，可快速采集和处理PET数据来创建高质量的图像，并克服改进了常规PET图像重建的两个主要瓶颈，如缺乏优化高级图像重建的自动化手段，以及昂贵的运算费用。

2. 提高分子影像成像质量

医疗信息中有超过90%是影像信息，提高图像质量一直是研究热点之一。与传统的PET

相比，低剂量PET/CT必然会造成图像噪声的增加和对比度的下降，进而影响图像质量，这就对成像技术及算法提出了很高的要求。研究表明，基于残差编码解码器（residual encoder-decoder）的PET图像增强方法，与传统的非局部均值（non-local means，NLM）、块匹配三维滤波（block-matching and 3D filtering，BM3D）等方法相比，可以在0.5%正常剂量的情况下得到高质量的PET增强结果，同时处理一张2D PET图像的时间仅为19ms，远少于传统方法所需的处理时间。

3. 解决分子影像图像配准

在影像分析中，经常需要比较不同患者的影像；或将同一患者在不同时间、不同影像设备上取得的医学影像进行叠加比较。这就需要图像配准把不同影像映射到同一个空间，使得影像里的每个像素都一一对应起来。传统配准方法要优化的参数非常多，配准一组三维影像往往非常耗时。AI基于深度学习强大的学习能力，不同的深度学习模型可用于解决图像配准问题。

4. 优化分子影像图像分割

图像分割在医学影像分析中用来标注影像中不同的组织和器官。图像分割方法可以分为三类。第一，对每个像素按所属器官进行分类，常见的方法有阈值法、区域生长等；第二，对组织器官的边界进行定位，代表方法有snake、level set、active appearance model等；第三，利用图像配准技术将已经分割好的影像配准到待分割的影像上，这样就可以把器官分割的信息映射到待分割影像上。近年来深度学习在图像分割方面取得了巨大的成功。大多数深度学习方法都属于像素分类。U-NET是其中最为流行的方法之一，该方法主要用于二维医学影像的分割，后来逐步扩展到三维影像的分割。如果将其他功能影像和分割后的解剖图像配准，还可以计算特定组织器官内的生理信息。这更有助于在临床试验中精确地捕捉到药物疗效相关的信息。

AI技术的不断发展，特别是分子影像领域中机器学习以及深度学习技术的应用，使得用更短的时间、更少的放射剂量获取更高质量的分子影像成为可能，也使得图像解释更为省时、精确。

（三）分子影像与AI结合在疾病中的应用

由于AI在分子影像诊断中能够发现影像与临床信息之间的潜在关系、识别人眼无法分辨的高阶影像特征，AI联合分子影像具有极高的临床应用潜力。目前在分子影像中，AI的应用主要体现在三个方面：①病变的发现与定位；②通过分析可疑病变的形状体积、组织病理学、疾病分期或分子谱来对其进行定性；③监测疾病进展并评估预后及疗效。尽管分子影像与AI结合的应用越来越广泛，但目前的研究主要集中在肿瘤、神经系统和心血管疾病，这三种疾病都是导致死亡的主要原因，所以对其进行早期诊断和长期监测至关重要。

在肿瘤分子影像中，基于AI技术的计算机辅助检测（CAD）可提供大量的肿瘤描述元，定位定性并筛选病灶，分析肿瘤内部的异质性和变异性，为医疗决策提供支持，有效降低假阳性率和减少过度诊断。①AI可以根据量化的数据来帮助影像科医生判断肿瘤的良恶性。②AI可以通过检测肿瘤范围或肿瘤多灶性来协助确定分期。③AI在图像分割上，用2D或者3D测量的方式可以界定出异常的程度，这些信息除帮助诊断之外，还可以计算放射治疗中的剂量。④值得一提的是，AI将肿瘤的影像学特征与生物特征整合起来，形成"影像组学"，更好地为临床检查提供帮助；与此同时，AI在监测肿瘤疗效及预后方面也将发挥更大的作用，传统的肿瘤监测通常被局限在预先定义的（诸如肿瘤直径等）指标里，而AI可以捕捉大量的肿瘤特征，从而更好地预测肿瘤的发展和治疗效果。

例如：临床中不确定的肺结节大都是偶然发现的，有12%的结节是恶性的；而在发现结节之后，通常需要3～13个月的时间进行后续检查以对其确诊，AI技术出现后可帮助临床医生实现如下方面：①良恶性结节区分：结合四个量化评分（短轴直径、轮廓、凹陷和纹理）的模型，区分肺部良恶性结节的准确率高达74.3%；②评估与风险分析：计算机辅助结节评估和风险分析（CANARY）工具，基于图像标志物无创地捕获肿瘤的表型并提示其潜在的病理生理变化，对结节进行风险分层，从而识别出其中较为危险的亚群；③异质性分析：肿瘤的异质性（ITH）与非小细胞肺癌（NSCLC）的预后不良息息相关，借助AI对肺癌瘤内特征的全面描述，为异质性的定性和定量提供了帮助；④微环境变化：通过AI影像来识别肿瘤微环境，进而评价肿瘤的发展；⑤免疫治疗评估：通过识别与免疫治疗相关的放射生物标志物来评估免疫治疗的效果；⑥靶向治疗评估：通过识别与突变相关的影像学表型来对活检结果进行补充，避免无法识别出瘤内异质性所导致的耐药和转移。

中枢神经系统（CNS）肿瘤多样化，与其他脑部肿瘤难以鉴别，AI可帮助实现CNS影像的如下方面：①亚型识别：利用"影像组学"识别CNS肿瘤的不同分子亚型、组织病理学亚型，以及鉴别CNS与其他临床表现相似的肿瘤；②肿瘤勾画：半自动算法可以应用于立体定向放射、术后残留体积计算及跟踪肿瘤生长变化等领域之中；③优化CNS诊断：利用机器学习可以区分出放射性坏死造成的强化或假脱位这些在传统影像学检查中难以被解决的问题；④治疗评估：以影像为基础的标志物检测可以对CNS肿瘤的治疗效果进行预测，从而能够选择出对治疗达到预期效果的患者，以避免无效治疗和降低药物毒性所带来的风险。

同样，乳腺癌是一种多样化的疾病，而三阴性乳腺癌的影像检查中没有典型的恶性肿瘤信号，疾病通常发现较晚。AI技术可通过预定义算法和深度学习的方法，在3D超声、乳房MRI和乳房断层融合影像中自动检测乳房病变；同时应用计算机视觉技术，包括全数字平板乳腺机（FFDM）和动态对比增强磁共振成像（DCE MRI），可以提取乳腺图像中薄壁组织的密度与特征，从而用于乳腺癌的风险预测；通过动态对比评估将肿瘤异质性予以量化，从而提示肿瘤内部血管生成的情况以及治疗的敏感性；通过影像为基础的标志物检测来进行预后评估和治疗效果的评价。

此外，在神经系统疾病分子影像中，使用卷积神经网络从[18]F-FDG PET分子影像判断被试者是否罹患阿尔茨海默病，可在临床确诊前75.8个月准确预测，敏感性与特异性均优于人工判断。而在心脏疾病分子影像中，最近美国食品药品管理局（FDA）批准的使用AI的Arterys Cardio DL应用程序，也是FDA批准的第一个用于临床的基于云计算和深度学习的分析软件。Arterys Cardio DL可以分析传统的心脏核磁共振图像，进行全自动而且可编辑的心室分割，可在10s之内完成一张图像的处理工作。它能够自动地画出心室的内外轮廓，提供心室功能的准确计算，其准确度可与有经验的医生进行的手动分析相媲美。

二、影像组学在核素影像中的应用

影像组学的英文radiomics原意为放射组学，目前看来这一词太局限，并不能涵盖所涉及的所有领域。影像组学在临床实践和临床开发领域作为一种医学图像分析技术正在走向成熟。长期以来，定量图像分析已被用作医学图像评估疾病过程的方法；影像组学是一种全新的方法，它涉及复杂的特征提取和分类技术，并利用复杂的统计方法，例如机器学习（ML）。标准结构成像模式如CT和MRI，首先用于放射组学分析，仍然构成该领域的大部分科学工作。最近，业已积累了大量对PET图像进行影像组学的研究。对这些早期PET研究的荟萃分析表明，PET组学分析缺乏可重复性，因为它对体素大小的变化高度敏感，使用了分割和重建算法，这就是为什么SUV仍然是PET信号测量的金标准。SPECT是另一种功能显像模式，与PET相似，基于SPECT的影像组学分析的可重复性和可靠性仍存在问题。这既是挑战，也是机遇。虽然AI驱动的方法（影像组学是其中之一）对于包括SPECT在内的所有成像都非常有前景，但需要解决与数据可用性、标注和医学伦理考量相关的挑战。本节讲述核素影像组学最近的进展及其在临床实践和发展中应用所面临的机遇和挑战。

（一）影像组学方法学

从概念上讲，影像组学是一种使用医学图像从每个感兴趣区中提取数据来提取微观结构或"微观功能"信息的分析过程，这可能对疾病分类、分层、治疗反应评估和预测有用。它可能是基于分子组织病理学评估疾病的非侵袭性替代方法。为上述目的开发基于影像的生物标志物是一个复杂的过程，涉及选择合适的医学图像并采用适当的ML方法来提供具有临床意义的有用的影像学特征。开发的AI/ML模型与传统的解释方法相比，影像组学分析的准确性和预测能力得到提高。影像组学被认为是一种潜在的定量分析方法，可应用于神经、心脏、肿瘤和免疫疾病领域的核素显像。

影像组学方法的基本步骤如下：

（1）图像采集 这是该过程的第一步。在大多数情况下，可以对根据标准临床协议获取的医学图像进行影像组学分析，主要是有一个标准化的整个队列的采集协议，以尽量减少特征提取过程中的变化。图像采集后处理，包括滤波技术和迭代重建也应该标准化，以尽量减少不同单位间乃至单位内的变异性。

（2）病变检测和分割 这是该方法的关键必要步骤。识别正确的病灶并以一种包括整个病灶的方式对它们进行分割，同时去除周围或背景组织。分割过程可以是手动的，医师借此识别病变并绘制感兴趣区域/体积（ROI/VOI）。或者，它可以是半自动的，即手动选择病变，算法识别其边界和划出VOI。还有全自动分割软件程序，可以识别病变并绘制ROI/VOI。所有这些方法都允许手动重新调整，以确保在人工监督下正确划分病灶。无论采用哪种方法，对所有病变进行精确、一致和准确的分割对于可靠且可重复的delta放射组学评估至关重要。

（3）特征提取 这是影像组学技术的核心步骤，其中从这些图像中提取大量特征集（根据体素内的值在数学上确定）。特征集的大小取决于模态，并且每个都有各种可用的库。可以使用以"预先设计"或"手工制作"的方式或通过依赖于ML的"黑盒"方法提取的特征来创建影像组学特征。组学特征基于形态学、直方图或纹理分析。这些特征可能是语义的（提供关于形状、大小、组织与周围材料的关系、表面积和体积的描述）或不可知的（提供直方图和基于纹理的特征）。这些提取的特征是高度可变的，并且应用特征缩减来减少冗余。LASSO（最小绝对收缩和选择算子）是一种回归分析、执行变量选择和正则化以提高预测和准确性的技术，并且可以在此步骤中用于提取更小的特征子集，这些特征更有可能产生感兴趣的影像学特征。二阶影像分析是最常见的，应用于所有模态，因为它提供了关于体素值的局部空间分布的有价值的信息，计算平面内图像中每个体素的局部特征，并从局部特征的分布中导出参数。可以导出许多纹理特征，以提供病灶内异质性的度量。

（4）特征分类和模型开发 提取的影像组学特征是"原始数据"，需要分类为具有统计值的特征。这些特征对于非侵入性生物标志物的开发至关重要，这些生物标志物可以量化组织水平的变化，否则在医学图像中无法显示。创建提取的放射组学特征的相关热图，并使用具有高方差的那些。使用可能涉及机器学习方法的计算技术执行特征分类，例如随机森林（RF）或支持向量机（SVM）。在具有复杂数据（来自影像组学和其他非放射源）的场景中，更复杂的技术，例如卷积神经网络（CNN）或深度学习神经网络（DLNN），来获得对通过/不通过的见解决策或预测/评估治疗反应。在使用测试集进行测试时，这些算法需要具有较高的准确率。影像组学模型的真正"测试"是评估其在临床试验或实践中各个使用单位的性能。虽然组学模型不能完全移植到所有类型的人群和疾病亚型，但它应该在类似的临床环境、使用类似的设备和协议以及相关的队列中具有合理的适用性。

（二）SPECT影像组学的临床应用

1. 肿瘤SPECT影像组学

SPECT影像组学最突出的应用是在肿瘤学领域，主要是：肿瘤的检测和分类、预后、治疗反应预测/评估、作为非成像生物标志物的补充或替代、临床开发的新疗法的药代动力学和药效学评估。^{99m}Tc-白蛋白纳米颗粒已被研究用于临床评估原发性和继发性肝恶性肿瘤。对这些扫描进行了影像组学分析，产生了由偏度、峰度和分布直方图组成的特征，以研究肿瘤内组织的异质性（图11-12）。这可以对病理生理过程进行定性和定量评估，例如纤维化、坏死、化生和血管发生。这反过来又可以量化肝硬化的程度、转移潜能或对治疗的反应。通过组学分析检测到的肝组织密度变化可以证明是肝脏肿瘤的预兆，将在后期通过常规成像方法检测到。在小动物研究中，组学方法已被用于研究放射性示踪剂分布的不同模式，这有助于区分健康肝脏和肿瘤肝脏，有助于评估患者体内不可见的肿瘤负荷的程度。该领域的其他相关方法包括^{99m}Tc-硫胶体SPECT的组学分析，以预测肝细胞癌（HCC）患者的Child-Pugh分级。这些方法在动物模型中产生了可喜的结果，最终可能转化为临床应用。在人类中，量化肝脏中隐藏的肿瘤负荷的生物标志物对于HCC和转移性肝癌患者来说是非常有用的。偏度是一个直接的基于成像的参数，与巨噬细胞的不均匀分布相关，在标准成像上肝肿瘤病灶的视觉表现之前可以量化以显示改变的组织功能。这可以开发为HCC患者恶性疾病进展的预后生物标志物。

在肿瘤影像学解释中使用SPECT组学的新型AI方法已经产生。一个这样的例子是PSMA-AI的例子，它使用DLNN来分析和解释以PSMA为靶点的^{99m}Tc-MIP-1404SPECT/CT图像。结果表明，PSMA-AI重复性好，可以补充医师的解读。PSMA-AI可以用来丰富数据并提高其预测值。^{99m}Tc-MIBI SPECT/CT已用于区分嗜酸性细胞瘤（热区）和肾细胞癌（冷区），已对这些冷区病灶进行组学分析，试图区分各种RCC亚型。虽然存在与错误分割和高变异相关的挑战，但这种方法突出了SPECT组学研究中的潜力。^{111}In-ibritumomab tiuxetan是一种在给予^{90}Y-ibritumomab tiuxetan放射免疫疗法之前使用的SPECT显像剂，通过确定肿瘤内是否有足够和均匀的抗体滞留来确定其治疗是否合适。使用放射纹理分析提取的特征描述了这些图像的灰度强度和像素位置之间的关系，可以帮助评估潜在的生物复杂性和组织异质性。

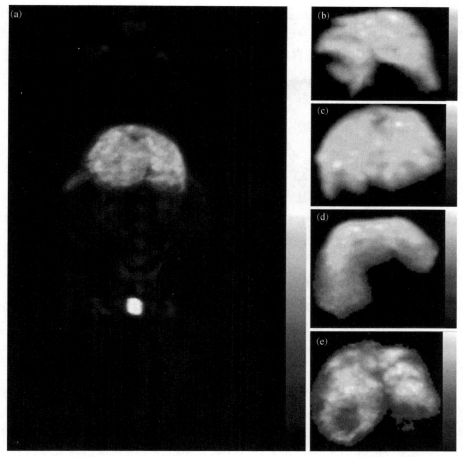

图 11-12　^{99m}Tc-白蛋白纳米颗粒全身 SPECT 扫描（a），（b）~（e）从上到下分别在对照、肥胖、转移性肿瘤组和原发性肿瘤组中选择的分割肝脏投影

2. 神经系统 SPECT 影像组学

SPECT 显像在神经系统疾病的管理中有许多应用。对于神经 SPECT 图像的放射组学分析，病变识别和分割是在与 SPECT 图像共同配准的 MR 图像上进行的。使用 ^{123}I-碘氟烷-多巴胺转运蛋白（DAT）对多巴胺能系统进行显像是帕金森病临床检查中广泛使用的 SPECT 研究。DAT SPECT 图像通常通过视觉评估；然而，添加影像组学可以提供一组新的信息，有助于预测临床结果（图 11-13）。这种非侵入性生物标志物可用于预后评估，对设计临床试验至关重要。影像组学模型可以为临床指标提供更准确和客观的替代方案，例如：①UPDRS（第三部分——运动）评分；②从诊断时间（DD-diag.）到测量的疾病持续时间；③出现症状的时间（DD-sympt.）；④蒙特利尔认知评估（MoCA）评分。然而，为了做到这一点，组学模型将需要参考区域进行标准化。在疾病演变的不同时间点从 DaTscan 图像的尾状核、壳核和腹侧纹状体中提取的放射组学特征可用于量化放射性示踪剂摄取的异质性和纹理。量化受影响更大的腹侧纹状体的特征偏心率可能提供有用的预测指标。因此，包括标准 SPECT 解释和对 DAT SPECT 显像执行的影像组学分析的组合方法可以改善对临床结果的整体预测。与常规平均摄取分析相比，从纹状体 DAT SPECT 中提取的基于组学的 Haralick 纹理

指标已被证明对PD症状具有更高的敏感性。这些指标可以作为疾病进展的非侵入性成像生物标志物。DAT SPECT影像组学的这些进展与帕金森病进展标志物倡议（PPMI）的目标是一致的，该倡议强调促进用于帕金森病管理的成像的定量测量和分析。

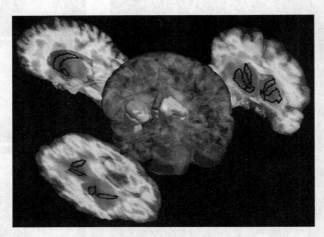

图11-13　用于典型研究的六个分割（双侧的尾状核、壳核和腹侧纹状体）的3D体积渲染，以及通过叠加分割的DAT SPECT图像的横轴、冠状和矢状切片

3. 心脏SPECT影像组学

使用MPI SPECT是对疑似CAD患者的很好的诊断方法。^{99m}Tc-MIBI是用于该适应证的首选放射性药物之一。在临床上，这些研究是在计算机辅助诊断（CAD）程序的一些支持下手动分析和解释的。通过提供与灌注异质性相关的生物标志物，影像组学有可能提高MPI SPECT的诊断和预后价值。在标准MPI SPECT研究中，由于分辨率低，大多数特征无法重现。在对MPI SPECT进行组学分析的研究中，观察到最显著的特征是右冠状动脉（RCA）的强度偏度和GLCM簇阴影，以及左回旋动脉（LCX）在90%体积直方图中的强度。还表明，从血管图中提取的左前降支（LAD）和RCA比牛眼图具有更显著的相关性，而后一种图的LCX被认为更显著。无论采用何种方式和适应证，组学分析都对这些因素高度敏感，在MPI SPECT的情况下，这些因素对结果的影响更为深远。评估心脏SPECT影像组学特征对图像采集和重建参数变化的稳健性至关重要，为此，需要为所有成像设置的每个影像组学特征测量变异系数（COV）。已经注意到，SPECT/CT心脏放射组学特征在不同成像设置下的可重复性和再现性取决于特征。针对所有成像设置的变化表现出低COV的放射组学特征包括来自灰度共现矩阵（GLCM）的逆差分矩归一化（IDMN）和逆差分归一化（IDN）特征，来自灰度共生矩阵（GLRLM）的运行百分比（RP）、灰度大小区域矩阵（GLSZM）中的区域熵（ZE）和灰度依赖矩阵（GLDM）中的依赖熵（DE）。在这些图像采集参数中，已发现矩阵大小对特征可变性的影响最大。^{123}I-MIBG SPECT显像是一项临床上在心肌病治疗中进行的检查，其解释主要是手动的。然而，为研究非梗死组织的区域洗脱而进行的纹理分析可以通过对与心肌梗死相邻区域相关的区域洗脱进行多变量分析来提高心脏事件的预测能力。在Currie等的一项研究中，对^{123}I-MIBG图像进行了基于人工神经网络（ANN）的分析，伴随着左心室射血分数下降＞10%、算出的大于30%的平面整体洗脱显示是心脏事件风险的最佳指标。这对于ML驱动的从核心脏病学原始图像数据集中自动提取特征的新工作（例如

影像组学）来说是令人鼓舞的。

4.SPECT影像组学的其他应用

临床前研究表明，使用^{99m}Tc-MDP在SPECT/CT中的不透明度变化可用于评估骨骼重塑。一项此类研究比较了骨不透明度的增加和MDP活性变量的降低。影像组学可用于研究骨愈合、骨移植和骨置换，这可以提高这些研究的预后价值（图11-14）。诊疗一体化（theranostics）也是一种涉及用于诊断和治疗目的的特定分子靶向的分子成像技术。前文已经描述了使用^{111}In/^{90}Y-ibritumomab tiuxetan的诊疗一体化的例子（在肿瘤SPECT影像组学部分）。可视化特定治疗的潜在目标是一种非常强大的工具，可以最大限度地减少不良反应并提高治疗效果。影像组学方法可以增加信息的范围，揭示可以指导治疗的组织变化以及反映治疗继发性变化过程。基于纹理分析的影像组学特征可以识别和估算出一体化药物的剂量活性，并研究由它们的作用引起的细胞和组织水平的变化。量化相关过程例如T细胞募集和由此产生的细胞凋亡/坏死，作为从诊疗一体化的一部分进行的SPECT研究中提取的特征，在临床研究中的患者选择和治疗反应评估中非常有用。当使用组学进行如此复杂的方法，可能涉及多模态成像，重要的是实现图像质量协调和执行最佳综合分析（通过选择正确的ML方法）。

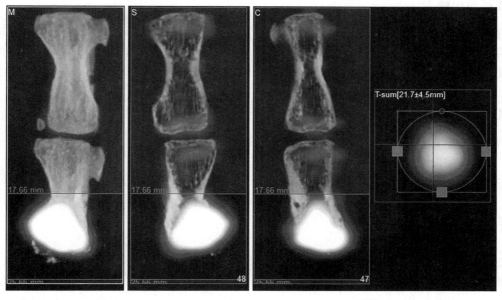

图11-14 治疗后8周大鼠的椎骨^{99m}Tc-MDP活性。C_5椎骨（下）在用骨移植物治疗并填充手术后8周，该骨移植物在SPECT中被选为VOI。颜色强度显示了椎骨最后一个区域^{99m}Tc-MDP的活性。上骨是对照的C_4椎骨

目前，分子影像与AI结合也面临着诸多困难。①数据的获取方面：数据是深度学习算法所需的核心资源，仅掌握算法而缺乏数据无法获得较好的训练效果。但是目前医院之间的数据共享和互通程度较低，获取大规模的多样性数据对AI技术研发是一个考验。来自单一医院的训练集无疑会导致模型的过拟合现象，使得产品在其他医院难以直接应用。同时，由于疾病的多样化，发病率低的病变集数量可能过少，出现模型诊断偏倚。②在数据标注方面：深度学习要结合先验知识对模型进行训练，训练集需要事先标注，而大多数标注依赖人

工识别，因此数据标注将耗费大量的人力、物力和时间。除此之外，分子影像标注的标准往往存在较多争议，不同的国家、国际组织、学会和医院可能执行各自的体系，不同的医师对征象的认识也缺乏一致性。③数据的共享需要克服法律和伦理方面的问题。④AI对结果的可解释性及对医患关系的责任存在着挑战。因此，建立标准影像数据库势在必行，只有建立标准数据库才能从根本上解决图像的临床代表性、多样性、标注的权威性与规范性及数据的可溯源性等问题，从而加速AI在分子影像领域的研发和应用。

尽管目前AI技术有着各种局限性，但随着科技的进步、AI的发展及更大的训练数据的应用，AI在分子影像领域的发展具有更为广阔的前景；尤其在肿瘤的诊治，心脑血管疾病的早期发现以及神经退行性疾病无症状诊断等领域都将发挥重要的作用。因此，AI在分子影像领域的广泛应用，将极大提高医疗精准化水平。

（刘少正）

【本章小结】

本章主要介绍了核医学分子影像（分子核医学）的概念和特点以及核医学分子影像的主要内容，涉及其原理和主要临床应用。介绍了人工智能和分子影像的基本概念原理，介绍了影像组学在核医学分子影像中的应用。

【问题思考】

1. 简述核医学分子影像的概念和基本特点。
2. 核医学分子影像的主要内容有哪些？基本原理是什么？
3. 简述核医学分子影像的临床价值。

参考文献

［1］李方，兰晓莉．核医学．3版．北京：人民卫生出版社，2021.

［2］黄钢．核医学与分子影像临床操作规范．北京：人民卫生出版社，2014.

［3］Ikonomovic MD, Klunk WE, Abrahamson EE, et al. Post-mortem correlates of in vivo PiB-PET amyloid imaging in a typical case of Alzheimer's disease. Brain, 2008, 131 (Pt 6): 1630-1645.

［4］Gao H, Wu Y, Shi J, et al. Nuclear imaging-guided PD-L1 blockade therapy increases effectiveness of cancer immunotherapy. J Immunother Cancer, 2020, 8 (2): e001156.

［5］Wang X,Feng H,Zhao S,et al.SPECT and PET radiopharmaceuticals for molecular imaging of apoptosis: from bench to clinic. Oncotarget, 2017, 8 (12): 20476-20495.

［6］Kratochwil C, Flechsig P, Lindner T, et al.68Ga-FAPI PET/CT: tracer uptake in 28 different kinds of cancer. J Nucl Med, 2019, 60 (6): 801-805.

［7］Giesel FL, Kratochwil C, Lindner T, et al. 68Ga-FAPI PET/CT：biodistribution and preliminary dosimetry estimate of 2 DOTA-containing FAP-targeting agents in patients with various cancers. J Nucl Med, 2019, 60 (3):

386-392.

［8］韩冬，李其花，蔡巍，等. 人工智能在医学影像中的研究与应用. 大数据，2019, 5 (1): 39-67.

［9］谢志勇，周翔. 基于机器学习的医学影像分析在药物研发和精准医疗方面的应用. 中国生物工程杂志，2019, 39 (2): 90-100.

［10］Ferrante E, Paragios N. Slice-to-volume medical image registration: A survey. Med Image Anal, 2017, 39: 101-123.

［11］Ronneberger O, Fischer P, Brox T. U-Net: convolutional networks for biomedical image segmentation. Lect Notes Comput Sc, 2015, 9351: 234-241.

［12］Jiang F, Jiang Y, Zhi H, et al. Artificial intelligence in healthcare: past, present and future. Stroke Vasc Neurol, 2017, 2: 230-243.

［13］Johnson KW, Torres Soto J, Glicksberg BS, et al. Artificial Intelligence in Cardiology, J Am Coll Cardiol. 2018, 71: 2668-2679.

［14］Haggstrom I, Schmidtlein CR, Campanella G, et al. DeepPET: A deep encoder-decoder network for directly solving the PET image reconstruction inverse problem. Med Image Anal, 2019, 54: 253-262.

［15］萧毅，刘士远. 肺结节影像人工智能技术现状与思考. 肿瘤影像学，2018,27, 4: 249-252.

［16］Veres DS, Máthé D, Hegedűs N, et al. Radiomic detection of microscopic tumorous lesions in small animal liver SPECT imaging. EJNMMI Res, 2019, 9: 67.

［17］Rahmim A, Huang P, Shenkov N, et al. Improved prediction of outcome in Parkinson's disease using radiomics analysis of longitudinal DAT SPECT images. NeuroImage: Clinical, 2017, 16: 539-544.

［18］Alberto S, Andor W. J. M. Glaudemans. Nuclear Medicine in Infectious Diseases.Springer Cham, 2020.

［19］Veres DS, Máthé D, Hegedűs N, et al. Radiomic detection of microscopic tumorous lesions in small animal liver SPECT imaging. EJNMMI Res, 2019, 9 (1): 67.

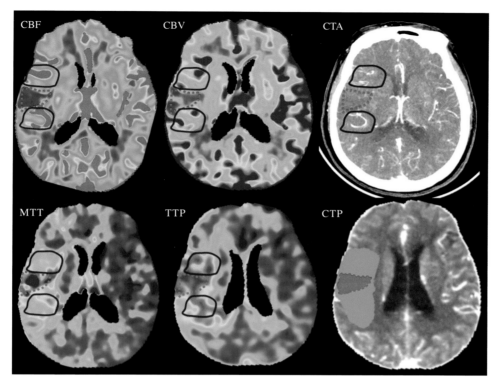

彩图 2-6　脑CT灌注成像及CT血管造影

CBF—脑血流量，指每分钟内每单位脑组织血流体积；CBV—脑血容量，指每单位体积脑组织的血流体积；
MTT—平均通过时间；TTP—达峰时间；红色虚线区域指核心梗死区，蓝色实线区域指良性灌注不良区。
CTA—CT血管造影，红色虚线区域指无侧支循环血管显影，蓝色实线区域指有侧支循环血管显影。
CTP—CT灌注，红色区域指核心梗死区，绿色区域指缺血半暗带

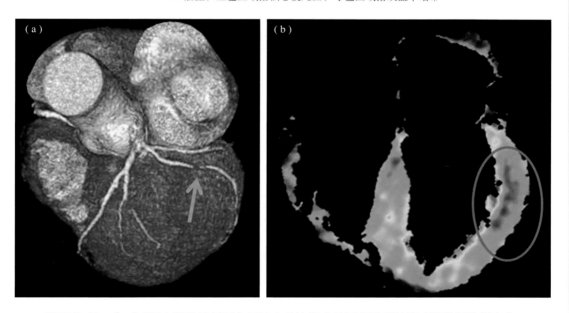

彩图 2-7　（a）CT血管造影显示左回旋支的边缘支处局部重度狭窄（蓝色箭头指向）
（b）通过心肌CT灌注成像获得的心肌血流量图显示外侧前壁存在灌注减低（红色圈区域）

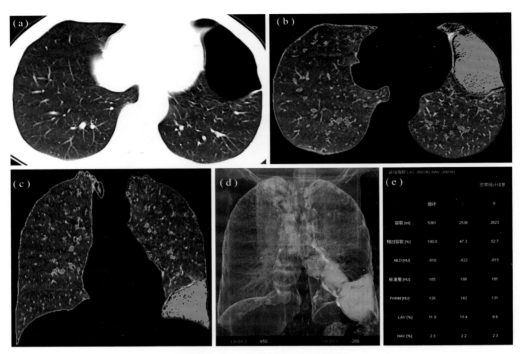

彩图 2-8　CT肺部通气功能图

（a）为CT基础图，左肺巨大肺大疱；（b）~（d）为CT后处理肺功能成像图，蓝色区域显示通气功能受损；
（e）为CT肺功能定量参数

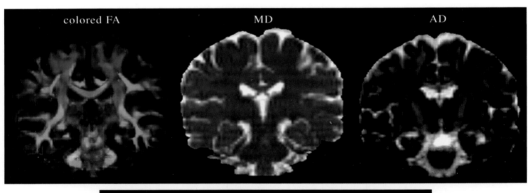

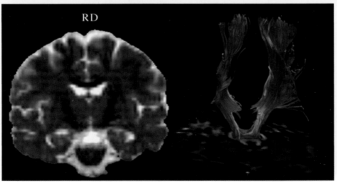

**彩图 3-9　DTI常见参数包括FA、MD、轴向弥散率（AD）、
径向弥散率（RD）和示踪的皮质脊髓束**

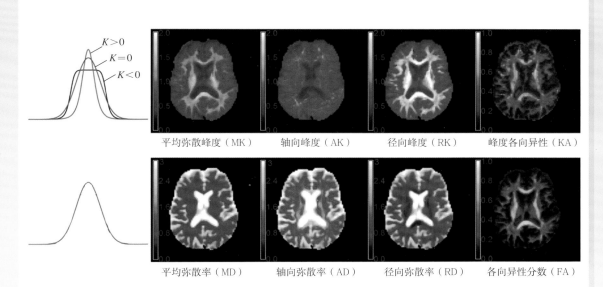

平均弥散峰度（MK）　　轴向峰度（AK）　　径向峰度（RK）　　峰度各向异性（KA）

平均弥散率（MD）　　轴向弥散率（AD）　　径向弥散率（RD）　　各向异性分数（FA）

彩图 3-10　DKI 原理及常用参数

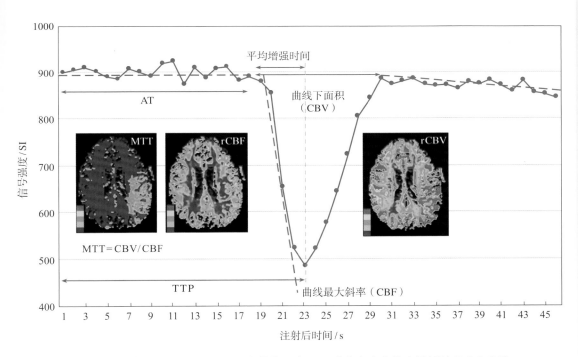

彩图 3-12　DSC 时间-信号强度曲线示意图及脑卒中患者的血流灌注 DSC 参数

rCBV（相对脑血容量）—组织中的血容量，由毛细血管床的静脉和动脉的大小控制；

rCBF（相对脑血流量）—在特定时间段内输送到脑组织的动脉血量；

MTT（平均通过时间）—对比剂随着血流通过灌注区域的时间；

AT（团注到达时间）—对比剂团注开始至到达下坡的这段时间；

TTP（达峰时间）—从对比剂注射到引起信号强度最低点的时间。其中MTT=rCBV/rCBF

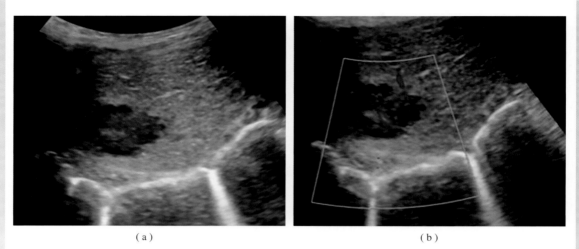

彩图 6-6 肝癌：肝内低回声灶，形态不规则（a），内见血流（b）

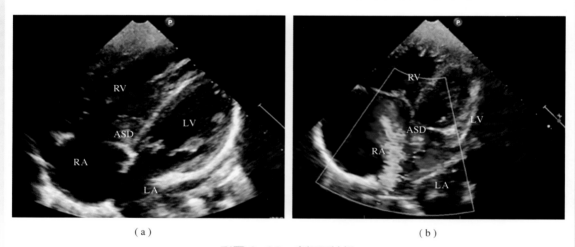

彩图 6-30 房间隔缺损

LV—左心室；LA—左心房；RV—右心室；RA—右心房；ASD—房间隔缺损

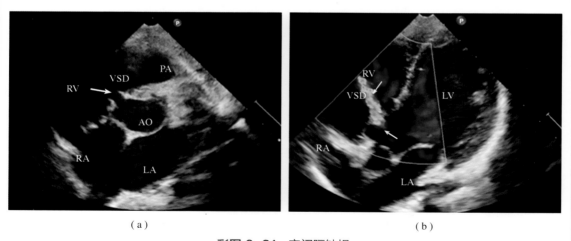

彩图 6-31 室间隔缺损

LV—左心室；LA—左心房；RV—右心室；RA—右心房；AO—主动脉；PA—肺动脉；VSD—室间隔缺损

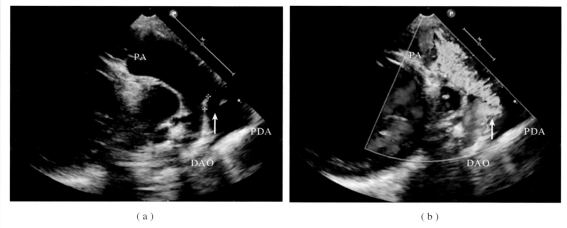

(a)   (b)

彩图 6-32　动脉导管未闭

PA—肺动脉；DAO—降主动脉；PDA—动脉导管未闭

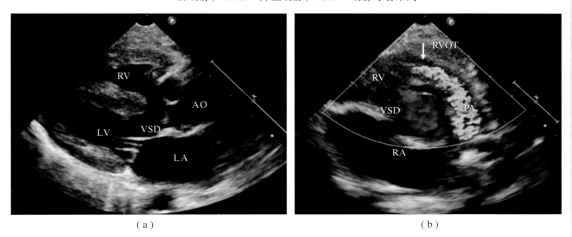

(a)   (b)

彩图 6-33　法洛四联症

LV—左心室；LA—左心房；RV—右心室；RA—右心房；AO—主动脉；PA—肺动脉；

VSD—室间隔缺损；RVOT—右心室流出道

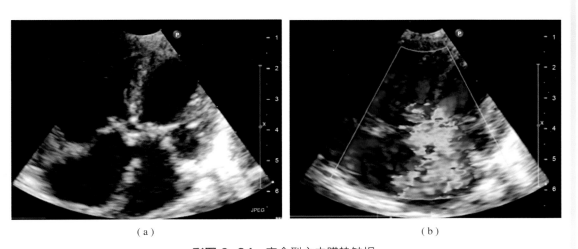

(a)   (b)

彩图 6-34　完全型心内膜垫缺损

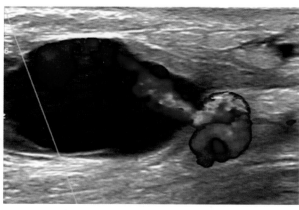

彩图 6-43 腹股沟区，介入手术后股总动脉假性动脉瘤

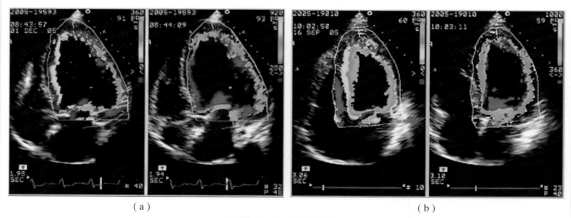

（a）   （b）

彩图 7-2 CK技术

（a）为正常心肌运动；（b）为心肌梗死后患者心肌运动，彩色带变窄，甚至仅剩红色窄带，显示室壁运动减弱

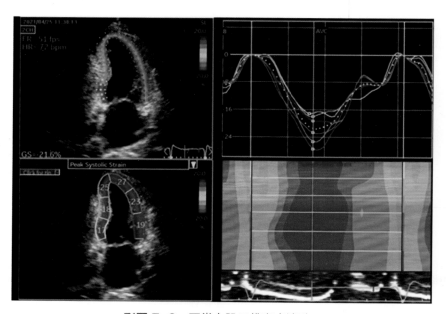

彩图 7-3 正常心肌二维斑点追踪

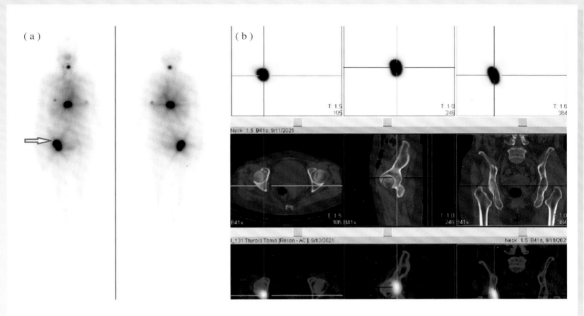

彩图 9-1 甲状腺乳头状癌术后 ^{131}I 影像

（a）为全身显像；（b）为SPECT/CT融合图像

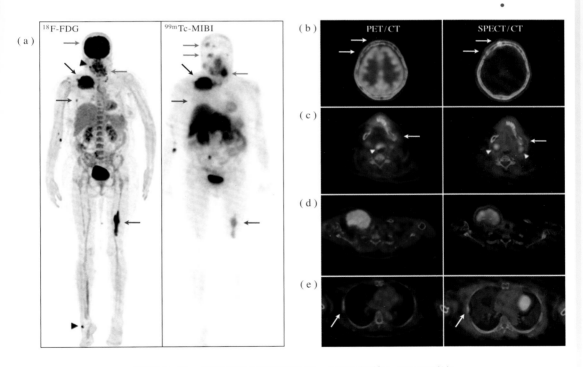

彩图 9-7 骨髓瘤患者同期 ^{99m}Tc-MIBI 与 ^{18}F-FDG对比

（a）颅骨和下颌骨左支的病变中，MIBI的摄取高于FDG的摄取（红色箭头）。右肋骨和左股骨远端病变中的MIBI摄取低于FDG摄取（蓝色箭头）。FDG在口咽摄取与上呼吸道感染或生理性摄取（黑色箭头）有关，均未摄取MIBI。骨髓中弥漫性FDG摄取（同期无MIBI摄取），与骨髓反应性增生有关。SPECT/CT对病变在颅骨（b）、下颌骨（c）、右锁骨伴有连续软组织受累（d）和右肋骨（e）进行了精确定位

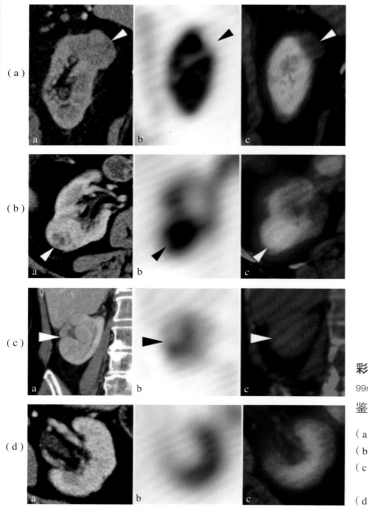

彩图 9-8

99mTc-MIBI SPECT/CT 显像
鉴别肾肿瘤良恶性

（a）为肾细胞癌不摄取显像剂；

（b）为肾嗜酸性细胞瘤摄取显像剂；

（c）为肾嗜酸性细胞瘤摄取显像剂，
　　中央瘢痕不摄取显像剂；

（d）为正常的肾实质分布

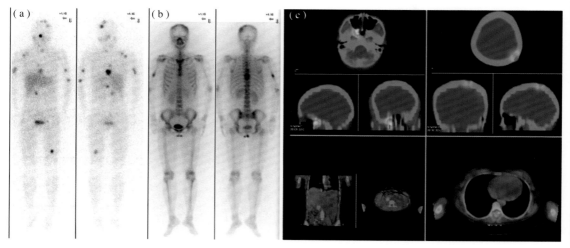

彩图 9-11　恶性嗜铬细胞瘤多发转移

（a）为 131I-MIBG 显像；　（b）为 99mTc-MDP 骨显像；　（c）为 131I-MIBG SPECT/CT 融合显像

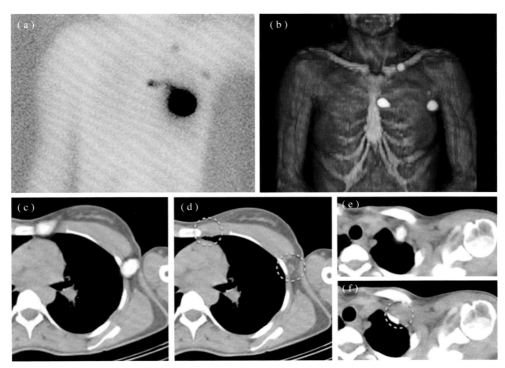

彩图 9-13　左乳腺癌术前 SLN SPECT/CT 影像

肿瘤内注射 ^{99m}Tc-纳米胶体白蛋白后，平面显像（a），3D SPECT/CT融合（b），
确定了第2肋间隙和左腋窝水平的SLN位置 [（c）、（d）]、左锁骨SLN位置 [（e）、（f）]，如虚线圆圈所示

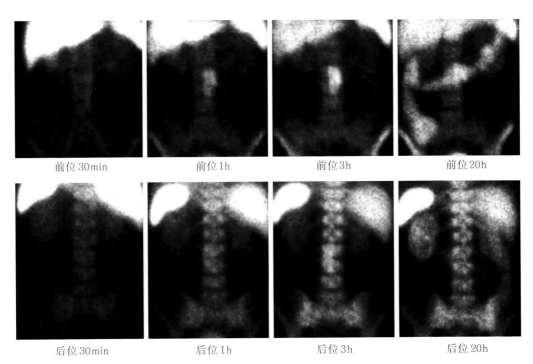

前位30min　　　　前位1h　　　　前位3h　　　　前位20h

后位30min　　　　后位1h　　　　后位3h　　　　后位20h

彩图 9-16　注射 ^{99m}Tc-WBC 30min、1h、3h和20h采集的前后位显像

这一系列图像清楚地表明WBC的早期聚集发生给药后的前3h内。VGI在晚期图像（20h）上容易被肠道活性掩盖

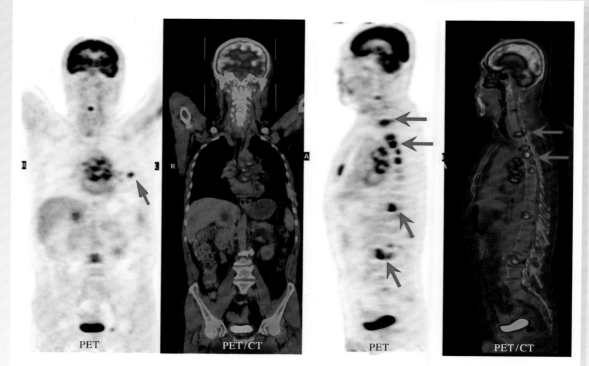

彩图 10-2 患者全身疼痛3个月余。^{18}F-FDG PET/CT提示：全身多发异常显像剂浓聚，诊断左肺上叶周围型肺癌伴多发淋巴结转移，多脏器转移及全身多发骨转移。临床分期：$T_1N_3M_1$

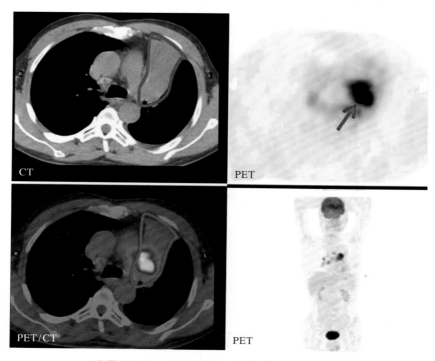

彩图 10-8 58岁患者，左肺癌放疗后半年。
^{18}F-FDG PET/CT提示：左肺上叶癌放疗后复发伴周围阻塞性肺不张，
显示了真正有活性的病灶区，缩小了之前CT确定的放疗靶区

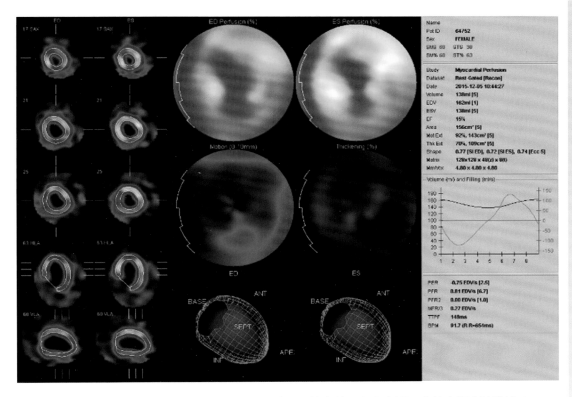

彩图 10-20 心肌灌注影像极坐标靶心图（心功能参数、舒张末期和收缩末期血流灌注率、室壁活动、室壁增厚率）

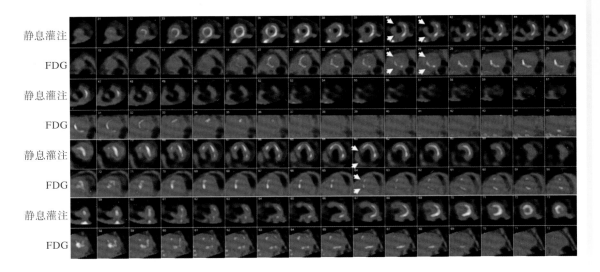

彩图 10-24 55岁男性，有活检证实的心外结节病病史和近期诊断为非缺血性心肌病，被转诊评估心脏结节病。行静息 ^{99m}Tc-MIBI SPECT 心肌灌注和 ^{18}F-FDG PET/CT 显像：MPI 显示有一个中等大小、严重的灌注缺损，涉及中部和基底前间隔、下间隔和下壁。心脏 FDG 图像显示几乎所有低灌注区的葡萄糖摄取增加（灌注/代谢不匹配）

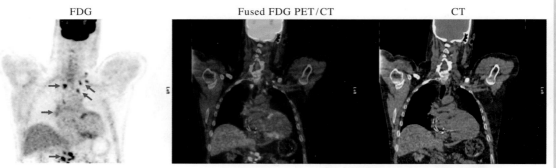

彩图 10-25 上述患者的FDG PET显示双侧纵隔、肺门和上腹部多个摄取FDG的淋巴结

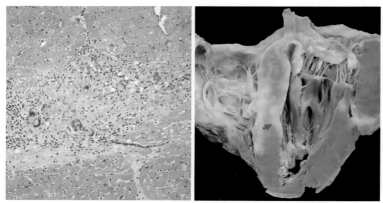

彩图 10-26 随后的移植心脏手术发现四腔切面大体照片显示结节病弥漫性累及心肌。右心室广泛受累，室间隔也是如此，左心室受累更多。苏木精和伊红（H&E）染色切片的显微照片显示心肌具有含有大量巨细胞的非坏死性肉芽肿。肉芽肿周围有纤维化和淋巴细胞浸润（原始放大倍数为200倍）

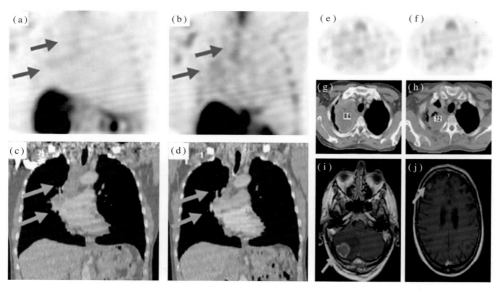

彩图 11-9 晚期肺癌铂类化疗期间肿瘤反应的^{99m}Tc-Annexin V SPECT成像

（a）、（b）基线和随访^{99m}Tc-Annexin V成像显示化疗诱导的肿瘤示踪剂摄取增加（箭头）；（c）基线CT显示右上叶肿大的实性肿块为纵隔淋巴结（箭头）；（d）化疗开始后8周的CT随访显示完全缓解（箭头）；（e）、（f）基线和随访^{99m}Tc-Annexin V成像显示治疗诱导的Annexin V摄取减少；（f）基线CT显示右上叶不均匀肿块；（g）~（j）4周后的随访CT和MRI显示局部稳定疾病、右小脑和右额顶叶区域的脑转移（箭头）